国医名家诊治皮肤病精粹丛书

特应性皮炎

主编 禤国维 陈达灿 李红毅

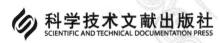

科学技术文献出版社
SCIENTIFIC AND TECHNICAL DOCUMENTATION PRESS

·北京·

图书在版编目（CIP）数据

特应性皮炎 / 禤国维，陈达灿，李红毅主编.
北京：科学技术文献出版社，2025. 2. --（国医名家
诊治皮肤病精粹丛书）. -- ISBN 978-7-5235-2020-8

Ⅰ. R275. 982. 9

中国国家版本馆 CIP 数据核字第 2024U23N90 号

特应性皮炎

策划编辑：薛士兵　　责任编辑：郭　蓉　樊梦玉　　责任校对：张　微　　责任出版：张志平

出　版　者	科学技术文献出版社
地　　　址	北京市复兴路15号　　邮编　100038
编　务　部	（010）58882938，58882087（传真）
发　行　部	（010）58882868，58882870（传真）
邮　购　部	（010）58882873
官 方 网 址	www.stdp.com.cn
发　行　者	科学技术文献出版社发行　　全国各地新华书店经销
印　刷　者	北京虎彩文化传播有限公司
版　　　次	2025 年 2 月第 1 版　　2025 年 2 月第 1 次印刷
开　　　本	710×1000　1/16
字　　　数	322千
印　　　张	20.5
书　　　号	ISBN 978-7-5235-2020-8
定　　　价	78.00元

总编委会

特应性皮炎

　　　　　罗光浦　金春琳　周荣新　赵东瑞　赵国敏

　　　　　姜日花　贺清枝　袁玲玲　热孜万古丽·乌买尔

　　　　　莎　玫　高瑞霞　海·孟根其其格　陶茂灿

　　　　　黄　虹　龚丽萍　蒋　靖　谢韶琼　蔡玲玲

　　　　　潘凤军

编写秘书　陈维文　热孜万古丽·乌买尔　李　凯　张成会

　　　　　韩宪伟　唐志铭　都日娜　林　颖

编委会

特应性皮炎

邓家侵 （广东省中医院）

艾儒棣 （成都中医药大学附属医院）

平瑞月 （广东省中医院）

卢传坚 （广东省中医院）

叶建州 （云南省中医医院）

申洁婷 （北京市鼓楼中医医院）

包　蕊 （内蒙古民族大学附属医院）

曲剑华 （首都医科大学附属北京中医医院）

任雪雯 （北京中医药大学东方医院）

刘　巧 （江苏省中医院）

刘　岩 （江苏省中医院）

刘　柳 （上海中医药大学附属岳阳中西医结合医院）

刘　维 （广东省中医院）

刘　聪 （江苏省中医院）

刘红霞 （新疆维吾尔自治区中医医院）

刘志勇 （首都医科大学附属北京中医医院）

刘复兴 （云南省中医医院）

刘俊峰 （广东省中医院）

刘爱民 （河南省中医院）

闫小宁 （陕西省中医医院）

米雄飞 （成都中医药大学附属医院）

安月鹏 （黑龙江中医药大学附属第一医院）

许　俨 （天津市中医药研究院附属医院）

孙丽蕴 （首都医科大学附属北京中医医院）

严　妍 （云南省中医医院）

杜锡贤 （山东中医药大学第二附属医院）

李　欣 （上海中医药大学附属岳阳中西医结合医院）

李　雪 （北京中医药大学东方医院）

李　斌 （上海市皮肤病医院）

李　斌 （新疆医科大学附属中医医院）

李小莎 （湖南中医药大学第二附属医院）

李元文 （北京中医药大学东方医院）

特应性皮炎

陈维文（首都医科大学附属北京中医医院）

范　玉（山东中医药大学附属医院·山东省中医院）

林天东（海南省中医院）

欧阳晓勇（云南省中医医院）

罗美俊子（湖南中医药大学第二附属医院）

迮　侃（上海中医药大学附属岳阳中西医结合医院）

周　晨（安徽中医药大学）

屈双擎（北京中医药大学东直门医院）

赵子赫（首都医科大学附属北京中医医院）

赵欣楠（北京中医药大学东方医院）

赵竞宜（浙江省中医院）

胡凤鸣（江西省皮肤病专科医院）

胡素叶（石家庄市中医院）

段行武（北京中医药大学东直门医院）

娄卫海（首都医科大学附属北京中医医院）

袁　锐（黑龙江中医药大学附属第一医院）

贾金靖（广东省中医院）

徐胜东（济源市妇幼保健院）

高子平（成都中医药大学附属医院）

郭　洁（广东省中医院）

席建元（湖南中医药大学第一附属医院）

陶茂灿（浙江省中医院）

黄　宁（福建中医药大学附属第二人民医院）

黄　虹（云南省中医医院）

黄凯凯（广东省中医院）

黄雪英（陕西省中医院）

黄楚君（广东省中医院）

曹　毅（浙江省中医院）

龚　坚（江西省皮肤病专科医院）

龚丽萍（江西中医药大学）

梁宝莹（广东省中医院）

梁家芬（广东省中医院）

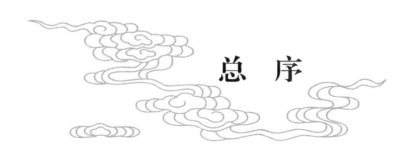

总　序

各民族医药是中华文明的瑰宝，为人类健康繁衍做出了巨大贡献，皮肤学科是民族医学的重要组成部分。大约在公元前1300年，甲骨文上就有"疥、疕"等皮肤病的记载，《周礼》中载有"凡邦之有疾病者、疕疡者造焉，则使医分而治之。"其中"有疾病者"是指患有内科疾病的患者，"疕疡者"即是今日皮肤外科的范畴。成书于春秋时期的《五十二病方》记载了很多皮肤病，如疣者、白处、干瘙、久疕等。

在我国诸多民族医学之中，中医学的发展具有引领作用。中医皮肤外科到明清时期已经较为成熟，出现了"正宗派""全生派""心得派"三大外科流派。据不完全统计，清代以前多达260余种的中医外科专著中几乎都包含有皮肤病的内容，它们之中或专卷，或专篇，或专段对皮肤病予以论述。新中国成立后，在党和政府的重视下，1954年赵炳南先生在中央皮肤性病研究所组建中医研究室标志着中医皮肤学科的诞生，20世纪70年代初北京中医医院皮肤科正式从外科体系独立出来，标志着中医皮肤科的正式形成，1983年《简明中医皮肤病学》的出版是中医皮肤学科的奠基之作。几十年来，在赵炳南、朱仁康等老一辈中医皮肤科泰斗的引领下，中医皮肤病事业也得到了迅速成长。建立了较为完整的皮肤科辨证论治、理法方药体系，造就出一批批优秀的中医皮肤科医生。

在数千年的文明发展中，在民族聚居地区，民族医学家们吸收了中医学、印度医学、阿拉伯医学、波斯医学的精华，结合各自的生活环境、地理资源、人文精神等为根基，创立了具有本民族特色的医药体系，其中藏医学、蒙医学、维医学和傣医学理论体系完备，被称为四大少数民族医药，有大量的古籍医典传世，如藏医的《四部医典》《象雄大藏经》《藏医九显论》等，蒙医的《四部甘露》《蒙药正典》《秘诀方海》等，傣医的《嘎牙山哈雅》《玛弩萨罗》《药书及病理》等。此外还有壮医、苗医、彝医、鲜医、畲医和哈萨克医等各少数民族医药，以他们具有的独特理论和疗效展示出民族医药文化的魅力。同中医一样，各少数民族医药学虽然有不少关于治疗皮肤病的记载，尤其在白癜风、银屑病、湿疹、斑秃等疾病的诊治方面具有特色优势，并记载了丰富多彩的外治特色外治方法，但并未形成关于皮肤病学的专著。随着经济、社会的发展，总结、整理各少数民族医药治疗皮肤病的经验也成为迫切需要解决的问题。

为了贯彻落实党中央、国务院提出的大力扶持和发展中医药和各民族医药事业发展的重要精神，积极推动我国传统医药学术繁荣和发展，满足广大人民群众对皮肤病治疗的需求，深入挖掘整理现代皮肤科中医、各民族医名家经验，中国民族医药学会皮肤科分会在总会和科学技术文献出版社的大力支持下，由中医、少数民族医皮肤科资深专家牵头主编了《国医名家诊治皮肤病精粹丛书》，首批拟出版十一册，包括银屑病、白癜风、特应性皮炎、湿疹、荨麻疹、痤疮、过敏性紫癜、黄褐斑、带状疱疹、脱发十个病种及特色外治法。疾病分册主要整理、挖掘我国中医、民族医皮肤科名家诊治临床常见、多发、疑难性皮肤病经验；外治分册介绍外治疗法 60 余种，其中少数民族的外治疗法更具特色。本次探索性的将中医、民族医名家诊治皮肤病经验汇聚成册是一大亮点，有助于各民族之间的学术交流和进步。

　　在编写的过程中，各位国医名家和主编们通力合作，既得到了全国中医皮肤科名家，如王强、木其日、叶建州、刘巧、刘红霞、刘爱民、李红毅、张丰川、张苍和曾宪玉等教授的大力支持，也得到了各少数民族专家如中国民族医药学会皮肤科分会吐尔逊会长、乌云常务理事及玉波罕、华青措、萨如拉、叶尔古丽等理事的全力支持，在此一并表示衷心的感谢。

　　尽管编者们都很努力，但疏漏、欠妥之处在所难免，衷心希望各位读者雅正，并祝民族医学皮肤科事业蓬勃发展。

首都医科大学附属北京中医医院皮肤科
中国民族医药学会皮肤科分会第二届会长

王　萍
于北京

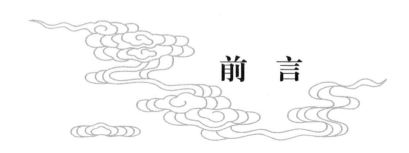

前　言

尊敬的读者，您好！

特应性皮炎（atopic dermatitis，AD）作为一种常见的慢性皮肤病，不仅给患者的身心健康带来严重挑战，也对医者提出了更高的治疗要求。随着中医药学研究的不断深入，其在特应性皮炎治疗中的独特优势和潜力日益凸显。中医强调因时因地制宜的辨证论治原则，即根据不同地域的地理环境、气候条件及人们的生活习惯等因素，来制定适宜的治疗方案。本书旨在整理汇总国内不同地域中医名家的临床经验，以期为医者提供有益参考，为患者带来福音。

特应性皮炎，亦称异位性皮炎或遗传过敏性皮炎，中医病名为"四弯风"，是一种慢性、复发性、炎症性皮肤病。患者通常表现为皮肤干燥、瘙痒和湿疹样皮疹等症状，严重影响其生活质量。西医治疗特应性皮炎的方法主要包括外用药、口服药和光疗等，但部分患者疗效不佳，且易复发。中医理论认为，特应性皮炎的发病与禀赋不耐、脾失健运、湿热内生、感受风湿热邪等因素有关。在此基础上，本书详细阐述了各地中医名家对于特应性皮炎病因、病机的见解与中医辨证施治的原则和方法，包括辨病辨证、药物疗法、外治法等。

中医药学以其独特的理论体系和治疗原则，为特应性皮炎的治疗提供了新的思路和方法。在编写过程中，我们力求做到内容全面、系统、实用。本书较为系统地整理了各地中医名家关于特应性皮炎诊治的经典理论和方剂，还结合医案诊治记录来传达临床实践经验，对中医治疗特应性皮炎的方法和效果进行了深入探讨。此外，我们还特别邀请了多位中医皮肤科专家参与编写和审稿工作，以确保本书内容的准确性和权威性。

我们衷心希望本书能成为医者治疗特应性皮炎的良师益友，为患者带来希望和信心。同时，我们也期待中医药学在特应性皮炎治疗领域取得更多的突破和进展，为人类的健康事业做出更大的贡献。

最后，感谢所有为本书编写和出版付出辛勤努力的专家和学者。感谢所有支持和关心中医药学事业发展的读者朋友。愿我们共同为传承和发扬中医药学做出更多的努力！敬祝各位读者身体健康、工作顺利！

陈达灿

2024 年 7 月 23 日

目　录

华南地区

禤国维教授治疗特应性皮炎经验

禤国维教授，广东省中医院主任医师，博士研究生导师，第二届国医大师，中国中医科学院首届学部委员，第二、第三、第五批全国老中医药专家学术经验继承工作指导老师，享受国务院政府特殊津贴。从事皮肤科临床50余年，医德高尚，医术精湛，擅长中西医结合治疗各类疑难性皮肤病，其治疗特应性皮炎，认为本病属"本虚标实"，以"肺脾肾虚，心火旺盛，肝郁气滞，兼外感风湿热邪"之病机为切入点，根据各年龄阶段的不同病机特点而采取不同治法，并结合局部皮损与整体证候，随证灵活加减，用药轻灵平和，标本兼顾，内外合治，中西结合，取得了确切的临床疗效。

一、根据各年龄阶段分治特应性皮炎

特应性皮炎是皮肤科临床常见病，具体病因不明，目前多认为与遗传、免疫因素相关。本病常自幼发病，且皮损特点在不同年龄阶段有所变化，属中医"四弯风""奶癣""浸淫疮"等范畴。中医认为，该病急性期多因感受风湿热邪而成实证，慢性期则由于疾病日久，耗伤正气，多表现为脾虚湿困或阴虚血燥证。《诸病源候论·浸淫疮候》："浸淫疮，是心家有风热，发于肌肤。初生甚小，先痒后痛而成疮，汁出侵溃肌肉，浸淫渐阔，乃遍体……以其渐渐增长，因名浸淫疮也。"目前中医治疗则是百家争鸣，中医药及传统特色疗法等均见使用。现将禤老治疗特应性皮炎的经验总结如下，以启发辨证思路及临床用药。

特应性皮炎

（一）婴儿期——补肝肾，固根本，兼祛风除湿

婴儿期常以颜面部红斑丘疹融合成片，糜烂渗液伴瘙痒等多形皮损为表现。《外科正宗·奶癣》："奶癣，儿在胎中，母食五辛，父餐炙搏，遗热于儿，生后头面遍身发为奶癣，流脂成片，睡卧不安，瘙痒不绝。"褚老认为，婴儿期起病多因患儿先天禀赋不足及不耐，患儿的父母常有过敏性疾病如过敏性鼻炎、哮喘等，因此遗传体质被认为是发病的重要因素，而其根源在于肝肾不足。"肾为一身阴阳之根本"，肾气不足，则全身阴阳俱虚，肝肾不足，正虚于内，无以抵御外邪，则易于外感风湿热邪，困阻于肌肤，郁滞不散，日久则发为本病。正气愈虚，感邪愈重，由于人生之初，肝肾之气最为亏虚，因此此时发病的患儿，正虚标实均较明显。正虚多表现为精神疲倦，进食无力，白天困倦嗜睡，发育迟缓，抬头无力，四肢冷，小便清，大便偏稀，示指指纹色淡等；标实常见皮损泛发于头面部，见大片红斑或密集红色丘疹，伴大量渗出糜烂结痂，瘙痒明显，可蔓延至躯干及四肢部位等。治疗宜培肾固本，兼祛风除湿，常以六味地黄丸为基础方加减，处方：生地黄、山药、女贞子、墨旱莲、北沙参、白术、防风、紫苏叶、蝉蜕、甘草、薏苡仁、茯苓、山萸肉。生地黄益肾填精，山药补肾固精，山萸肉补肝肾、涩精气，加女贞子、墨旱莲，为取二至丸之义，起滋阴补肾之功，并佐以茯苓、白术健脾助运，以防滋补太过碍胃；另外，《景岳全书》有云："善补阴者，必于阳中求阴，则阴得阳升而泉源不竭。"褚老熟知阴阳互根互用之理，故常于方中稍加淫羊藿、肉苁蓉温肾助阳，以滋肾阴之源；祛除标实则予防风、紫苏叶、蝉蜕轻清透表、祛风止痒，北沙参清上焦肺热，茯苓、薏苡仁淡渗利水，减少皮损渗出；甘草调和诸药，兼以缓急止痒。因婴儿脏腑功能尚未发育完全，正气虚弱，褚老强调用药平淡，平补平泻，渐次巩固疗效，以缓慢收效，切记不可过于操之过急，用药峻猛伤正，而加重外邪侵袭，以致病情急转直下。

（二）儿童期——健脾益肺清心，兼疏风清热止痒

儿童期皮损以四肢屈侧皮损如肘窝、腘窝暗红斑、少量渗出为主症。褚老结合自己多年的临床经验，认为此期发病的患儿，由于"脏腑娇嫩，形气未充"的生理特点，脏腑功能发育尚未健全，多呈现"肺脾两虚，气阴不足"之虚候；"肺主皮毛"，肺气虚弱，卫外不固，风热之邪容易外袭肌

表；另外，"脾主运化"，脾虚水液运化失司，湿浊困阻中焦，郁滞日久内生湿热，向表蔓延则困阻肌肤，加之脾虚失于健运，胃内水谷不能化生津血，气阴亏虚，无以濡养周身，以致肌肤失养，血虚风燥，再兼外感风热困肤；同时因"易虚易实，易寒易热"的病理特点，患儿"稚阴未长"，感邪后易气阴两伤，阴虚阳亢，形成心火偏旺的实证；加之风热蕴肤不散，日久积热甚，内扰心神，以致心火亢盛，心神不利；由此内外相应，而发为"四弯风"。

此期患儿整体证候表现可大致概括为3类——脾虚证（纳差厌食、腹胀腹满、容易饮食积滞、大便时硬时溏）、肺气虚证（精神疲倦、气短乏力、恶风寒怕吹空调、自汗出、易感冒、咳喘无力、咳痰清稀、活动后加重等）及心火亢盛证（心烦、性情急躁、易激惹哭闹、活泼好动、容易"上火"如口舌生疮、口气臭秽、口腔溃疡、大便干、小便黄等）。针对此期患儿，治疗宜标本兼治，补虚泻实，以"健脾益肺清心，兼疏风清热止痒"为法，方药予参苓白术散化裁加减：太子参、北沙参、白术、茯苓、山药、生地黄、白鲜皮、布渣叶、防风、紫苏叶、蝉蜕、甘草、薏苡仁、灯心草等。太子参，甘，微苦，平，肺脾双补，尤其适用于患儿肺脾两虚证。临床中褟老常用太子参易党参，太子参药性平和，无党参性温助患儿心火之弊。配合白术健脾燥湿，茯苓、山药健脾益气，北沙参滋阴润肺，薏苡仁利水渗湿，布渣叶消中焦食滞、兼清利湿热，生地黄清热凉血，白鲜皮清热利湿，防风、紫苏叶、蝉蜕疏风清热，少许灯心草清心火、除烦热，甘草调和药性。全方共奏益肺健脾清心，兼疏风清热、利湿止痒之效。煎煮后的中药汤剂药味混杂，患儿常不能配合口服，可嘱家长酌加冰糖、罗汉果改善口味，提高服药依从性。还需向患儿家属强调本病的预后，本病治疗周期长，一般以月计、年计，甚则终生难愈，病情极易反复，须告知其不可急于求成，不应以一时病情好坏为判断疗效的依据，而应以长期稳定缓解为目标。

（三）青少年及成人期——补肾疏肝理气，兼清热利湿止痒

青少年及成人期以肘窝、腘窝、四肢及躯干皮损干燥，局限性苔藓样变为特征。褟老临床中发现，此期患者常由婴、幼儿期病情迁延不愈而来，病程日久，耗伤气血，损伤肾气，加之青少年及成人期生活工作节奏快，常加班熬夜，且欲念增加，烦劳伤肾，肾之气阴不足，不能推动气血运行，温煦滋养于外，故而引发皮肤干燥、苔藓样变等皮损表现。青少年期为特应性皮

特应性皮炎

炎疾病转归的关键时间点，若能在该阶段采取有效措施，可显著延缓疾病进展，减少日后复发，而益气固肾为此期治疗大法之一。另外，随着年龄的增长成熟，青少年及成人期学习、工作压力相应增加，社会交往不顺等各种因素容易导致精神紧张，情志失调，加之久病引发情绪焦虑烦躁，肝郁气滞亦较为常见。因此，肝郁气滞亦为此期核心病机之一，在补肾的同时，注重疏肝理气解郁，对于此期的治疗具有重要意义。褶老常以"补肾疏肝理气，兼清热利湿止痒"为法，基本处方：女贞子、墨旱莲、白芍、香附、茯苓、麦冬、生地黄、地肤子、白鲜皮、紫苏叶、防风、郁金、苦参、蝉蜕、北沙参、生甘草。其中女贞子、墨旱莲滋肾填阴，白芍柔肝，香附、郁金疏肝行气，使"气行则血行"，肌肤得以濡养，佐以北沙参、麦冬、生地黄清热润燥，茯苓健脾益气，兼苦参、地肤子、白鲜皮、紫苏叶、防风、蝉蜕等祛风清热利湿止痒，内外合治，标本兼顾，以奏全功。青少年及成人期由于病机更复杂，治疗难度更大，部分患者由于"瘙痒—搔抓—瘙痒"形成恶性循环，褶老常在中药基础上配合抗过敏西药内服及激素药膏外用，以阻断其恶性循环，暂时快速缓解病情，以增加患者治疗信心。

特应性皮炎的病情具有年龄阶段性，常迁延反复发作。可围绕年龄分期、皮损特点和瘙痒程度以及整体状况进行辨证论治。根据病情的变化灵活使用清热利湿、健脾渗湿、清心泻火、祛风止痒、重镇安神等治疗法则。特殊部位应考虑使用引经药。顽湿结聚者使用虫类药。病情顽固、皮损广泛、渗出严重者，应积极采取中西医结合治疗方法，以快速控制皮损恶化、减少病情复发、控制瘙痒、改善生存质量。

二、注重日常调护

特应性皮炎患者的日常调护对于提高疗效和稳定病情起到重要作用，褶老常常跟患者及其家属强调，本病的治疗一部分在药物上，另外一大部分在于日常的调护。

（1）特应性皮炎患者皮肤生理功能异常，免疫功能紊乱，对外界刺激过度敏感，所以应尽量让患者避开粉尘、空气污染严重的环境。

（2）合理洗浴，一般用温水（27～30℃）快速冲洗约5分钟，洗澡后2分钟内立即涂抹润肤剂，以避免表皮脱水。褶老强调勿过度沐浴清洁，患者洗浴时尽量避免使用碱性洗涤剂清洁皮肤，以免进一步使脆弱的皮肤屏障受损。

（3）患者每日可使用甘油、凡士林等外用润肤，帮助修复皮肤正常生理功能。

（4）食物过敏多发生于婴幼儿患者，部分儿童和青少年、成年人患者也可能发生食物过敏。常见的过敏食物包括鸡蛋、鱼、贝类、奶、花生、大豆、坚果和小麦等。在日常食谱的基础上采用逐步添加食物或者逐步限制食物的方法有助于发现过敏的食物品种。一旦发现食物过敏，应避免食用过敏食物，以防止诱发和加重病情。

（5）吸入性过敏物质与特应性皮炎患者有关，如尘螨、花粉、动物皮屑是常见的吸入性过敏原，常常引起青少年和成年人患者的病情加重，应加以避免，同时亦应避免皮肤接触刺激性纤维、羊毛、粗的纤维纺织品等。不要穿过紧、过暖的衣物，以免出汗过多。出汗后要尽快擦拭干净，避免过度日晒。

（6）经常修剪指甲，避免抓伤皮肤。另外，需要注意避免熬夜和精神过度紧张。避免进食辛辣、刺激性食物。适当进行体育锻炼。

褥老常说，只有排除了外界干扰因素的影响，治疗才能真正落到实处，良好的外在环境才能促进机体内在环境的修复，才能帮助患者重新建立一个良好的体质，恢复正常的皮肤生理功能，更好更彻底地治愈疾病并防止疾病的复发。

三、病案举例

刘某，男，12 岁。2010 年 5 月 18 日初诊。

主诉：全身多处皮肤干燥脱屑伴瘙痒多年。

现病史：患者自小四肢屈侧、颈部、上胸、手背等多处皮肤反复起红斑、丘疹，瘙痒剧烈，日久干燥脱屑，曾于多家医院就诊，诊断为特应性皮炎，治疗效果不佳，遂到我院门诊就诊。

刻下症：四肢屈侧、颈部、上胸、手背等处皮肤起红斑丘疹，干燥脱屑，瘙痒，局部可见抓痕，纳眠可，大便烂，舌淡、苔白腻、舌尖红，脉细。

查体：四肢屈侧、颈部、上胸、手背等处皮肤起红斑、丘疹，干燥脱屑，瘙痒，局部可见抓痕。

中医诊断：四弯风（脾虚湿盛，心火亢盛）。

西医诊断：特应性皮炎。

特应性皮炎

治法：健脾祛湿，清心火。

方剂：自拟小儿湿疹方加味。

药物组成：太子参 10 g，茯苓 10 g，粉草薢 15 g，山药 15 g，薏苡仁 15 g，防风 10 g，布渣叶 15 g，灯心草 3 扎，甘草 5 g，生地黄 10 g，蝉蜕 10 g，紫苏叶 10 g，白鲜皮 10 g。7 剂，每天 1 剂，水煎服。

其他治疗：配合赛庚啶片、祛风止痒片口服；消炎止痒霜、糠酸莫米松乳膏、复方蛇脂软膏、润肤乳膏交替外擦。

二诊（2010 年 5 月 25 日）：服药后皮损明显好转，瘙痒减轻，面部有新起。纳眠可，二便调。舌淡，苔白，脉细。皮损明显好转，瘙痒减轻，为风火得清；大便好转为脾湿渐去，有新起为火热之邪未净之故。大便好转，山药减量；仍有新起，灯心草、生地黄、蝉蜕加量以加强清热止痒之力。

三诊（2010 年 7 月 8 日）：服药后皮损明显好转，瘙痒减轻，面部有新起。纳眠可，大便烂。舌淡，苔白，脉细。皮损好转，去粉草薢防利湿伤阴；便烂，去生地黄；仍有新起，加黄芩、海藻清热泻火。

四诊（2010 年 7 月 15 日）：服药后皮损明显好转，瘙痒减轻，基本无新起。纳眠可，二便调。舌红，苔薄白，脉细。上方去黄芩、海藻，巩固治疗。

按语：特应性皮炎是由于先天禀赋不耐、脾虚不足，外加感受风、湿、热诸邪，相搏于皮肤而发病。一般初起和急性发作者多以风湿热困阻为主，病久和缓解期多为脾虚湿恋或阴虚血燥。亦有医家认为特应性皮炎发病除脾虚之外，与母体遗热于胎儿和后天饮食失调，造成食滞胃热有关，认为脾虚胃热、食滞不化为此病之本，风湿热邪是本病之标。褟老认为脾胃虚弱，气血生化乏源，心失所养，心火亢盛，燔灼血脉，血热生风是四弯风主要病机。本案以脾虚为病机核心，脾胃为升降之枢纽，脾胃不健，则心火下降无力，故健脾祛湿为本案治法重心。

陈达灿"从心脾论治"特应性皮炎

陈达灿教授，广东省中医院皮肤科主任医师，国家中医药管理局中医皮肤病学重点学科、重点专科的学科带头人，擅长用中医、中西医结合方法治疗常见及疑难性皮肤病，对特应性皮炎、湿疹、荨麻疹、脱发等有深入研究。针对特应性皮炎，陈教授在继承前辈学术经验的基础上，创立了"培土清心法"治疗特应性皮炎的临床辨证思路，总结"脾虚失运、心火偏盛"是特应性皮炎的基本病机，提出在临床上应重视辨识寒热虚实及中医证型的转化与演变。

一、提出特应性皮炎"脾虚心火"核心病机理论，创立"培土清心"理法方药

特应性皮炎多由禀赋不耐，胎毒遗热，外感淫邪，饮食失调，致心火过盛、脾虚失运而发病。陈教授认为禀赋不耐是特应性皮炎发病的根本原因，胎毒遗热是主要诱导，心火和脾弱是主导病机。"诸湿肿满皆属于脾"，先天禀赋不足，脾胃虚弱，致肌肤失养。"诸痛痒疮皆属于心"，心常有余，心火上炎常可见舌尖红；心火亢盛，燔灼于外则肌肤瘙痒难耐。

陈教授提出"心火脾虚"是特应性皮炎的核心病机，尤其针对儿童患者。小儿心常有余，脾常不足，母病及子，故常心脾同病。临床上发作期常见皮疹色红、伴有渗液、瘙痒剧烈、烦躁不安，纳差，眠差，眠呆，舌尖红，脉偏数，此乃心火亢盛、外泄肌肤、内扰神明之征，治疗上侧重于清心之法；缓解期多为皮疹不鲜，纳呆，舌质偏淡，脉濡，为脾胃虚弱之征，治疗上侧重于健脾之法。基于该核心病机理论，陈教授创立培土清心法及方药治疗特应性皮炎，方用太子参、山药、薏苡仁、连翘、淡竹叶、灯心草、钩藤、生牡蛎、甘草，随证加减，临床取得较好疗效。

【病案举例】

病例1：冯某，男，11岁。2015年9月29日初诊。

主诉：全身反复多形皮疹伴瘙痒2年。

现病史：出生后2个月先于颜面部出现红斑，随后皮疹扩散在躯干、四肢，瘙痒剧烈，曾先后在外院诊为"湿疹""特应性皮炎"，给予内服抗过敏药物，外用复方醋酸地塞米松乳膏、糠酸莫米松乳膏、他克莫司软膏等药物治疗，疗效欠佳，病情反复发作。

刻下症：颜面、躯干、四肢皮肤红斑、丘疹，部分呈苔藓样变，瘙痒甚。纳可，二便调，眠差，舌尖红，苔白，脉细。

既往史：患者本人有过敏性鼻炎病史。

西医诊断：特应性皮炎。

特应性皮炎

中医诊断：四弯风（脾虚心火证）。

治法：培土清心。

处方：太子参15 g，茯苓10 g，白术10 g，薏苡仁20 g，山药15 g，连翘10 g，淡竹叶10 g，钩藤10 g，生地黄10 g，金银花10 g，白茅根10 g，甘草3 g。7剂，水煎内服，每日1剂。

外洗方：金银花10 g，野菊花10 g，海金沙10 g，黄精10 g，甘草10 g。7剂，水煎外洗，每日1剂。

注意事项：嘱患者外用润肤保湿剂，保持皮肤湿润；忌食海鲜、生冷甜腻之品；穿着纯棉衣物；保持适宜的室内温度、湿度等，避免促发因素。

二诊（2015年10月13日）：皮肤红斑较前略有减轻，皮肤干燥明显，瘙痒、睡眠改善不显，上方去钩藤、白茅根，加羚羊角10 g（先煎），灯心草0.5 g清心、凉血消斑，加北沙参10 g养阴润肤，7剂。

三诊（2015年10月20日）：近日皮疹较前增多，睡眠差，烦躁，舌红、舌尖明显，苔白，上方去太子参、北沙参，加白茅根15 g，龙齿30 g（先煎），加大灯心草用量为0.4 g，14剂。

四诊（2015年11月3日）：病情明显好转，红斑颜色明显变淡，颜面皮疹大部分消退，纳差，上方去羚羊角，加太子参20 g，鸡内金10 g，薏苡仁调整为30 g，7剂。

五诊（2015年11月10日）：病情稳定，舌苔微黄腻，上方去生地黄，加绵茵陈15 g清热利湿，7剂。

六诊（2015年11月17日）：皮疹反复，仍有瘙痒，舌尖红，苔薄白，上方去灯心草、金银花、绵茵陈，加羚羊角（先煎）10 g，7剂。

七诊（2015年11月24日）：皮疹全部消退，仍干燥，纳佳，上方去鸡内金，加北沙参15 g，薄盖灵芝15 g。7剂后病情好转，随访半年未见复发。

按语：临床采用培土清心法治疗特应性皮炎时特别需要掌握好清心药物和健脾药物之间的比例。心火脾虚为特应性皮炎发病的核心病机，急性发作期心火偏胜，慢性缓解期脾虚主导，发作期和缓解期没有截然的界限，如本例患者在治疗过程中出现皮疹增多、烦躁，此时心火偏胜为主，在培土清心的基本处方中减少培土药物，去太子参，加用白茅根及灯心草的用量，加强清心药物的比例，病情控制后，去清心之羚羊角，加太子参加强健脾之功。准确把握特应性皮炎的病因病机，用药进退有度，可使患者病情得以明显改善。

病例2：王某，男，10岁。2019年8月6日初诊。

主诉：全身反复皮肤干燥伴皮疹8年，加重2周。

现病史：2周前全身皮肤散在丘疹、斑疹，瘙痒甚，外用药膏（具体不详）后控制。现为求进一步中医治疗。

既往史：本人过敏性鼻炎病史。

刻下症：口周红斑，全身皮肤干燥、粗糙，外阴偶有瘙痒，纳眠可，二便调，舌尖红，苔薄白，脉弦细。

西医诊断：特应性皮炎。

中医诊断：四弯风（心火脾虚证）。

治法：培土清心。

处方：太子参10 g，白术10 g，薏苡仁20 g，茯苓15 g，淡竹叶10 g，连翘10 g，栀子10 g，灯心草0.3 g，北沙参10 g，石斛10 g，生龙骨（先煎）15 g，金银花10 g，甘草3 g。7剂，水煎内服，每日1剂。

其他治疗：润肤保湿剂外用于干燥皮肤处。培土清心颗粒1包，每日2次冲服。外用复方蛇脂软膏、消炎止痒乳膏、香荷洗液。

二诊（2018年8月27日）：2周前高热，现热已退。现口周红斑，多处关节处皮肤干燥、粗糙、肥厚，瘙痒减轻，纳眠可，二便调，舌尖红，苔薄白，脉弦细，上方去灯心草，加槐花炭10 g，桑白皮10 g。配合培土清心颗粒冲服及复方尿素软膏外用。

三诊（2019年9月10日）：全身仍有干燥、瘙痒，唇周红斑，阴痒，眠差，二便调，舌尖红，苔薄白，脉弦细。上方去桑白皮，加葛根10 g，白茅根10 g，连续服药14天。

四诊（2019年9月24日）：病情缓解，皮疹大部分消退，关节处皮肤稍干，瘙痒缓解，舌尖红，苔薄白，脉弦细。上方加地榆10 g，麦冬10 g，继续巩固治疗。

五诊（2019年9月24日）：病情较前明显好转，无明显新发皮疹，瘙痒较前减轻，纳可，眠一般，舌尖红，苔中部稍腻，脉细。予培土清心颗粒冲服，每次1包，每日2次，连服14天以巩固疗效。

按语：在急性发作期的治疗过程中，陈教授喜用羚羊角、金银花二药，二药均归心经。急性发作期，皮肤出现片状红斑，采用卫气营血辨证，当属于热入营分，采用金银花配伍连翘，一方面清营分之热；另一方面有助于透

9

特应性皮炎

热转气，即叶天士所谓的"入营犹可透热转气"之意。特别是有红肿渗液，热毒较甚时选用金银花清热解毒。《医学衷中参西录》记载："羚羊角既可以清里，也可以透表。"因此，在急性发作期表现为红斑时与金银花、连翘协同"透热转气"，羚羊角虽为寒性，但与其他寒冷之品不同，对胃肠影响较小；此外，羚羊角可以定心神，与龙齿共奏清心安神之功。

二、善用药对辨治特应性皮炎

陈教授治疗特应性皮炎常用以下药对以治风、治血而达到加强止痒的功效：①紫苏叶、防风，用于因虾、蟹等食物引起病情加重者。紫苏叶辛温偏燥，具有疏风止痒、解虾蟹毒之功；防风辛甘，为祛风圣药，二药配合增强发散解毒止痒之功。②鱼腥草、白鲜皮，用于湿热较明显者。鱼腥草清热解毒、祛湿利尿，白鲜皮清热解毒、除湿止痒；鱼腥草入肺经，使湿热从小便而出；白鲜皮入脾、胃经，可清除胃肠湿热，二药相配，上下作用，共奏祛风除湿止痒之功效。③徐长卿、牡丹皮，用于血瘀、血热者。徐长卿有祛风止痒、活血祛湿之效；牡丹皮有清热凉血、活血散瘀之功，二药合用增强活血祛风止痒的功效。徐长卿和牡丹皮的运用也符合"治风先治血、血行风自灭"和"久病必瘀"的理论，以治风、治血达到加强止痒的功效。

三、重视中医外治法治疗特应性皮炎

（一）中药泡洗方

银黄洗剂：金银花、黄精、生甘草各30 g，煎水外洗，以疏风清热，润肤止痒。适用于急性期皮疹。方中金银花清热解毒，疏散风热；黄精滋阴润燥止痒；甘草清热解毒，调和诸药。若皮肤潮红，渗出明显，金银花用50 g；若皮肤干燥明显，黄精用50 g。注意水温不宜过热，一般30 ℃为宜。泡浴后，充分基础润肤，外用药膏更能发挥其效能。

（二）清天河水推拿手法

推拿疗法治疗特应性皮炎特别适合于12岁以下患者，医师可指导患儿父母为其进行推拿治疗。涂抹润肤剂后进行推拿，基本手法如下。

发作期：清天河水，揉中脘，沿两侧膀胱经抚背。

缓解期：补脾经，摩腹，捏脊，揉按足三里。

使用润肤剂时按摩不但可促进润肤剂的吸收，而且通过辨证取穴，起到扶正祛邪、调节全身脏腑气血、改善皮损和瘙痒之功；更重要的是在父母关爱患儿及与患儿心灵沟通的过程中，患儿既获得了身体的健康，也收获了心理的健康。

（三）针刺疗法

1. 心脾积热
体针：合谷、内关、曲池、阴陵泉、三阴交。
加减：大便秘结，加支沟；哭闹不安，加神门。
耳穴：心、脾、小肠、神门、内分泌。

2. 心火脾虚
体针：合谷、内关、曲池、阴陵泉、三阴交。
加减：眠差，加安眠；烦躁不安，加太冲；瘙痒明显，加风池。
耳穴：心、脾、肺、神门、内分泌。

3. 脾虚湿蕴
体针：百会、曲池、阴陵泉、足三里。
加减：食欲缺乏，加中脘；大便溏烂，加天枢、上巨虚。
耳穴：脾、胃、肺、大肠、内分泌。

4. 血虚风燥
体针：列缺、血海、三阴交、风池。
加减：大便干结，加支沟、天枢。
耳穴：脾、肺、肾、内分泌。

（四）刺络拔罐疗法

刺络拔罐疗法是在患者身上一定穴位或浅表血络施以针刺，随后进行拔罐，放出适量血液，以达到治疗疾病目的的一种外治方法。

对于急性发作期、皮疹鲜红、瘙痒剧烈患者，采用刺络放血加拔罐疗法，选用背俞穴，如肺俞、心俞、膈俞、胆俞、三焦俞，腰部以上加大椎穴，腰部以下加委中穴。刺络放血疗法可隔天或者2~3天1次，共2~3次。

（五）火针疗法

对于特应性皮炎皮损表现为顽固性结节、痒疹、苔藓样变严重者，常采

11

特应性皮炎

用火针疗法。火针疗法是将特制的针具加热烧红后，采用一定手法，刺入身体的特定腧穴或部位，达到祛除疾病目的的一种针刺方法。火针点刺，可直接激发经气，鼓舞正气，且借助火力强开外门，使毒热外泄从而起到活血化瘀、通经活络、解毒除湿、祛风止痒（血行风自灭）的作用。治疗前要与患者多沟通、交流，解除其恐惧心理状态。此外，瘢痕体质禁用，血友病等有出血倾向的患者应禁用。操作时注意安全，避开血管、神经；糖尿病患者要慎用，大血管及重要脏腑器官部位慎用；火针后注意保护针孔，预防感染。

（六）艾灸疗法

特应性皮炎是一个反复发作的疾病，对于病情缓解期或脾虚湿蕴型患者，陈教授常采用艾灸以巩固治疗，预防疾病的复发，临床常选用神阙穴、足三里穴进行艾灸，可以起到健运脾胃、补益气血、温补元阳、调节五脏六腑阴阳、扶正固本、减少复发的作用。操作时点燃艾条对准穴位，距离皮肤 2~3 cm，以感到温热为宜，然后上下或回旋熏灸，也可以采用温灸器灸。每日施灸 15~30 分钟，皮肤泛红为度。

❧ 范瑞强 "脾虚为本，兼祛风湿热邪" 治疗特应性皮炎 ❧

范瑞强教授，广东省中医院皮肤科学科带头人，广东省名中医，广东省第三批名老中医师承项目指导老师，国医大师禤国维教授的学术继承人，擅长用中医、中西医结合方法治疗皮肤科常见病、疑难病，如痤疮、系统性红斑狼疮、银屑病、特应性皮炎、慢性荨麻疹等。范教授抓住特应性皮炎的核心病机，其诊疗方面以"湿疹"治疗经验为基石，结合特应性皮炎的疾病特殊性，提出"脾虚为本，兼祛风湿热邪"的学术思想，同时非常注重外治法的应用，对特应性皮炎患者及家属的健康宣教尤为重视，体现了"综合辨证、个性化施治"的治疗原则。

特应性皮炎又称为特应性湿疹，属于中医"四弯风、奶癣"等范畴，是一种与遗传过敏体质有关的慢性、复发性、炎症性、瘙痒性皮肤病。临床表现主要以皮肤干燥、红斑、渗出、结痂及苔藓样变等多形皮疹为主，伴剧烈瘙痒，本病常伴有哮喘、过敏性鼻炎等过敏性疾病的特应性病史，给患者及其家属的生活质量造成重大影响。近年来，特应性皮炎发病率呈现上升趋势，中医药也在不断研究中取得了重大进展，具有疗效确切、减少或延缓复发、改善生活质量等优势。范教授洞察细微，"同中求异、异中求同"，发现特应性皮炎患者除了兼夹风湿热邪，还具有先天禀赋不耐、后天脾虚为本的特点，总结出"顾护脾胃贯穿始终，辅以祛风清热利湿"的治疗方法，在临床上治疗特应性皮炎患者收到较好的疗效。

一、临证学术思想

特应性皮炎患者具有特应性体质，通常可见其父母有湿疹、哮喘、过敏性鼻炎等过敏性疾病，患者也通常自出生或在生长发育期间伴随相似特应性疾病，这跟中医"禀赋不耐"的内涵一致，范教授认为"禀赋不耐"是特应性皮炎患者最标志性的特质，不容忽视，是区别于"湿疹"最重要的特征。

范教授认为，特应性皮炎的发生多起于婴儿或幼童时期，除先天禀赋不耐之外，也跟幼童本身脏腑娇嫩、形气未充、脾常不足有很大关系。脾胃乃后天之本，气血生化之源，有内养脏腑、外濡肌肤之功。脾位于中焦，在人体水液代谢中起着重要的枢纽作用。脾主运化，主肌肉，脾气强健，则运化水湿功能健旺，肌肤健康润泽，脾气虚弱，则水湿代谢失常。加之饮食不自节，易伤脾胃，导致脾胃虚弱，运化功能失司，产生内湿，浸渍肌肤。久治不愈，耗伤脾气，脾虚运化失司，水湿内停，以致患者形成脾虚湿蕴。故"脾虚"是贯穿特应性皮炎的根本病因。

此外，特应性皮炎发作期多兼夹风、湿、热邪为患，致风湿热邪蕴聚肌肤而成，故常见皮疹偏红、丘疹、丘疱疹、糜烂、渗液，伴瘙痒剧烈。正如《医宗金鉴·外科心法要诀·四弯风》云："此证生在两腿弯，脚弯，每月一发，形如风癣，属风邪袭入腠理而成，其痒无度，搔破津水，形如湿癣。"范教授经常结合患者不同皮疹表现，四诊合参，认为兼夹风、湿、热邪是特应性皮炎患者的常态，应标本兼治。

综上所述，范教授认为特应性皮炎的核心病机是"先天禀赋不耐、后天脾虚为本，兼夹风湿热邪"。

二、辨证治疗经验

特应性皮炎是一种慢性、复发性的皮肤病，范教授建议治疗应兼顾近期、远期疗效及不良反应进行整体规划、适时个性化调整，推崇进行"阶梯式"升级或降级治疗方案。在急性期，患者皮疹较重，瘙痒剧烈时，主张以中西医结合内服药物、配合外用药物治疗为主，以快速缓解症状、提高患者生活质量；在缓解期，常常以中药治疗配合生活调护为主，以期减少或延缓复发、减少不良反应。应对不同证型为主的特应性皮炎患者，范教授通常以某一治法为主，标本同治。

（一）风湿热证

范教授在特应性皮炎的临证诊疗中强调，风邪有外风与内风之分，外风为感受自然界之风邪，内风是机体内部的病理变化如热盛、阳亢、阴虚、血虚等所致。祛风法可分为驱散外风和平息内风。驱散外风法常用于急性期或亚急性发作期，包括祛风散寒和发散风热两方面。祛风散寒多采用辛香透散、微温而不燥、药性和缓之荆芥、防风、紫苏叶等药物；发散风热多采用柴胡、蝉蜕、连翘、桑叶等药物。平息内风法主要用于慢性湿疹迁延不愈或年老体虚者，反复瘙痒难愈常导致患者情绪烦躁，日久则肝风内动，常需配伍平肝息风止痒药物，如白蒺藜、合欢皮、牡蛎、龙骨、珍珠母、乌梅等以镇肝柔肝、息风止痒。

湿邪有内湿与外湿之分。外湿是自然界的湿气或水上作业、涉水淋雨、居住潮湿而致；内湿是由于脾虚运化水湿无力而生湿。在特应性皮炎患者中，湿邪往往与脾虚共存，故范教授根据患者临床辨证主要采用以下治湿法：①清热利湿法，对于热象明显者，常用清热利湿之药，如土茯苓、茵陈、地肤子、车前草、木棉花、虎杖等。②苦寒燥湿法，急性期湿热较重者，配伍黄芩、黄柏、苦参、白鲜皮等。③祛风胜湿法，范教授喜用此类药物，因其既能祛湿，又有祛风止痒之功，临床上除治疗湿疹外，还能用于多种过敏性疾病或伴瘙痒症状的疾病，常用药物如徐长卿、威灵仙、海桐皮、乌梢蛇等。④淡渗利湿法，"治湿不利小便，非其治也"，对于湿疹伴发明显糜烂、渗液或伴下肢浮肿、红肿者，常运用甘淡渗湿之品使得水湿从下焦而出，如茯苓、薏苡仁、泽泻、猪苓、萆薢等。⑤健脾除湿法，范教授强调治湿重在健脾，因脾主运化，若脾胃亏虚则运化失司，从而导致湿浊内生。

通过运用益气健脾的方法，使得脾胃得以运化而湿邪自除，常用黄芪、党参、山药、白术、莲子、白扁豆等药物。⑥芳香化湿法，尤其岭南气候长夏时节常阴雨连绵不断，根据中医三因制宜原则，对于湿重于热者，喜用藿香、佩兰、苍术、厚朴等芳香化湿之品。范教授指出在湿疹急性期与迁延期尤当顾护脾胃，不宜使用过于攻伐和过于苦寒伤脾的药物。脾为气血生化之源，湿疹后期常见阴虚血燥之象，在滋阴养血的同时应继续兼顾健脾，以使阴血易复。

急性期特应性皮炎既有皮疹颜色鲜红、丘疹、水疱、浸渍、糜烂渗液、舌尖红、瘙痒剧烈等风、湿、热邪的表现，又常有纳差、大便溏等脾虚的表现。此类患者以风湿热证者居多，且以风邪和湿邪为主要致病因素，治疗重在祛风、清热、利湿，佐以健脾。范教授以祛风利湿止痒方为主加减，组方常用防风、蝉蜕、土茯苓、荆芥、白鲜皮、茵陈、鱼腥草、牡丹皮、薏苡仁、生地黄、徐长卿、苍术、太子参、山药、茯苓、甘草等加减。方中防风、蝉蜕、荆芥、徐长卿祛风，土茯苓、茵陈、薏苡仁、苍术清热利湿，白鲜皮、鱼腥草清热解毒，牡丹皮、生地黄以清热凉血活血，太子参、山药、茯苓健脾渗湿。

（二）脾虚证

脾主土，居中焦，主运化，主升清降浊，为水液代谢之枢纽。脾不健运则湿邪内生，水湿内蕴又反过来困脾，如此循环则导致脾虚湿热内蕴进一步加重。特应性皮炎多发或始发于婴幼儿时期，范教授认为这跟小儿"脾常不足"的体质有关，脾胃不足导致运化失司，湿邪食积停滞，日久则易化热。且小儿为纯阳之体、生长发育旺盛，所需的水谷精微物质多，脾胃却娇嫩虚弱，加上小儿控制力差，容易饥饱过度，脾胃之气容易紊乱失调。

缓解期的特应性皮炎患者多见皮疹颜色不鲜、纳呆、舌质偏淡、脉濡等脾胃虚弱之象，以此为主症的脾虚证患者，范教授常拟健脾止痒方（党参、茯苓、陈皮、莲子、白鲜皮、白术、白芍、山药、徐长卿、白扁豆、茵陈、大枣、甘草），此方以参苓白术散为基础，党参、莲子、山药、大枣以健脾益气，茯苓、白术、白扁豆以健脾利湿，白鲜皮、茵陈以清热燥湿解毒。

但是，特应性皮炎的急性期和缓解期往往没有绝对的界线，其证型也不可绝对归类，风湿热证和脾虚证往往相互交织、虚实互存。故范教授在临证处方前每每澄心涤虑，既不祛邪太过伤正，又不过渡滋补困脾。在处方选药时，范教授强调脾胃为后天之本的重要性。"脾喜燥恶湿，胃喜润恶燥"。清养脾胃，顾护胃气阴精。用药注重顾护胃气阴精，需避免过度使用辛香燥热或寒凉之品，以免损伤胃气，耗劫阴液。脾胃为多血气之脏腑，用药当清和，唯有清和之气，方能健运脾胃，助脾胃运化水谷。另外，在攻邪过程中应中病即止，或佐以健脾护胃，以防祛邪伤正。属虚证者，不过用补药，佐以健脾和胃药物，使其滋补而不腻。

三、注重综合调护

（一）重视外治

《素问·至真要大论》曰"内者内治，外者外治"的说法，清代吴师机在《理瀹骈文》中也指出"外治亦有理"，中医外治法乃中医学一大瑰宝，其疗效独特、作用迅速、历史悠久，具有简、便、廉、验之特点。范教授常说皮肤科疾病众多，都发于肌表，内外结合是本学科的一大特色，用好外治法常常能事半功倍。在特应性皮炎的治疗中，范教授尤其重视适宜外治法的应用。

急性期皮疹常见颜色鲜红、丘疹、水疱、糜烂渗液，范教授常用黄柏、地榆、紫草、苦参、地肤子、蛇床子、马齿苋等清热解毒、燥湿收敛之品煎水后，隔渣取药液冷湿敷皮损处，对渗出性皮损有明显的收敛作用。对于全身皮疹泛发的患者，范教授推荐使用院内制剂止痒利湿颗粒（苦参、蛇床子、飞扬草等）外洗、药浴、沐足，起到消炎止痒、清热利湿的功效。缓解期皮肤干燥粗糙、苔藓样变、肤色暗沉，遗留色素沉着，范教授常常叮嘱患者加强润肤以修复皮肤屏障功能，也可使用紫草油、院内制剂消炎止痒霜（丹皮酚、甘草次酸等）以消炎止痒润肤。

（二）重视健康宣教

范教授在临证过程中非常重视健康宣教，他强调，对于特应性皮炎这种慢性病，引导患者正确认识本病、如何正确使用润肤剂、如何避免诱发因素等不仅可以减轻病情、减少或延缓疾病的复发、改善患者及其家属焦虑情绪、改善生活质量，还可以让患者及其家属更好地配合临床治疗，使疗效达到最佳。

李红毅分阶段论治特应性皮炎

李红毅教授，广东省中医院皮肤科主任，师从国医大师禤国维教授，全国老中医药专家学术经验继承工作指导老师。李红毅教授从医 30 余年，对各种皮肤病的诊断及治疗颇有心得，擅用中医及中西医结合的方法治疗各种皮肤疾病，如特应性皮炎、痤疮、脱发、湿疹、白癜风、银屑病等。

由于特应性皮炎可发生于人体的各个年龄阶段，李红毅教授认为主要是由于体内宿有伏邪即水饮，加之外有六淫侵袭，从而引动伏邪损伤脾肾诱发特应性皮炎，但各个年龄阶段的病因病机又有所不同。由此，在治疗特应性皮炎方面，李红毅教授经过长期的治疗观察，对小儿、成年人及老年的特应性皮炎患者的诊疗产生了不同的见解，提出小儿由于自身生理特点，常有"脾不足"的特征，易导致运化功能减弱，饮食积聚，水饮内停，故治疗行"以通为用"，临床用方多以保和丸加减。成年人除遗传因素外，环境因素及生活压力导致患者情绪易于忧郁，情志不畅引动体内伏邪，导致肝郁脾虚，水饮不得正常运化，故治疗重在疏解，疏肝健脾，临床常以逍遥丸加减。《灵枢·本脏》："卫气者，所以温分肉，充皮肤，肥腠理，司开阖者也。"老年患者由于体内素有伏邪，若阳气不足、腠理密闭则导致汗出减少，故水饮积聚，更易发病，临床多用苓苷五味姜辛汤加减治疗，以补阳祛湿、调补阴阳，以达平衡。

一、对小儿治法采用"以通为用"

儿童特应性皮炎一般幼时即发病，主要表现为婴幼儿时期可能有奶癣病史，后发展为以面颈部、肘窝、腘窝等屈侧为主的全身皮肤多形性皮损伴鳞屑、瘙痒，手掌部皮肤粗糙肥厚的症状，且大多数儿童患者伴有过敏性疾病或哮喘。李红毅教授认为儿童特应性皮炎多是因为小儿脾胃薄弱，又被外邪侵袭，内外因合并而发病。内由于儿童"脾常不足"，运化能力尚不健全，故易为饮食所伤形成食积，且脾不足致水饮不得运化，积聚于体内而成伏邪；外由于"肺常不足"，故卫外功能不固，易为六淫之邪所侵，引动体内水饮而发病。小儿脏腑娇嫩、形气未充，属"稚阴稚阳"之体，加之寒暖

特应性皮炎

不能自调，饮食不知自节，较易发病。脾为气血生化之源，脾虚则气血无以化生，也会导致对某些疾病的抗病能力较差。故采用药力缓和，药性平稳，有消食导滞、理气和胃的保和丸加减治疗。保和丸由山楂（焦）、茯苓、半夏（制）、六神曲（炒）、莱菔子（炒）、陈皮、麦芽（炒）、连翘组成，方中山楂消油腻肉积；六神曲消酒食陈腐之积；莱菔子消面食痰浊之积；陈皮、半夏、茯苓理气和胃，燥湿化痰；连翘散结清热。诸药合用，消食导滞，理气和胃，畅通脾气以运化饮食水饮；调补中虚，使脾胃调和，以达到补益气血、健脾和胃的效果。

【病案举例】

患儿，男，5 岁。2022 年 7 月 11 日初诊。

主诉：周身反复红斑、丘疹、水疱瘙痒 4 年余，近 1 年加重。

现病史：现全身红斑、丘疹、水疱伴渗液、结痂、瘙痒，近期因天热活动量增加而症状加重，皮肤干燥，饮食一般，二便可，因瘙痒睡眠较差，曾多次治疗后效果不明显，舌淡苔薄，舌头水滑，脉弦。其父有过敏性鼻炎病史。

西医诊断：特应性皮炎（中重度）。

中医辨证：脾虚火旺型。

方剂：初始以苓苷五味姜辛汤为基础方佐以祛风清热、祛湿止痒等药物治疗。

药物组成：茯苓 10 g，甘草 6 g，干姜 3 g，五味子 6 g，细辛 2 g，法半夏 6 g，桂枝 6 g，白术 9 g，猪苓 9 g，泽泻 10 g，防风 9 g，钩藤 3 g，蝉蜕 3 g，黄芩 9 g，苦参 3 g。7 剂，水煎内服。

外洗：黄芩颗粒 1 袋，黄柏颗粒 1 袋，紫草颗粒 1 袋，苦参颗粒 1 袋，地榆炭颗粒 1 袋，7 剂，加以 0.03% 他克莫司软膏外涂。

二诊（2022 年 7 月 27 日）：病史同前，症状好转，睡眠好转，仍有瘙痒、抓挠，胃口一般，大便稀溏，舌淡苔薄，脉弦细。药物组成为上方去猪苓、泽泻、黄芩、苦参，加桑叶 9 g，桑白皮 9 g，太子参 9 g，北沙参 9 g，7 剂，水煎内服。

三诊（2022 年 8 月 10 日）：病史同前，症状改善，睡眠好转，颈部红斑，仍有瘙痒，纳欠佳，大便偏稀，舌淡苔薄，脉弦细。药物组成为二诊方去法半夏、桑白皮、北沙参，加葛根 15 g，白芍 9 g，黄芩 9 g，7 剂，水煎内服。西药用 0.03% 他克莫司软膏、消炎止痒乳膏、复方尿素软膏、炉甘石洗剂。

四诊（2022 年 8 月 24 日）：病史同前，头部瘙痒伴抓痕，二便调，纳食一般，舌红苔薄，脉细。此次以苓苷五味姜辛汤合保和丸加减治疗。药物组成：茯苓 10 g，甘草 6 g，五味子 6 g，白术 9 g，防风 9 g，钩藤 3 g，蝉蜕 3 g，桑叶 9 g，太子参 9 g，白芍 9 g，黄芩 9 g，炒山楂 10 g，炒麦芽 10 g，羌活 9 g，连翘 9 g，7 剂，水煎内服。西药用 0.03% 他克莫司软膏、茶菊脂溢性洗液。

五诊（2022 年 11 月 2 日）：病史同前，以眼周、肘部及腘窝、手部为甚，纳食好转，大便 2 天一次，舌淡苔薄，脉弦。药物组成为四诊方去白芍、黄芩、羌活，加细辛 2 g，干姜 3 g，法半夏 6 g，炒莱菔子 9 g，7 剂，水煎内服。西药用 0.03% 他克莫司软膏、消炎止痒乳膏、复方尿素软膏。后病情稳定，胃口、睡眠改善。

按语：本例患者为儿童，有"脾常不足""心、肝常有余"之症状，初诊时全身红斑、丘疹、水疱伴渗液，结痂，瘙痒，舌淡、苔薄、水滑，脉弦，为脾虚火旺之证。故先以苓苷五味姜辛加减方补其脾阳不足，加以猪苓、泽泻、黄芩、苦参清热祛湿的药物，可清热以减少红斑瘙痒症状，还能减少渗液，再辅以钩藤、蝉蜕，清热息风，可减少瘙痒症状，且能改善睡眠。后合以保和丸加减方，以振奋脾阳、改善患者胃口，消食导滞、理气和胃，使脾的健运功能得以恢复，从而纳食尚可。心火得降，与小肠互为表里，小肠功能改善，"利小便而实大便"，故大便稀溏的症状好转。

二、对成年人治法重在疏解

成人特应性皮炎主要表现为慢性湿疹样皮炎，皮肤剧烈瘙痒、干燥、脱屑、红斑、丘疹等症状体征，好发于颈前、肘窝、腘窝，也可泛发于躯干和四肢、面部、手部，多伴有其他过敏性疾病病史如过敏性鼻炎等，或常有家族过敏史。李红毅教授认为成人特应性皮炎的发病多与遗传因素、环境因素及心理因素有关。其中遗传因素对特应性皮炎的发病影响是显著的，但环境因素及心理因素的影响也不容小觑。对大部分成年人来说，对生活质量的要求越来越高，导致生活的压力越来越大，从而心情不佳甚至精神抑郁，加之体内多宿有水饮，受情志影响引动伏邪诱发特应性皮炎，甚至会导致病情加重。故李红毅教授认为成人患者需要养血柔肝、健脾益气，因此以逍遥丸为基础加减治疗。逍遥丸由柴胡、当归、白芍、白术、茯苓、甘草、薄荷、生姜组成。柴胡疏肝解郁、升阳举陷、和解表里，为君药。白术益气健脾、燥

特应性皮炎

湿，茯苓补益心脾、宁心安神，为臣药。当归调节气血，白芍养血敛阴、疏肝，薄荷疏解风热、疏肝理气，生姜温胃、疏肝解郁，为佐药。炙甘草益气健脾、清热、调和诸药，为使药。诸药合用，共达疏肝解郁、养血柔肝、健脾益气的作用。女性则应多添加活血调经的药物。

【病案举例】

患者，男，35岁。2022年3月9日初诊。

主诉：头面部、双上肢红斑鳞屑，伴瘙痒2年。

现病史：自述2年前无明显诱因头面部出现红斑鳞屑伴明显瘙痒，遂至某医院就诊，诊断为神经性皮炎、湿疹，先后予糠酸莫米松、氯雷他定、复方氟米松、他克莫司、卡泊三醇、泼尼松龙、吡美莫司等药物治疗，用药期间效果明显，停药后复发。现患者头面部、眼周、手部、双上肢有红斑鳞屑，眠差，心情烦躁，舌淡暗，边有齿痕，苔薄黄，脉弦。

西医诊断：特应性皮炎。

中医辨证：肝郁脾虚证。

方剂：初始以逍遥丸为基础方辅以祛风清热之品。

药物组成：柴胡15 g，当归10 g，白芍20 g，赤芍15 g，白术10 g，茯苓20 g，甘草5 g，丹参（后下）20 g，菊花10 g，枸杞子10 g，防风10 g，全蝎3 g，蝉蜕10 g，龙骨（先煎）30 g，牡蛎（先煎）30 g，7剂，水煎内服。加以盐酸西替利嗪片7片，每晚1次，7天。

二诊（2022年3月14日）：病史同前，未规律用药，好转不明显，舌淡红，苔薄，脉弦。药物组成为上方去龙骨、牡蛎，加桂枝10 g，泽泻30 g，佐以0.03%他克莫司软膏外涂。

三诊（2022年6月22日）：病史同前，用药后好转，以两肘部肥厚性斑块为主，舌红，苔薄黄，脉弦。仍以逍遥丸为基础方加减，药物组成：柴胡15 g，当归10 g，白芍20 g，赤芍15 g，白术10 g，茯苓20 g，甘草5 g，丹参（后下）20 g，防风10 g，全蝎3 g，蝉蜕10 g，桂枝10 g，牡丹皮15 g，桃仁10 g，钩藤10 g。0.1%他克莫司软膏外涂。后病情较为稳定，偶有反复，但较前好转。

按语：本例患者特应性皮炎病史2年，西药治疗效果佳，但停药后反复，且眠差，心情烦躁，舌淡暗，边有齿痕，苔薄黄，其为肝郁脾虚之证。以逍遥丸为基础方加丹参疏肝解郁、养血柔肝、健脾益气，辅以菊花、枸杞子、防风祛风清热，减少瘙痒症状，且能预防肝郁化火而导致全身火旺之证，防止病情加重。再加全蝎、蝉蜕、龙骨、牡蛎息风，镇静安神，有助于改善睡眠，易于疾病的好转。后再加入牡丹皮、桃仁活血化瘀，改善肝郁症状，情志得以舒畅，红斑鳞屑症状也得以好转。

三、对老年患者治法以温补为主

老年特应性皮炎患者的皮肤特征性表现为躯干和四肢伸侧的湿疹样损害，初发时可呈粉红色钱币状红斑样改变，后演变为干燥性红斑和苔藓样湿疹，伴剧烈瘙痒。皮损多分布在四肢伸侧，屈侧较少见，肘窝和腘窝较少出现湿疹样皮损，呈皮损"反转"征象，头面部皮损可表现为面部红斑和眶下皱褶。老年患者由于年龄增长，伴随着身体机能的衰老，阳气逐渐衰弱，机体的泌汗功能减弱，多出现畏寒肢冷、皮疹暗红、舌暗淡、苔水滑等阳气不足的症状，且多伴有过敏性鼻炎或者哮喘等疾病。《灵枢·口问》："卫气昼日行于阳，夜半行于阴，阴者主夜，夜者卧。"一日之中白天属阳，夜晚属阴，对于病程较长的患者，久病易损伤其阳气导致阳虚，且长期瘙痒致睡眠欠佳，进而耗损阴液，长此以往，阴阳失衡，故治疗时应适当加入补阴之品。服用激素的患者也易损伤肾阳导致阳虚，因激素乃阳热之品，机体鼓动肾阳抵御外来阳邪，继而损耗体内阳气。对于阳气亏虚的患者，李红毅教授以苓甘五味姜辛汤加减方予以治疗。苓甘五味姜辛汤由茯苓、甘草、干姜、细辛、五味子组成，方中干姜为君，入脾、肺经，守而不走，温燥脾土，振奋脾阳；细辛为臣，入肺走表，功能辛散，迅速开腠理毛窍，使人体气机与外界相通，同时发散寒湿之邪出于肌表，使汗出邪去，并助干姜温肺散寒化饮之力；复以茯苓、甘草，补益中焦脾土，兼以利水，阻断生痰之源，同时培土生金，补益肺气，佐以五味子敛肺止咳，与干姜、细辛相伍，一温一散一敛，使散不伤正，敛不留邪，且能调节肺司开合之职，达到一个阴阳小平衡；甘草同为使药，调和诸药。全方药量少而精，共奏温化寒饮、补益脾肺之功，祛邪补正，以达到一个阴阳大平衡。

【病案举例】

患者，女，58岁。2021年11月8日初诊。

主诉：颈部肥厚性斑块伴瘙痒，反复半年。

现病史：鼻塞，熬夜，睡眠欠佳，汗少，二便调，舌淡，苔薄，脉弦。

既往史：有过敏性鼻炎病史。

西医诊断：特应性皮炎。

特应性皮炎

中医辨证：肝肾不足证。

方剂：初始以苓苷五味姜辛汤为基础方，辅以补益及发汗之品。

药物组成：党参20 g，白术20 g，炙甘草10 g，干姜5 g，砂仁（后下）10 g，熟附子（先煎）10 g，茯苓15 g，麻黄（先煎）10 g，细辛3 g，五味子10 g，葛根30 g，桂枝10 g，白芍15 g，黄连5 g，酸枣仁30 g，珍珠母（先煎）30 g。7剂，水煎内服。佐以0.1%他克莫司软膏、卤米松外涂。

二诊（2022年11月15日）：病史同前，用药后好转，继续用药，舌淡，苔薄，脉弦。药物组成为上方去黄连，加酒川牛膝10 g，干益母草15 g，淫羊藿15 g，7剂，水煎内服。佐以艾司唑仑片、复合维生素B片、维生素C片。

三诊（2021年11月22日）：用药后病情好转，继续以上方用药21天。

四诊（2021年12月13日）：用药后皮损好转，时有头晕，自觉疲劳，舌淡暗，苔薄，脉细，方以逍遥丸合苓苷五味姜辛汤加减，药物组成：柴胡15 g，当归10 g，赤芍15 g，白术10 g，茯苓20 g，甘草5 g，葛根15 g，桂枝10 g，防风15 g，淫羊藿15 g，五味子10 g，党参15 g，黄芪15 g，五指毛桃20 g，生地黄15 g，川芎10 g，天麻10 g，14剂，水煎内服。佐以艾司唑仑片、瑞舒伐他汀钙片、甲钴胺片。

五诊（2022年1月10日）：用药后皮损好转，仍自觉疲劳、鼻塞，舌淡，苔薄，脉弦。仍以苓苷五味姜辛汤为基础方加减，药物组成：桂枝10 g，白芍15 g，干姜5 g，细辛3 g，甘草5 g，法半夏10 g，五味子5 g，桔梗10 g，党参15 g，白术10 g，茯苓15 g，黄芪20 g，防风15 g，升麻5 g，当归10 g，14剂，水煎内服。佐以艾司唑仑片、瑞舒伐他汀钙片。

六诊（2022年1月24日）：用药后病情好转，疲劳感好转，仍有少许鼻塞，五诊方加辛夷，14剂，水煎内服。佐以0.1%他克莫司，疗效尚可。后病情稳定，暂未有反复之象。

按语：本例患者有过敏性鼻炎史，由于睡眠欠佳且常熬夜，易导致阴液耗损，日久阴损及阳，阳虚则腠理密闭，故汗少、舌淡苔薄，中医辨证为肝肾不足，阳气虚少。以苓苷五味姜辛汤为基础方加桂枝、葛根后，提升患者体内阳气，卫气得以正常运行，腠理开阖有度，使汗有所出，皮疹外透，加黄连制其温热太过，升降并用，调补肝肾。酸枣仁、珍珠母镇静安神，改善睡眠，也能补其阴液，从而达到机体阴阳平衡，阳气得以恢复也可减轻疲劳感。后加川芎、天麻以达活血祛风通络之功，减轻头晕症状。

国医大师林天东教授治疗特应性皮炎经验

林天东教授,海南省中医院主任医师,广州中医药大学及海南医学院教授,全国第四届国医大师,联合国医疗产业专家委员会主管专家,首届全国名中医,第三、第六批全国老中医药专家学术经验继承工作指导老师,享受国务院政府特殊津贴,海南省有突出贡献的优秀专家。林老在治疗皮肤病方面注重六淫致病学说及卫气营血学说,强调内外同治,主张中西结合,在皮肤病如特应性皮炎、荨麻疹、斑秃、带状疱疹等常见病及疑难病的治疗上有着独到的见解。

一、特应性皮炎的概念、中医学的认识

中医学认为特应性皮炎属于"四弯风""湿疮""肾囊风""浸淫疮"等范畴,历代医籍对该病有相关阐述。《外科大成》中记载四弯风是发于肘膝关节的屈侧,《外科正宗》曰:"肾囊风,乃肝经风湿而成……"《诸病源候论·湿癣候》记载:"湿癣者……是其风毒气浅,湿多风少,故为湿癣也。"《金匮要略广注》记载:"浸淫者,湿渍之状,脓水流处,即溃烂成疮,故名浸淫疮,是湿热蕴蓄而发者。"古代医家将此病的病因责之于风、湿、热等外邪侵袭与气血营卫失和相互作用,内外合邪而致病,与肝、脾、心、肾等密切相关。《丹溪心法》云:"诸痒为虚,血不荣于肌腠,所以痒也。"肝主藏血,体阴而用阳,若肝阴不足,则血不养肤,则使皮肤失于濡养,化燥生风,即为血虚风燥之证。《医宗金鉴》中提到:"血风疮,此证由肝脾二经湿热,外受风邪,袭于皮肤,郁于肺经,致遍身生疮,形如粟米,搔痒无度。"脾主运化,输布水谷精微,脾失健运,则聚湿生痰,水湿浸淫肌肤,故可见瘙痒等。在治疗上,历代医家多从血、从湿、从燥等论治,同时注重内外同治。《丹溪心法》曰:"春天发疥疮开郁为主,不宜抓破敷。诸痛痒疮属火,若享受壮盛,宜四物加黄连、黄芩、大力子、甘草。此虽皮肤小疾,不足为害,然疮有恶疮,癣有恶癣,凡病此者,不当专用外敷药,须内宣其毒可也。"明代薛己《外科发挥》中有"血风疮"记载,以"养血润肤"为治疗原则,记载处方为消风散、当归饮子、四君子汤等。汉

代张仲景用黄连粉治疗浸淫疮，沿用至今。

二、林老的理论

林老临证善用经方、时方、自拟方，临证辨证精准，遣方用药，经验独到。针对特应性皮炎，林老善用以"燥"论治的辨证思维，林老言，《黄帝内经》有云，燥生辛，辛生肺，肺生皮毛。其意思为"燥邪"易伤及肺脏，肺脏娇嫩，在外合皮毛，且燥邪特点易伤津液，《素问》记载"燥胜则干"，故在肌肤上可体现为津液缺乏的症状，如皮肤干燥开裂、脱屑等。故药方常选用四物汤、四物消风饮等方剂作为基础方，以达养血润燥、祛风止痒之功效。

同时林老也注重卫气营血辨证在特应性皮炎治疗中的应用，强调特应性皮炎患者常伴气、血分热。患者初期复感外邪，营卫失和，外邪蕴结肌肤，卫气受阻，营血分热邪稽留不退，气血运行不畅，腠理开合失司，热不能退，故常在"润燥"的同时使用清热凉血的药物，如生地黄、水牛角等。

林老在诊治过程中，重视扶持"后天之本"，《黄帝内经》记载："诸湿肿满，皆属于脾"，首次将湿疹的病因责之于脾。《丹溪心法》云："诸痒为虚，血不荣于肌腠，所以痒也。"《脾胃论·脾胃盛衰论》提出："内伤脾胃，百病由生。"林老解释，该病患者常见脾胃运化功能虚弱，脏腑功能减退，气血津液化生乏源，血虚易生风化燥，风邪客于腠理，血虚亦可致卫气不固，腠理不密，皮肤屏障功能受损，易被六淫之邪乘虚侵袭肌肤，使营卫不和，肌肤失于滋润、濡养，故而发病。在疾病进展期，林老往往佐以顾护脾胃之药，以助后天之本。

对于兼夹证的治疗，林老认为本病急性期可见病证与湿、热、心火等病邪夹杂，治疗上可用健脾祛湿、清热利湿或清心导赤等治法，因势利导，药到病除。

在外用药上，林老主张中西医结合，在有糜烂、渗出皮损时可使用硼酸溶液、复方黄柏液或者有清热解毒收敛作用的苦参、黄柏、白鲜皮、马齿苋等药物煮水冷湿敷；在没有渗出的干燥、脱屑、肥厚等皮损时可选用克立硼罗软膏、肤痔清软膏或者其他润肤露外涂，保护皮肤屏障功能。

【病案举例】

病例1：陈某，女，5岁。2022年6月12日初诊。

主诉：全身反复红斑3年，加重1周。

现病史：患儿3年前无明显诱因出现四肢红斑、脱屑，瘙痒明显，在多家医院以"湿疹"治疗，具体用药不详，外涂药物后好转，其后几年里病情反复发作。1周前，无明显诱因下皮损范围增大，病情加重，遂至林老门诊求诊。患儿有过敏性鼻炎病史1年，父亲有过敏性鼻炎病史20余年。

刻下症：剧痒，心烦，易动，挑食，二便尚可，睡眠差，舌红，苔少，脉细数。

查体：头面、四肢、躯干散在红斑、丘疹，局部抓痕明显，无渗出，全身皮肤干燥，搔抓易脱屑，手肘窝、腘窝处红斑，周围散在红色丘疹。

西医诊断：特应性皮炎。

中医诊断：四弯风（浸淫疮）。

辨证：血热风燥。

治法：清热凉血，祛风润燥止痒。

方剂：凉血消风散加减。

药物组成：生地黄30 g，当归9 g，荆芥9 g，防风9 g，蝉蜕6 g，白蒺藜9 g，知母9 g，生石膏（先煎）15 g，川芎9 g，刺猬皮9 g，黄精9 g，赤芍15 g，生甘草6 g。7剂，水煎服，日1剂。

外治法：①克立硼罗软膏，外涂，每日2次。②润肤露，外涂，每日3次。

二诊（2022年6月19日）：患儿诉瘙痒减轻，查见红斑面积较前缩小，局部颜色变淡，丘疹减少。纳可，眠差，二便调。舌红，苔少，脉细数。上方加酸枣仁15 g，7剂，水煎服，日1剂。余治疗同前。

三诊（2022年6月26日）：患儿家长诉搔抓次数明显减少，查体见头面部皮疹消退，其余部位未见新生皮疹，四肢、躯干红斑消退，局部留有淡褐色色素沉着，纳可，睡眠改善，二便调。舌红，苔少，脉细数。上方去蝉蜕、白蒺藜，7剂，水煎服，日1剂。余治疗不变。

四诊（2022年7月3日）：家长诉患儿服药1周后未再搔抓，未诉明显瘙痒。头面、四肢、躯干红斑、丘疹基本消退，手肘窝、腘窝处见散在褐色色素沉着斑。纳眠可，二便调。舌红，苔薄，脉细。守上方7剂，水煎服，日1剂。巩固疗效。

随访至今无发作。

按语：四弯风（浸淫疮）为一种与遗传过敏性体质有关的慢行炎症性皮肤病，《外科大成》记载："四弯风，生于腿弯脚弯，一月一发，痒不可

特应性皮炎

忍……"林老认为本病治疗应从"燥"治，发生本病多是先天禀赋不耐，后天调养失当，脾失健运，复感风湿燥热之邪，内外合邪，郁结肌肤，耗伤阴血，阴血不足，肌肤失养，则发为本病。虽然本病急性期多见脾虚湿盛之证，然本案中患儿症见红斑、丘疹为主，属风热、血热之征，皮肤干燥脱屑是燥邪内生的表现，故在本案中，林老以知母、生石膏清气血分热，荆芥、防风、蝉蜕、白蒺藜疏风清热，四物汤养血润燥止痒，合刺猬皮增加凉血、行血之功，加黄精以助滋养阴血之效，故诸药合用，可达清热凉血、祛风润燥止痒之功效。二诊时，患儿因瘙痒难眠，投以酸枣仁安神止痒助眠。三诊时患儿家长诉瘙痒已明显减轻，诸证皆改善，故去蝉蜕、白蒺藜。四诊时，患儿基本痊愈，故嘱再服1周以观后效。

前已提及林老在治疗皮肤病时，注重内服与外用同治，故在本病时除了以内服药治"燥"，也注重强调外涂润肤露解"燥"，并在治疗时加以西药克立硼罗软膏抗炎止痒，临床取得较好疗效。

病例2：张某，女，14岁。2022年4月20日初诊。

主诉：全身红斑、丘疹伴痒13年。

现病史：患者13年前无明显诱因出现四肢红斑、丘疹，瘙痒明显，在多家医院以"湿疹""特应性皮炎"治疗，外涂激素等（具体用药不详）药物后好转，但病情反复发作，伴有瘙痒难忍，遂至林老门诊就诊。患者有过敏性哮喘病史10余年，近年发作较少。

刻下症：心烦，易怒，口干不欲饮，纳可，二便尚可，睡眠较差，舌淡，苔白，脉弦细。

查体：头面、四肢、躯干散在暗红斑、红斑，局部皮疹肥厚，干燥脱屑，抓痕明显，局部遗留血痂或色素沉着斑。

西医诊断：特应性皮炎。

中医诊断：四弯风（浸淫疮）。

辨证：阴虚血燥。

治法：养血祛风，滋阴止痒。

方剂：四物消风饮合当归饮子加减。

药物组成：生地黄30 g，当归15 g，赤芍15 g，荆芥10 g，薄荷5 g，蝉蜕10 g，柴胡 g，川芎10 g，黄芩10 g，制何首乌15 g，黄芪15 g，生甘草10 g。14剂，水煎服，日1剂。

外治法：①克立硼罗乳膏，外涂，每日2次。②润肤露，外涂，每日

3 次。

二诊（2022 年 5 月 4 日）：自诉瘙痒仍较剧烈，每日需重重拍打皮肤才可缓解。查体见皮肤干燥，脱屑稍减少，肥厚处稍变薄。纳可，眠差，多梦，烦闷，自觉胸中有火。舌淡红，苔白，脉弦细。上方加丹参 20 g，鸡血藤 20 g，栀子 10 g，海桐皮 10 g，全虫 5 g，夜交藤 30 g。14 剂，水煎服，日 1 剂。外用同前。嘱患者多用润肤露保护皮肤屏障功能。

三诊（2022 年 5 月 18 日）：患者自诉瘙痒明显减轻，查体见干燥脱屑处皮肤恢复，无明显脱屑，肥厚处变薄，消退。无明显抓痕。睡眠正常，饮食正常。舌淡红，苔白，脉弦。处方调整：生地黄 30 g，当归 15 g，赤芍 15 g，川芎 10 g，荆芥 10 g，白术 10 g，山药 15 g。

继续服用 1 个月，可继续使用外用药膏，并嘱常年使用润肤露帮助控制病情。

按语：本案患者自幼发病，长期使用激素，反复发作，久治难愈，结合患者临床症状可予以诊断。患者以头面、四肢、躯干散在暗红斑、红斑，伴瘙痒为主症，林老认为患儿素体亏虚，先天禀赋不足，后天脾胃失于濡养，脾失健运，复感风邪，内外合邪，郁结肌肤，耗伤阴血，阴血不足，肌肤失养，则发为本病。当以养血祛风、滋阴止痒为主要治则。在遣方用药中，林老方选四物消风饮合当归饮子，以生地黄、当归为君药，生地黄具有凉血活血、滋阴之效，当归养血活血，均可入血分，两药共用，可发挥血行风自灭的效果。赤芍凉血散瘀，川芎活血行气，与当归、生地黄四药合用养血滋阴。荆芥、薄荷、蝉蜕疏风清热，与制何首乌共治风疹瘙痒，再辅以柴胡和解表里，加以黄芩清热；患者年幼，病程长久不愈，加以黄芪补气固表，生甘草调和诸药，共奏养血祛风、滋阴止痒之功效。二诊时，患儿眠差，多梦，心情烦闷，自觉胸中有火，以栀子清三焦热，丹参、鸡血藤凉血清热，海桐皮、全虫搜风通络止痒，夜交藤安神止痒。三诊时患儿瘙痒较前明显好转，诸证皆改善，故以四物汤为主继续养血润燥止痒，荆芥祛风止痒；加白术、山药滋养后天之本，防治患儿服药过久伤及脾胃，服用 1 个月以巩固疗效。

两个病例均有阴血亏虚、燥热生风之共同之象，故方中可见四物养血润燥之药，但病例 1 红斑较多，属气血分有热，故多配合清热药物；病例 2 则是以滋阴养血祛风为主。林老在治疗本病时以养阴治燥为主，并根据次症的不同选择个性化方药，是谓"一人一方"的思想，这正表现出林老在临证选方时的细腻、谨慎，值得我们临床学习。

陆江涛治疗特应性皮炎经验

陆江涛教授，三亚市中医院主任中医师、教授，2022 年全国名老中医药专家传承工作室建设项目专家，第六、第七批全国老中医药专家学术经验继承工作指导老师，国医大师张学文教授弟子；海南省有突出贡献优秀专家（中医）；海南省优秀科技工作者（中医）。陆江涛教授强调皮肤病的治疗必须从整体出发，要重视局部皮损辨证与脏腑整体辨证之间的联系，同时结合三因制宜的治疗思想，内治与外治相结合，治疗中要审症求因，既要异病同治，又要同病异治。对特应性皮炎，他提出燥热致病学说，认为父母燥热体质遗传和外感燥热之邪是导致该病发生的重要致病因素。

特应性皮炎又称特应性湿疹、异位性皮炎，是一种慢性、复发性、炎症性皮肤病，临床表现以长期反复发作的瘙痒、皮疹、皮肤干燥为特点，常伴有哮喘、过敏性鼻炎等疾病。

关于特应性皮炎的诊断，中医没有明确的病名。有人将此病归于"浸淫疮"范畴，但浸淫疮为"小儿五脏有热，熏发皮肤，外为风湿所折，湿热相搏身体，其疮初出甚小，后有脓汁，浸淫渐大"，此病描述皮损为丘疹、脓疱，与特应性皮炎典型特征表述不相符。后有"奶癣"，《外科正宗》认为"奶癣，儿在胎中，母食五辛，父餐炙搏，遗热于儿，生后头面遍身发为奶癣"，指出此病的发生与先天母体有关，皮损发及全身，与湿热有关。《外科真诠》对于疾病的皮损表现做了细致的描述，指出"奶癣生婴儿头顶，或生眉端，由胎中血热，落草受风而成，有干湿之分。干者形如癣疥，痒起白屑；湿者皮肤起粟，瘙痒无度，黄水浸淫，延及遍身。"这些中医古籍文献记载很大程度上符合特应性皮炎婴儿期好发于面部、颈部、躯干及四肢伸侧的特征。对于特应性皮炎患者后期因皮肤反复搔抓，局部皮肤干燥、肥厚，反复发作，属于中医"血风疮"范畴，《疡科捷径》云："血风疮在遍身生，搔痒滋延流水盈，肝肺脾经风湿热，血枯皮燥斯能成。""浸淫疮""奶癣""血风疮"等，都是古代医家对特应性皮炎不同时期、不同阶段表现的概括。

目前多数观点认为本病与个体遗传因素、皮肤屏障功能障碍、皮肤表面菌群失调、免疫反应异常有关。陆江涛教授在治疗此类疾病过程中，认为不同年龄阶段的发病机制不同，因此治疗方法应该有所侧重。同时他结合海南地域特点，根据不同的年龄阶段确定了不同的治病方法。特应性皮炎是皮肤科常见病，针对此疾病的治疗，他提出燥热之邪是导致疾病发生的重要原因，燥热致病贯穿疾病始终，认为治疗此类疾病要注意养阴，顾护阴液。

一、"燥热"之邪贯穿发病始终

陆江涛教授认为特应性皮炎可发生于不同年龄阶段，上至老人，下至婴幼儿，皆可发病，不同的年龄阶段发病特点及临床表现稍有不同。此类患者的父母多有过敏性疾病，常年难愈，体内津液亏损，体质属于燥热之体，胎儿的孕育秉承于父母先天精气，先天燥热通过胎盘传于胎儿，胎儿出生即为燥热之体。加之小儿为纯阳之体，先天所禀元阴元阳未曾耗散，犹如旭日之初生，草木之方萌，蒸蒸日上，欣欣向荣，此时小儿阳气相对旺盛，此期间患儿发病多表现为热证，小儿"心常有余，肝常有余，脾常不足，肺常不足，肾常虚"，肝为木，易生风化燥，发病多以头面部水肿型红斑为主；随着年龄增长，青春期后，患者喜食过甜、过辣制品，伤及脾胃，加之患者体内肝风常躁动不安，容易挟湿、热、暑等外邪，热盛伤阴，渐及阴血津液，全身皮肤出现干燥、脱屑、瘙痒难忍。不同的年龄阶段，病因病机各有不同，不能一概而论。

此外海南三亚属于热带地区，气候常年炎热，热盛耗损阴液，体内津液亏虚，机体内生燥热，加之患者平时腠理开合，汗出较多，津液耗损严重，平时饮食以海鲜鱼类为主，不断摄入热带水果如杧果、荔枝、菠萝蜜，食物性本偏热，入内伤阴，燥热内生。此地区的人们腠理疏松，毛孔开合，易受外风、暑湿、热毒等邪气，入内化热，灼伤气血，导致机体运化失常，肺失宣泄，肝失疏泄，津液运行不畅，肌肤荣养失常，出现红斑、丘疹等皮损；燥邪犯肺，精微输布受阻，致皮毛失润，且邪气久羁不解，郁而化热，消灼津液，使体内津液亏虚进一步加重，燥郁血枯，血虚生风化燥，临床多见肌肤不泽、脱屑，甚则皲裂等；毛窍失润，腠理失养，闭塞不通，不通则痛，可引起皮肤诸痒痛症。

（一）婴幼儿期（<2岁）

该时期的患儿表现多为面部出现对称性红斑，在红斑基础上可见水疱或者潮红面，边界稍清楚，其上可见渗出、结痂等表现，部分病情严重者下颌部、躯干可见类似皮损，患儿可有不同程度的瘙痒。其发病病因多与先天禀赋不耐、感受母体燥热邪毒、后天喂养不当有关，导致体内燥热，热盛熏蒸肌肤而发病。

（二）儿童期（2～14岁）

此期患儿临床上皮损表现多以红斑、丘疹、结痂、色素沉着、抓痕血痂为主。皮损颜色一般为淡红色或暗红色，皮肤相对常人来说稍微干燥，部分因反复搔抓，可见少许苔藓样皮损。此期患儿为燥邪伤阴，阴液耗损，加之饮食不当，脾胃功能受损，气血化生不足，精血不足，皮肤失于濡养所致。患儿本身机体功能尚未完善，加之处于生长阶段，阳有余，肝风内动，体内生风化燥；加之因为瘙痒，病情反复，部分家长恐惧病情，担心食物过敏，限制蛋白等物质摄入，导致营养缺乏，五脏无水谷精微濡养，脾胃功能虚弱，患儿容易出现食积或者厌食现象。

（三）青少年与成人期（＞14岁）

患者年龄增长，病情反复发作，皮肤干燥瘙痒，反复搔抓，此期皮损表现多为全身皮肤干燥，抚之粗糙，局部色素沉着，皮肤肥厚、苔藓样变，患者情绪多有闷闷不乐，或者不愿见人。患者长期受疾病困扰，瘙痒，睡眠不佳，导致禀赋不耐，加之肌肤失去濡养，气血、阴血不足，血虚生风化燥，局部气血运行不畅，瘀阻导致肌肤甲错，皮肤干燥、肥厚、粗糙，此期患者除阴血津液亏虚外，均有不同程度的血瘀之象。

综上所述，陆江涛教授认为特应性皮炎的发病中，燥热之邪是主要原因，它有先天及后天之分，均可伤及五脏，耗损津血，或影响津液输布，或与其他邪气兼夹，而使皮肤失于濡养，日久血瘀痰凝，病情缠绵难愈。治疗中要注意养阴润燥，顾护阴液，兼以养血活血。

二、针对不同年龄采取不同治法

（一）婴幼儿期

婴幼儿期：此期患儿多以母乳及奶粉为主，患儿秉受先天之精，母体燥热之邪下传胎儿，患儿为纯阳之体，体内燥热偏胜，热易生风动血，面部出现水肿型红斑，部分可见少许渗液、结痂等。

治疗：此期患儿多喂药困难，一般不予内服药物，治疗以外治为主。

方药：透骨草 20 g，苦参 20 g，地榆 20 g，黄柏 20 g，生甘草 15 g，紫草 20 g。取麻油煎之，取药油外擦于患处，一天 3 次。

【病案举例】

王某，女，8 个月。2021 年 10 月 12 日初诊。

主诉：患儿面部、肘部、腘窝出现红斑伴瘙痒 3 月余。

现病史：红斑边界清楚，对称发作，局部少许渗液、抓痕和结痂。患儿睡眠差，时常伴哭闹。

考虑患儿喂药困难，暂不给予内服药，予以中药涂擦，药物组成：透骨草 20 g，苦参 20 g，地榆 20 g，黄柏 20 g，生甘草 15 g，紫草 20 g。取麻油煎药，取药油外擦于患处，一天 3 次。

二诊（2021 年 10 月 19 日）：患儿瘙痒明显缓解，夜晚睡觉不再哭闹，局部已无渗液。红斑颜色变暗。继续维持原方使用 1 周，患儿皮疹基本消退，留下少许色素沉着。

随访 3 个月，病情无加重、反复。

按语：陆江涛教授选用黄柏、苦参、紫草、地榆、生甘草、透骨草，放入麻油中煎至焦黄后取出药油，凉置后外用患处，其中苦参、黄柏清热祛湿解毒；紫草、地榆凉血透疹；透骨草祛风除湿、活血透疹；麻油润燥养肤。此期患儿要注意预防及护理；避免搔抓及过度清洗，以防感染；"正气存内，邪不外干"，平素应注意调节饮食和生活作息等，避免疾病反复发作。

（二）儿童期

儿童期：此期可由婴幼儿时期湿疹转变而来，患儿因自制能力差，经常搔抓，加之玩耍环境变化，患者皮损以红斑丘疹、抓痕血痂、色素沉着居多，全身皮肤稍微干燥。此期患者体内阴液亏损，燥热之邪日久，伤及精血，局部血行瘀滞，津液凝滞，肌肤失养。

治法：滋阴润燥，养血活血。

方药：生地黄 15 g，元参 12 g，牡丹皮 9 g，沙参 9 g，石斛 9 g，麦冬 9 g，桃仁 9 g，丹参 9 g，透骨草 9 g，荆芥 10 g。日 1 剂，水煎，口服。

外治法：紫草 20 g，当归 20 g，生甘草 20 g，玄参 20 g，黄柏 20 g，花椒 10 g。取麻油煎之，取药油外擦于患处，一天 3 次。

特应性皮炎

【病案举例】

刘某，女，5 岁。2021 年 3 月 9 日初诊。

主诉：全身出现暗红斑、丘疹、苔藓样变伴瘙痒 2 年余。

刻下症：全身皮肤干燥、脱屑，瘙痒剧烈，局部见抓痕、血痂，部分皮疹肥厚、苔藓样变，面色萎黄，睡眠差，纳可，二便调，舌淡、苔白微腻，脉弦。

西医诊断：特应性皮炎。

中医辨证：血虚风燥。

治疗：滋阴润燥，养血活血。

内服方药：生地黄 15 g，元参 12 g，牡丹皮 9 g，沙参 9 g，石斛 9 g，麦冬 9 g，桃仁 9 g，丹参 9 g，透骨草 10 g，荆芥 9 g。日 1 剂，水煎，口服。

外用方药：紫草 20 g，当归 20 g，生甘草 20 g，玄参 20 g，黄柏 20 g，花椒 10 g。取麻油煎之，取药油外擦于患处，一天 3 次。同时嘱患儿保持皮肤清洁，温水沐浴，忌用硫磺皂；尽量穿纯棉内衣、内裤；忌辛辣刺激食物及发物，如牛肉、羊肉、杧果、菠萝、海鲜等。

二诊（2021 年 3 月 16 日）：瘙痒稍好转，皮疹干燥改善不明显，仍有眠差多梦。上方改沙参为 25 g，加乌梅 10 g，五味子 10 g。

三诊（2021 年 3 月 23 日）：皮肤抓痕基本消失，皮疹干燥、脱屑、肥厚、瘙痒等情况明显好转，睡眠好转。随访 3 个月，其间皮疹状况基本稳定，病情无加重、反复。

按语：此期患儿燥邪伤阴，阴液耗损，加之饮食不当，脾胃功能受损，气血化生不足，精血不足，皮肤失于濡养所致。主要病因在于燥热之邪伤及津液，治疗上应加强滋阴润燥，方中生地黄、元参清热凉血、滋阴润燥，为君药；燥易化热，沙参、麦冬养肺阴、清肺热，石斛清胃热、养胃阴，助生地黄、元参加强清热凉血、滋阴润燥，为臣药；津液亏虚，血液凝滞，加用桃仁、丹参活血化瘀，牡丹皮凉血活血，使血行风灭而痒止；燥热致虚风内动，荆芥祛风止痒，透骨草助荆芥、透疹消斑，以上共为佐药。诸药合用，共奏滋阴润燥、养血活血、祛风止痒之效。

（三）青少年与成人期

疾病日久，气血津液耗损，肌肤无精微物质营养，患者全身皮肤干燥，抚之粗糙，局部色素沉着，皮肤肥厚、苔藓样变。患者病久，思想负担较重，情绪多有闷闷不乐，或者不愿见人，思虑更加伤及脾胃，气血生化无源，肌肤干燥，瘙痒难忍。此时期治疗应注意气血津液的顾护，病久气血凝滞，肌肤假错，治疗上应注意适当加用活血化瘀之品，同时要加用健脾养血补血之品，滋养肌肤，润燥止痒。

治法：滋阴润燥，养血活血。

方药：生地黄30 g，元参15 g，甘草15 g，葛根30 g，黄精15 g，薏苡仁20 g，山茱萸15 g，女贞子15 g，沙参15 g，麦冬15 g，桃仁15 g，丹参15 g，荆芥15 g，透骨草10 g。日1剂，水煎，口服。

外治法：紫草20 g，当归20 g，生甘草20 g，玄参20 g，黄柏20 g，花椒10 g。取麻油煎之，取药油外擦于患处，一天3次。

【病案举例】

马某，男，25岁。2021年5月2日初诊。

主诉：全身出现红斑、丘疹、苔藓样变伴瘙痒10年余。

刻下症：全身皮肤干燥、脱屑，瘙痒剧烈，局部见渗液、抓痕、血痂，部分皮疹肥厚、苔藓样变，口干，烦躁，睡眠差，纳差，大便溏，小便黄，舌淡、苔白腻，脉弦细。

西医诊断：特应性皮炎。

中医辨证：血虚风燥。

治法：滋阴润燥，养血活血，健脾祛湿。

内服方药：生地黄30 g，元参15 g，甘草15 g，葛根30 g，黄精15 g，薏苡仁20 g，山茱萸15 g，女贞子15 g，桃仁15 g，丹参15 g，透骨草15 g，沙参15 g，麦冬15 g。日1剂，水煎，口服。

外用方药：紫草20 g，当归20 g，生甘草20 g，玄参20 g，黄柏20 g，花椒10 g。取麻油煎之，取药油外擦于患处，一天3次。同时嘱患者保持皮肤清洁，温水沐浴，忌用硫磺皂；尽量穿纯棉内衣、内裤；忌辛辣刺激食物及发物，如酒、辣椒、牛肉、羊肉、杜果、菠萝、海鲜等。

二诊（2021年5月9日）：瘙痒明显好转，局部已无渗液，皮疹干燥明显改善，口干、睡眠好转。继续守原方治疗半个月，皮疹基本稳定。随访3个月，病情无加重、反复。

按语：患者禀赋不耐，长期受疾病困扰，皮损瘙痒，睡眠不佳，导致情绪低落；此期患者肌肤失去濡养，气血、阴血不足，虚风内动，气血运行不畅，局部血瘀、痰凝，瘀阻肌肤导致皮肤表面出现肌肤甲错、皮肤干燥、肥厚、粗糙。此期患者除阴血津液亏虚、正气不足外，均有不同程度的血瘀、痰凝之象。因此治疗上除滋阴润燥、养阴生津外，还要配合活血化痰之品。方中仍以生地黄、元参清热凉血、滋阴润燥；山茱萸、女贞子滋补肾阴，寓以"壮水之主、以制阳光"，以助清热降火、滋阴润燥之功；燥热易生风动血，加用葛根解肌、透热、透疹，清解燥热之邪，又能生津润燥；沙参、麦冬滋阴润燥，养阴生津；透骨草透疹消斑；桃仁、丹参活血化瘀，使血行风灭而痒止；黄精、薏苡仁健脾除湿，使脾健生化有源，以助养血润肤；甘草补中益气，调和诸药。诸药合用，共奏滋阴润燥、养血活血、健脾祛湿、祛风止痒之效。

三、注重外治法

《理瀹骈文》说："外治之理，即内治之理；外治之药，即内治之药。所异者法耳。"中医外治法遵循辨证论治的思想，通过将外用药物经肌肤毛窍渗入病灶，或穴位刺激经络感传，达到治疗功效，效果明显，且患儿依从性高。婴幼儿脏腑娇嫩，服药困难，因此此阶段的治疗主要使用外治法，此时期患儿多为体内燥热，热盛熏蒸肌肤而发病，因此治疗上应清热解毒、润燥止痒，方药选用透骨草、苦参、地榆、黄柏、生甘草、紫草；儿童期、青少年或成年期，考虑既有燥热困扰，又有瘀阻，故外用治法方面清热散瘀润肤，外用紫草、当归、生甘草、玄参、黄柏、花椒，使用过程中采用麻油作为基质煎熬取药液，麻油性平，有较好的润肤养肤功效。临床上外用药油治疗干燥、瘙痒、皮疹取得较好的疗效。

四、总结

陆江涛教授在治疗特应性皮炎过程中，抓住本病禀赋不耐、胎毒遗热的特性，因此喜欢从燥热致病入手。燥热最易耗伤肺阴，继而损伤皮肤屏障，耗伤阴血，使他邪乘虚而入，出现干燥、瘙痒、脱屑等表现，所以治疗重在滋阴润燥，配以养血止痒。燥热作为特应性皮炎发病的重要因素，可伤及五脏，耗损津血，或影响津液输布，或与其他邪气兼夹，而使皮肤失于濡养，痰凝血瘀，日久病情缠绵难遇，给患者带来极大的心理负担。燥热致病，最易伤及气血津液，治疗中应尤其要以滋阴润燥为主。针对不同分期采用不同治法。此类患者多存在不同程度的皮肤干燥、肌肤甲错现象，临床治疗中应注意使用适当的活血化瘀药物，同时可配伍健脾药物，使气血得以生化。陆江涛教授也非常重视外治发在皮肤科中的应用，采用不同方案，以麻油为基质，达到标本兼治的效果。临床中严格遵循辨证论治、表里同治、标本兼顾、内外并治的原则，才能发挥最大疗效。

华中地区

刘爱民 "脏腑 – 经络 – 季节三位一体" 辨治四弯风

刘爱民教授，河南省中医院皮肤科主要创始人，全国老中医药专家学术经验继承工作指导老师，河南省名中医。从事中医临床、教学及科研40余年，对各类皮肤病尤其是慢性荨麻疹、银屑病、湿疹、特应性皮炎、痤疮、脱发等顽固难治性皮肤病的辨证治疗有着独到的见解和丰富的经验。

特应性皮炎属于中医之四弯风范畴，分为婴儿期、儿童/青少年期、成人期和老年期，病因病机复杂，治疗不易。刘教授认为，本病多属禀赋不耐、脏腑失调而致经络皮部病变，季节变换导致的六淫亦常常参与疾病的发生发展。通过长期临床研究，他提出脏腑 – 经络 – 季节三位一体辨证治疗的思路与方法，临床取得显著疗效。

一、脏腑 – 经络 – 季节三位一体辨证

婴儿期患儿以头面皮损为多，严重者延及全身，常见红斑、丘疱疹、脱屑，瘙痒剧烈，甚者糜烂流滋。刘教授认为头面属心肺，而患儿多烦躁哭闹，肝火旺盛使然，脾主运化水湿，湿热困脾或脾虚湿蕴，则疾病迁延，故婴儿期四弯风在脏、经皆为心、肝、脾、肺之病变，乃湿热过盛，上犯头面及泛溢肌肤所致。故治疗多以清心肝、健脾宣肺除湿为法。儿童/青少年期患者则皮损四弯、关节处多发，屈侧红斑干燥，抓破流滋，瘙痒，形瘦或虚胖，大便溏或时干时溏，纳食欠佳，脾主四肢，肝主筋，关节为筋聚之处，故多为脾、肝之患，常用健脾除湿、疏肝清热之法。成人期患者与儿童/青少年期皮损分布大致相同，但较多局限于某一部位的慢性皮损。老年期患者则常见脾肾病变，皮损好发于四肢和躯干。临床可根据皮损部位或皮部、经络所主，判定病变脏腑，再根据皮损形态确定病变性质，根据自觉症状和舌

脉，得出综合辨证，而后制定治法，遣方用药。

通过长期的临床研究，刘教授发现皮损分布与病因病机有关，他认为首先应分辨皮损是发于伸侧（阳经所主）还是屈侧（阴经所主），一般情况下，外界邪气常侵犯阳经，故发于阳经者，多由外邪导致，实证或虚实夹杂者多；发于阴经者，脏器病变者多，多属虚证。

四弯风部分患者的复发或加重与季节有关，四季皆有加重或复发的患者，但以冬季和夏季较多。冬季型通常每至冬季则皮损复发或加重，其发病与外界风寒有关，表明风寒参与了疾病的发生发展，常见证型有"风寒外束，湿热蕴肤"和"阳虚外寒，湿热蕴肤"二证。夏季型则每至夏季皮损反复或加重，表明外界湿热或风湿热参与了疾病的发生发展，常见证型有"脾虚湿热证""湿热蕴肤证"等。

二、特应性皮炎的证治

基于脏腑－经络－季节三位一体的辨证思维，刘教授通过长期的临床研究，总结归纳出以下证候。

（一）心肝火旺、湿热蕴肤证

【证候表现】多见于婴儿，头面颈红斑、脱屑，兼有密集丘疱疹，瘙痒剧烈，哭闹不止，舌红，苔薄黄，指纹青紫。

【治法】清心肝，除湿热。

【方剂】龙胆泻肝汤加减。

【药物组成】龙胆草 6 g，黄芩 9 g，栀子 6 g，薏苡仁 12 g，苍术 6 g，地肤子 15 g，通草 5 g。

【方解】方中龙胆草、栀子、黄芩清心肝火热，薏苡仁、苍术燥湿利湿，地肤子除肌肤之湿热而止痒，通草则使湿热从小便泄出。

【加减应用】大便干结者，加生大黄；兼有食积者，加炒牵牛子；腹胀者，加枳壳、木香。

【病案举例】

患儿，男，2 岁。

现病史：头面部大片红斑、糜烂半个月，曾服中药效果不佳，哭闹不止。舌红，苔薄白，指纹紫。

辨证：心肝火旺，湿热蕴肤。

特应性皮炎

治法：清心肝，除湿热。

方剂：龙胆泻肝汤。

药物组成：龙胆草 6 g，黄芩 10 g，牡丹皮 6 g，薏苡仁 12 g，茯苓 12 g，通草 5 g，赤小豆 8 g，地肤子 10 g。5 剂，水煎服。

外治法：龙胆草 30 g，马齿苋 30 g，蒲公英 30 g，水煎冷湿敷，日 2 次。

药后皮损明显减轻，又以原方 3 剂而愈。

按语：对于婴儿特应性皮炎或湿疹，既往有专家认为不宜使用过于苦寒之品，以免脾胃被伐。而该患儿心肝之火挟湿上犯，一般的除湿热之品力所不及，非龙胆草不可建功，黄芩专清上焦肺肝之热，牡丹皮擅清肝胆血中之热，薏苡仁、茯苓、通草、赤小豆则渗湿利湿。湿敷之中药则清胆除湿，解毒凉血。内外结合，标本兼治，故收效迅速。

（二）心火脾湿证

【证候表现】多见于婴儿。头面红斑、丘疱疹，甚则糜烂结痂，严重者延及胸腹背腰，伴有纳呆，大便稀溏，舌尖红，苔白腻，指纹紫红。

【治法】清心健脾，除湿止痒。

【方剂】导赤散加减。

【药物组成】淡竹叶 6 g，栀子 6 g，黄芩 6 g，连翘 6 g，苍术 6 g，薏苡仁 9 g，厚朴 4 g，地肤子 10 g，通草 4 g，甘草 3 g。

【方解】淡竹叶、栀子清心经之热，引心火下移；黄芩清头面上焦之热；连翘清心解毒；苍术、薏苡仁、厚朴除湿健脾；地肤子专清肌肤之湿热；生甘草则解毒清热。

【加减应用】大便干结者，加大黄 3 g；兼有食积者，加槟榔 5 g，神曲 5 g；泻下者，加莲子 8 g，炒山药 10 g。

（三）湿热蕴肤证

【证候表现】皮损全身泛发，发病快，病程短，皮损潮红，密集丘疹、丘疱疹，抓破后渗流脂水，可伴身热、口渴、心烦、便干等全身症状，舌质红，苔白或黄腻，脉滑或数。

【治法】清热利湿。

【方剂】清热利湿汤。

【药物组成】防风 10 g，苍术 6 g，黄柏 9 g，生薏苡仁 20 g，茯苓 15 g，厚朴 9 g，赤小豆 15 g，白鲜皮 20 g。

【方解】方中防风开玄府而祛风除湿，使湿热表散；苍术、黄柏清热燥湿；厚朴化湿行气；生薏苡仁、茯苓、赤小豆利湿健脾解毒，令湿热从小便出；白鲜皮清除肌肤湿热而止痒。共奏清热除湿止痒之效。

【加减应用】瘙痒甚者，可加荆芥、地肤子；大便干结者，加大黄 6 g；皮损严重者，加栀子 12 g，地肤子 20 g。

【病案举例】

赵某，女，2 岁 10 个月。

主诉：头面、四肢红斑、丘疹 1 年余，加重 3 个月。

现病史：1 年前头面、四肢出现红斑、丘疹，于当地医院口服中药汤剂、涂抹外用药治疗后好转，之后出现反复，直至 3 个月前皮损加重，又服用盐酸西替利嗪滴剂、醋酸泼尼松片，外用丙酸氯倍他索，有所好转，但易反复。

刻下症：下颌及右侧眼角红斑，糜烂，有渗出，头皮、胸背、四肢伸侧密集丘疹，瘙痒，纳眠可，大便干。舌红，苔薄白，脉可。

西医诊断：特应性皮炎。

中医诊断：四弯风。

治法：清热除湿。

方用中药免煎颗粒：防风 1 包，黄柏 1 包，生薏苡仁 1 包，茯苓 1 包，赤小豆 1 包，牡丹皮 1 包，生地黄 1 包，白鲜皮 1 包，桑白皮 1 包，甘草 1 包。7 剂，水冲服。

外治法：龙胆草、马齿苋、蒲公英、白鲜皮各 30 g。水煎冷湿敷，日 2 次。

上方用 7 剂后，下颌及右眼角皮损已消退，头部、胸背、四肢丘疹减轻。舌尖稍红，苔薄白稍腻，脉可。去防风、桑白皮、牡丹皮，加荆芥、连翘、滑石各 1 包，此方服用 7 剂后，皮损全部消退。其间未服用抗组胺药及激素药物，仅配合使用自制中效激素软膏。

按语：本例患者皮损以红斑、糜烂、丘疹为主，且主要发于头面、眼角、四肢伸侧等阳经部位，加之舌红，提示本证湿热偏盛，以实为主，故用清热利湿汤清热除湿止痒，加桑白皮入肺经清泄肺热，通调水道。

（四）脾虚湿热证

【证候表现】发病缓慢，病程相对较长，皮损潮红，可有丘疹，伴干燥、瘙痒，皮损以颈部、胸腹、四肢屈侧为多，可伴有面黄形瘦，纳呆，腹胀，便溏或便干等全身症状，舌淡胖，苔白腻，脉濡缓或弱。

【治法】健脾除湿清热。

【方剂】参苓白术散加减。

【药物组成】党参 10 g，白术 12 g，茯苓 20 g，薏苡仁 18 g，陈皮 9 g，白豆蔻（后下）10 g，赤小豆 15 g，黄柏 10 g，白鲜皮 20 g，地肤子 20 g，炙甘草 6 g。

【方解】党参、白术健脾益气，茯苓、薏苡仁、陈皮、白豆蔻利湿行气，赤小豆利水解毒，黄柏清热燥湿，白鲜皮、地肤子清热除湿止痒，炙甘草调药和中，共奏健脾益气、清热祛湿之功。

【加减应用】脾阳不足者，加干姜；食积者，加焦三仙；小儿心火盛，夜间睡眠不安者，加栀子、连翘、灯心草。

【病案举例】

患儿，女，8 岁，2012 年 5 月 19 日初诊。

主诉：四肢手背出现红斑，干燥，痒 7 年余。

现病史：出生不久即全身出现红斑，干燥，痒，曾去多家医院治疗。现四弯、手部红斑、干燥、脱屑，纳一般，大便时干。舌红，苔黄腻，脉尚可。

诊断：特应性皮炎。

辨证：脾虚湿热。

治法：清热利湿健脾。

药物组成：黄精 12 g，生白术 10 g，炒黄连 4 g，栀子 10 g，牡丹皮 10 g，神曲 15 g，生地黄 12 g，北沙参 12 g，大黄（后下）4 g，川朴 5 g，白鲜皮 15 g。15 剂，水煎服。0.03% 他克莫司软膏 10 g×1 支，硅油霜 2 盒，外用。

二诊（2012 年 6 月 1 日）：皮损大部消退，舌尖红，苔白稍腻，脉弱，大便转正常。中药原方去大黄，加生山药 10 g，15 剂，水煎服。停用他克莫司软膏。

三诊（2012 年 6 月 23 日）：皮损基本消退，面黄不华，舌尖红，苔薄白，脉弱。药物组成：黄精 12 g，山药 12 g，竹叶 6 g，莲子心 5 g，生地黄 15 g，北沙参 12 g，鸡内金 9 g，玉竹 10 g，白鲜皮 15 g，甘草 6 g。15 剂，水煎服。硅油霜外用。药后皮肤恢复正常，痒止，体质增强，纳可，舌红，苔白腻厚，脉较前有力。原方续服 10 剂巩固疗效。

按语：儿童饮食不节，嗜食肥甘厚味，日久湿热内生，脾胃乃伤。该患儿病程历时 7 年之久，脾虚而湿热尚盛，且兼有湿热化燥，故治应健脾益气，同时除湿清热润燥，故健脾采用黄精、山药、生白术等益气养阴健脾之品，共加减化裁治疗不足 2 个月，顽疾得愈。

（五）湿热风燥证

【证候表现】病程长久，反复发作，迁延不愈，皮损肥厚、干燥、脱屑，瘙痒严重，夜间尤甚，可伴有口干，纳呆，大便干，舌淡，苔薄白，脉细或细数。

【治法】除湿清热，润燥祛风。

【方剂】除湿养阴汤。

【药物组成】桑叶 10 g，防风 10 g，黄芩 12 g，栀子 10 g，当归 15 g，鸡血藤 30 g，百合 20 g，北沙参 15 g。

【方解】桑叶、防风疏风清热，黄芩、栀子清热除湿，当归、鸡血藤养血活血，百合、北沙参养阴润燥。

【加减应用】风热盛者，可加蝉蜕；皮损肥厚者，加乌梢蛇、牡丹皮；阴虚重者，加生地黄、玄参。

【病案举例】

患者，男，15 岁。2011 年 6 月 21 日初诊。

现病史：全身皮肤干燥瘙痒 10 余年，舌淡红，苔薄白，脉沉细。

诊断：特应性皮炎。

辨证：湿热风燥。

治法：除湿清热，润燥祛风。

药物组成：桑叶 10 g，防风 10 g，黄芩 12 g，苍术 12 g，陈皮 6 g，当归 15 g，鸡血藤 30 g，白鲜皮 20 g，甘草 5 g。20 剂，水煎服。硅油霜外用。

二诊（2011 年 7 月 11 日）：皮肤恢复润泽，瘙痒几乎消失。舌尖边红，苔薄白，脉可。原方化裁：桑叶 9 g，蝉蜕 9 g，栀子 12 g，生地黄 18 g，百合 20 g，牡丹皮 15 g，鸡血藤 30 g，陈皮 6 g，云苓 15 g，北沙参 15 g，甘草 6 g。20 剂，水煎服。

药后皮肤恢复正常，已临床治愈，舌尖红，苔黄腻，脉可，痒止。服以下药物巩固疗效：桑叶 10 g，栀子 12 g，川朴 9 g，生薏苡仁 20 g，黄连 4 g，北沙参 15 g，百合 15 g，通草 6 g，甘草 4 g。7 剂，水煎服。

按语：本证患者多因湿热久稽，化燥伤阴而成。该患者自幼发病，迁延 10 余年未愈，湿热未得尽除，而阴液耗伤。治疗始终以除湿清热、润燥祛风为大法，10 余年顽疾，月余而愈。

（六）风寒外束、湿热蕴肤证

【证候表现】寒冷季节发病或加重，皮损丘疹、丘疱疹、红斑、渗出，多发于暴露部位和躯干四肢伸侧，舌红，苔白腻或黄腻，脉浮。

【治法】宣肺散寒，清热除湿。

【方剂】麻黄连翘赤小豆汤加减。

【药物组成】麻黄 9 g，连翘 15 g，杏仁 9 g，赤小豆 15 g，桑白皮 15 g，炒苍术 12 g，薏苡仁 20 g，陈皮 9 g，黄柏 10 g，白鲜皮 30 g。

【方解】麻黄、杏仁辛温宣发、解表散邪，桑白皮泻肺行水，连翘、赤小豆解毒利湿，苍术、薏苡仁、陈皮燥湿利湿行气，黄柏、白鲜皮清热燥湿止痒，共奏解表散邪、清热祛湿之功。

【加减应用】外寒轻或时节温暖时，易麻黄为荆芥、防风；湿热盛者，加栀子；脾虚者加党参、白术、山药。

【病案举例】

刘某，女，5 岁。

主诉：反复头颈、躯干、肘膝屈侧红斑、糜烂，剧痒 5 年。

现病史：患者出生后不久头面部出现红斑、丘疹、瘙痒，于当地中医院用中药外洗后消退，5 年间反复发作。1 年前颈部、肘窝、腘窝、臀部红斑、脱屑、瘙痒明显加重，抓之渗出，结痂。曾在多处就诊，口服盐酸西替利嗪片、地氯雷他定片，外用地塞米松软膏、地奈德软膏等，治疗好转后又复发。

刻下症：头颈部、腹部皮肤干燥脱屑，肘窝、腘窝处红斑、渗出、结痂，伴剧痒。纳可，口臭，口干欲饮，眠差，二便可。舌尖红，苔中后段白厚腻，脉可。

西医诊断：特应性皮炎。

中医诊断：四弯风。

辨证：风寒外束，湿热蕴肤。

治法：辛温散寒，清热除湿。

方剂：麻黄连翘赤小豆汤加减。

药物组成：生麻黄 5 g，连翘 9 g，赤小豆 12 g，桑白皮 10 g，生白术 12 g，厚朴 5 g，生薏苡仁 12 g，黄柏 9 g，白鲜皮 15 g，地肤子 15 g，牡丹皮 6 g，甘草 3 g。

药浴方：胆草 20 g，马齿苋 20 g，蒲公英 20 g，白鲜皮 20 g，苍术 20 g。水煎泡洗。

二诊：服前方 15 剂后皮损基本消退。前方易麻黄、连翘为荆芥 6 g，防风 6 g，去白鲜皮，再服 15 剂，此后又增强清热除湿力度，并加健脾消食之品服用 1 个月，皮损完全消退，随访 1 年未见复发。

按语：本例患者属于风寒外束、湿热蕴肤型，红斑、渗出及舌象提示湿热明显，但病久顽固，常规清热除湿恐难治愈。本次发病在冬季，且皮损先出现在头面、颈部外露部位，提示风寒外邪为重要因素，故用麻黄连翘赤小豆汤加减以疏风散寒，清利湿热。

（七）阳虚湿热证

【证候表现】 寒冷季节发病或加重，皮损色暗红，严重者可抓破糜烂，大便溏，舌淡胖，苔白腻或黄腻，脉沉弱。

【治法】 温阳解表，清热除湿。

【方剂】 麻黄附子细辛汤合二妙丸加减。

【药物组成】 麻黄 9 g，制附子（先煎）9 g，细辛 3 g，茯苓 18 g，薏苡仁 20 g，黄柏 10 g，苍术 12 g，泽泻 12 g，白鲜皮 30 g。

【方解】 麻黄宣肺散寒，制附子、细辛温肾化水，茯苓、薏苡仁、苍术、泽泻燥湿利湿，黄柏清热燥湿，白鲜皮除肌肤湿热而止痒，共收温阳解表、清热利湿之效。

【加减应用】 卫表不固者加生黄芪、白术、防风；大便溏薄者，加干姜、炒山药。

【病案举例】

患者，男，16 岁。

主诉：四肢关节处出丘疹、红斑、水疱、瘙痒 16 年。

特应性皮炎

现病史：自出生 10 余天即全身出丘疹、水疱、瘙痒，抓之渗出，曾在多家医院治疗，花费无数，不能完全控制。

刻下症：四肢关节处可见大片红斑，局部皮肤肥厚，边界清楚，抓甚则有渗出，少许鳞屑。平素易过敏，鼻塞，便溏，大便日 2 次。皮损冬重夏轻。舌胖大，苔黄，脉尚可。

西医诊断：特应性皮炎。

中医诊断：四弯风，阳虚湿热型。

治法：温阳益气解表，清热除湿止痒。

药物组成：黄芪 20 g，麻黄 9 g，制附子（先煎）9 g，细辛 3 g，干姜 6 g，炒白术 12 g，云苓 18 g，炒薏苡仁 20 g，陈皮 10 g，栀子 10 g，黄柏 10 g，白鲜皮 20 g，益母草 18 g，泽泻 12 g。

因长期中西药治疗，多有耐药，配合口服西药泼尼松片 20 mg/d，雷公藤多苷片 20 mg 每日 3 次，外用曲安奈德乳膏。

服用 7 天后皮损减轻，较前薄软，依前法再服 10 天，皮损变为薄软，接近正常，局部尚余部分红斑，舌暗淡，前方去栀子、陈皮，加丹参 30 g。西药去泼尼松片，雷公藤多苷片减至 50 mg/d，停用曲安奈德乳膏，改用尿囊素乳膏。10 天后，皮损痊愈，痒止，嘱患者雷公藤多苷片按每 4~7 天减 1 片，中药原方续服，建议连服 2~3 个月。后随访 5 年未见复发。

按语：本例患者出生不久即患特应性皮炎，且多处求治难以控制，病情顽固。皮损肥厚、渗出，提示湿热。皮损冬季加重或因风寒，或因阳虚，该患者便溏、舌胖大，提示脾肾阳虚，兼有表寒，阳虚不温，徒清湿热则阳愈虚，无力清化湿热。故治以制附子、细辛、干姜温补脾肾；麻黄辛温宣肺，提壶揭盖，通调水道；黄芪益气固表；云苓、炒薏苡仁、陈皮健脾化湿；栀子、黄柏、白鲜皮、益母草、泽泻清热利湿。全方表里同治，寒温并用，顽疾取得良好疗效。

三、外治法

（一）中药精华液

归百修护滋养精华，组成：当归、生地黄、桃仁、黄精。功能健脾补肺，养血滋阴润肤。外用，适用于干燥型特应性皮炎。

（二）中医湿敷方

龙胆草 30 g，马齿苋 30 g，蒲公英 30 g，白鲜皮 30 g，加水 1500 mL，煮沸 20 分钟，置冷，湿敷患处，每日 1～2 次，每次 20 分钟。适用于红斑、糜烂、渗出为主的皮损。功能清热解毒，除湿止痒。

四、日常生活的注意事项

1. 忌食辛辣刺激食物、海鲜等。
2. 避免用热水烫洗、肥皂等刺激患处，日常使用润肤剂保护皮肤。
3. 贴身衣物选择棉纱制品，避免毛料、化纤等材料直接接触皮肤。
4. 保持心情舒畅和充足睡眠。

龚景林教授"从心脾论治"特应性皮炎

龚景林教授，从事皮肤病临床研究 45 年，医理渊博，经验丰富，尤注重发挥中医药学的特点特色，总结出整套行之有效的独特配方。对特应性皮炎、系统性红斑狼疮、银屑病、白癜风、湿疹、脱发、黄褐斑、荨麻疹、脂溢性皮炎、皮肤瘙痒症等多种疑难杂症的治疗有独到的见解。

一、分心火脾虚、脾虚夹湿、血虚风燥三证论治特应性皮炎

龚景林教授认为，特应性皮炎的病机多为心脾失调、心火脾虚，病机之本是本虚标实。脾虚贯穿整个病程。婴儿期，脏腑娇嫩，易虚易实，心常有余，脾常不足，以胎毒遗热、心火亢盛、脾失健运的病机多见；儿童期，发育尚未健全，又禀赋不耐，脾虚湿蕴仍是其发病之本；青少年及成人期，历经婴儿期—儿童期反复发作，心火或湿热日久耗伤阴血，生风生燥，或久病及肾，脾肾阳虚。故婴儿期一般治以清心止痒祛风，儿童期治以健脾清心祛湿，青少年及成人期宜加以养血润燥，以资巩固疗效、增强体质、防止复发。

特应性皮炎

（一）心火脾虚证

【证候表现】 多见于婴儿期，主要皮疹特点为小儿面部红斑、丘疹及渗出，全身的皮温偏高，颜色发红，伴烦躁不安甚至啼哭、大便干结，小便短赤，舌边尖红，苔黄腻，脉数。

【治法】 清心止痒，健脾化湿。

【方剂】 清心健脾汤。

【药物组成】 金银花 5 g，淡竹叶 3 g，灯心草 3 g，太子参 6 g，茵陈 6 g，薏苡仁 10 g，茯苓 10 g，连翘 5 g，栀子 5 g，蝉蜕 2 g，紫苏叶 5 g，石斛 5 g，甘草 3 g。

【方解】 方中太子参、茯苓、薏苡仁健脾培土、祛湿邪，连翘、淡竹叶、灯心草清心火，金银花清热解毒止痒，蝉蜕祛风止痒，紫苏叶解表祛风，栀子、茵陈清热利湿，石斛滋阴润燥，全方共奏清心止痒、健脾化湿之效。

【加减应用】 若皮肤干燥，加玉竹、沙参、石斛养阴润燥；若渗液较多则加茯苓、白术、泽泻以健脾利水渗湿；若瘙痒剧烈则加白鲜皮、防风以祛风止痒；若夜间瘙痒难以入睡，则加入牡蛎、珍珠母镇静安神。

【病案举例】

周某，男，3 岁。

主诉：全身皮肤红斑、丘疹伴瘙痒反复发作 2 年，加重 1 周。

现病史：1 周前全身皮肤散在红斑、丘疹，瘙痒剧烈。现患者颜面部红斑、丘疹、渗出，全身皮肤稍干燥、粗糙，阴囊偶有瘙痒，纳眠可，二便调，舌边尖红，苔薄白，脉弦细。既往有过敏性鼻炎病史。

西医诊断：特应性皮炎。

中医诊断：四弯风。

辨证：心火脾虚证。

治法：清心健脾，祛湿止痒。

方剂：清心健脾汤加减。

药物组成：金银花 5 g，淡竹叶 5 g，灯心草 2 g，太子参 5 g，茵陈 5 g，薏苡仁 5 g，茯苓 5 g，连翘 5 g，栀子 5 g，蝉蜕 2 g，紫苏叶 5 g，石斛 5 g，生龙骨 5 g，甘草 3 g。日 1 剂，水煎 2 次，分早晚 2 次口服。共服 5 剂。

二诊：口周红斑，多处关节处皮肤干燥、粗糙、肥厚，瘙痒减轻，纳眠可，二便调，舌尖红，苔薄白，脉弦细。药物组成：金银花5 g，淡竹叶5 g，太子参5 g，茵陈5 g，薏苡仁5 g，茯苓5 g，连翘5 g，栀子5 g，蝉蜕2 g，紫苏叶5 g，石斛5 g，生龙骨5 g，甘草3 g，槐花炭5 g，桑白皮5 g。日1剂，煎服，5剂。

三诊：全身皮肤仍干燥，瘙痒，口周红斑，阴痒，眠差，二便调。药物组成：金银花5 g，淡竹叶5 g，太子参5 g，茵陈5 g，薏苡仁5 g，茯苓5 g，连翘5 g，蝉蜕2 g，紫苏叶5 g，生龙骨5 g，甘草3 g，槐花炭5 g，葛根5 g，白茅根6 g。日1剂，煎服，5剂。

四诊：病情缓解，皮疹消退，关节处皮肤稍干，瘙痒缓解，舌尖红，苔薄白，脉弦细。药物组成：金银花5 g，淡竹叶5 g，太子参5 g，茵陈5 g，薏苡仁5 g，茯苓5 g，连翘5 g，蝉蜕2 g，紫苏叶5 g，生龙骨5 g，甘草3 g，葛根5 g，白茅根6 g。日1剂，煎服，5剂。外用药全程配合我院自制药止痒润肤乳外用，功能清热润肤止痒。

按语：本例患儿1岁发病，先天脾胃虚弱，水液运化失司，加之外感风湿热邪，心火亢盛，发为皮肤瘙痒性红斑、丘疹，日久耗伤阴液，导致皮肤干燥。诊断为特应性皮炎，心火脾虚证。方用清心健脾汤加减。二诊时症状减轻，主要以多处关节皮肤干燥、口周红斑为主，瘙痒减轻，初诊上方减去灯心草，加槐花炭及桑白皮以清热凉血。三诊时全身皮肤仍干燥，瘙痒，口周红斑，阴痒，眠差，二便调，二诊方减去栀子、石斛、桑白皮，加葛根、白茅根以清热生津，润燥凉血。四诊病情缓解，皮疹消退，关节处皮肤稍干，瘙痒缓解，三诊方减去槐花炭，加地榆、麦冬加强滋阴润燥功效。治疗的全过程始终以清心健脾为枢，根据患者临床症状的改善情况随时调整药物，内外合治，患者痊愈。

（二）脾虚夹湿证

【证候表现】多见于儿童期，皮疹见淡红斑、水疱、流有渗液，瘙痒时重时轻，伴面色少华、食欲缺乏，大便溏稀，舌淡，苔薄，脉沉滑。

【治法】益气健脾，化湿止痒。

【方剂】参苓白术散加减。

【药物组成】太子参6 g，白术5 g，白扁豆5 g，茯苓6 g，生山楂10 g，茯苓6 g，山药6 g，薏苡仁6 g，紫苏叶5 g，白鲜皮5 g，防风5 g，蝉蜕2 g，茵陈5 g，甘草3 g。

特应性皮炎

【方解】方中太子参、白术、茯苓益气健脾渗湿为君；配伍山药助君药以健脾益气，并用白扁豆、薏苡仁助白术、茯苓以健脾渗湿，均为臣药；紫苏叶、防风解表祛风，生山楂健胃行气，蝉蜕、白鲜皮祛风止痒，茵陈清热利湿，为佐药；甘草调和诸药为使药。全方共奏益气健脾、化湿止痒之功。

【加减应用】夜间痒甚者加龙骨、牡蛎、珍珠母；湿重者加黄芪、苦参、地肤子；皮疹干燥者加玉竹、沙参、石斛。

【病案举例】

梁某，男，7岁。

现病史：全身红斑、干燥，伴瘙痒5年，病情时轻时重，反复服中西药物治疗，疗效初始尚可，久则不佳，有过敏性鼻炎病史。

刻下症：全身淡红斑、干燥、脱屑，面颈、肘膝关节屈侧为主，轻度苔藓化，大量抓损，面色苍白，形体消瘦，口干，纳差，眠差，大便溏稀，舌淡，苔薄，脉滑。

辨证：脾虚夹湿证。

治法：益气健脾，化湿止痒。

方剂：参苓白术散加减。

药物组成：太子参6 g，薏苡仁10 g，白扁豆6 g，茯苓10 g，生山楂6 g，茯苓6 g，山药10 g，淡竹叶3 g，紫苏叶6 g，白鲜皮6 g，防风6 g，蝉蜕3 g，煅龙骨10 g，甘草3 g。6剂，日1剂。

二诊：服上药后皮疹及瘙痒有所缓解，大便情况好转，但仍较痒，影响学习及睡眠，见较多抓损，小便黄少，予前方加灯心草2 g，6剂。

三诊：苔藓化红斑变淡、变平，粗糙情况好转，抓损大部分愈合，诉瘙痒明显缓解，睡眠改善，二便基本正常，继续予前方7剂。

四诊：偶痒，基本无抓损，仍干燥，纳一般，余无不适，舌淡，舌尖红，苔薄白，脉细，前方去煅龙骨，6剂。

五诊：基本不痒，皮肤干燥，胃纳增加，余同前，继予前方7剂，2日1剂。随访3个月，病情持续缓解，未见明显复发。

按语：此患儿病程日久，湿热蕴结，化燥生风，故见红斑、干燥、脱屑；湿热留滞，易袭阴经，故以屈侧为主；湿、热、风均可致痒，故瘙痒剧烈；湿热有形之邪，阻滞中焦气机，影响脾胃运化，故纳一般、形体消瘦、大便溏稀。脾虚与湿热互见，虚实夹杂，故成难治之症。一诊予参苓白术散加减，益气健脾，化湿止痒，收效十之一二；二诊考虑儿童特应性皮炎中

"心火"因素，予前方加以灯心草，使心安痒止、湿去热随，故能较好缓解瘙痒、改善睡眠、通利二便，从而形成良性循环，不行滞而气自行、不活血而络自通、不息风而风自灭；三诊效不更方；四诊、五诊患儿病情明显好转。治疗的全过程始终以健脾祛湿为枢，临证加减，内外合治，患者痊愈。

（三）血虚风燥证

【证候表现】多见于青少年或成人期，皮疹淡白偏灰，干燥鳞屑并苔藓样变，瘙痒明显，常伴有抓痕及血痂，口渴欲饮，舌淡红、少津，脉沉细。

【治法】养血祛风，润燥止痒。

【方剂】当归饮子加减。

【药物组成】当归6 g，川芎3 g，白芍6 g，生地黄6 g，荆芥6 g，墨旱莲6 g，防风6 g，蝉蜕2 g，山药6 g，黄芪6 g，甘草3 g。

【方解】方中当归、川芎、白芍、生地黄活血养血，养阴生津；防风、荆芥、蝉蜕祛风止痒；黄芪、甘草补气健脾固表；墨旱莲补肝肾、滋阴养血；山药健脾益气。诸药合用，共奏养血润燥、祛风止痒之功效。

【加减应用】干燥皲裂者加葛根、白及、地骨皮；脾虚者加白扁豆、白术；气虚者加党参、黄芪、白术。

二、特应性皮炎特色外用方

（1）黄柏15 g，黄连10 g，黄芩15 g，大黄10 g，千里光15 g，马齿苋15 g，地榆10 g，苦参10 g，生山楂15 g，透骨草15 g，枯矾10 g，薄荷10 g，番泻叶10 g，煎水1000 mL，外洗。适用于特应性皮炎患者出现皮损红斑、丘疹、水疱、渗出明显、瘙痒不适等症状。

（2）艾叶15 g，薄荷10 g，瓜蒌仁10 g，夜明砂10 g，葛根15 g，地骨皮10 g，白及10 g，苦杏仁10 g，大风子仁10 g，墨旱莲10 g。适用于特应性皮炎患者出现皮损干燥肥厚、脱屑、苔藓样变、瘙痒不适等症状。

（3）枯矾10 g，炉甘石15 g，寒水石15 g，海螵蛸10 g，黄柏10 g，黄连10 g，冰片3 g，共研细末，外擦。适用于特应性皮炎患者出现皮损水疱、渗出明显、瘙痒不适等症状。

杨志波"病因首推风邪、固本健脾、滋阴扶正、活用消风散"治疗特应性皮炎

杨志波教授，主任医师，二级教授，硕士研究生、博士研究生导师，湖南省名中医，享受国务院政府特殊津贴专家。现任湖南中医药大学第二附属医院皮肤病研究中心主任，皮肤疮疡科学科带头人，中医皮肤科重点专科、国家中医药管理局中医皮肤重点专科、湖南省教育厅中医外科学科带头人。擅长用中医、中西医结合方法治疗常见及疑难性皮肤病，如特应性皮炎、银屑病、湿疹、荨麻疹、红斑狼疮等皮肤疑难病及前列腺炎等男性病。针对特应性皮炎，杨教授提出"病因首推风邪、固本健脾、滋阴扶正、活用消风散"的基本治疗思路。

一、"病因首推风邪、固本健脾、滋阴扶正、活用消风散"

特应性皮炎又称遗传过敏性湿疹、特异性湿疹、异位性皮炎等，是一种与遗传过敏体质有关的慢性炎症性皮肤病。属于中医学"四弯风"范畴，因其好发于四肢屈侧，如双上肢肘窝，双下肢腘窝及踝关节等处，对称分布，故得此名。中医医籍中记载的"奶癣"等也属于本病的范畴。《医宗金鉴·外科心法要诀》："此病发于两肘弯、腿弯，每月一发，属风邪袭入腠理而成，其痒无度，搔破溢水，形如湿癣。"其皮损呈现多形性，初期以红斑、丘疹、丘疱疹融合成片为主要表现；发作期以红斑基础上出现丘疹、丘疱疹，界限不清，伴剧烈瘙痒为特点；缓解期以皮肤干燥、皲裂、脱屑为主症；晚期局部皮肤多伴有浸润肥厚及苔藓样变，搔抓后可出现渗出、糜烂及结痂，时轻时重，反复发作，缠绵难愈，并且自觉剧烈瘙痒，常伴有哮喘或过敏性鼻炎等疾病。

特应性皮炎发病率呈逐年上升趋势，3 岁以内儿童患病率高达 44%。特应性皮炎根据症状可分为婴儿期、儿童期、青年期和成人期。其病因与发病机制目前尚未完全清楚，一般认为与遗传、环境、免疫因素密切相关，是遗传因素与环境因素相互作用并通过免疫途径介导产生的结果。本病病程长，顽固难治，易反复发作，临床治疗难度较大。

中医学认为，本病发病的根本原因在于素体禀赋不耐、脾胃虚弱，加之

饮食失调、七情内伤、外感淫邪等因素，致胎毒遗热，火郁肌肤发为疮疡；或风火湿毒，蕴结肌肤，致疮疹瘙痒不休；病程日久，阴血耗伤，致虚致瘀，则肌肤更加失去濡养。

杨教授对特应性皮炎提出"病因首推风邪、活用消风散、固本健脾、滋阴扶正"的基本治疗思路。在临证时，杨教授根据患者病情，对药物进行加减时一直遵循以祛风为主，兼以祛湿、清热、养血，于祛邪之中兼顾扶正，相辅相成，除湿则热随之泻而湿热得解，养血则风随其灭而瘙痒自除的原则。

同时，杨教授认为脾胃同居中焦，乃后天之本，脾胃固则百病不近。因此在临床用药除强调祛风外，还善用苍术、苦参以燥湿健脾；山药、茯苓、白术调理脾胃，脾湿重者运用薏苡仁、白扁豆祛湿健脾。随证加减方面，若皮损颜色偏红，则加丹参以凉血养血活血；毒热盛者加板蓝根、土茯苓、野菊花以清热解毒；湿热重者加泽泻、灯心草，泽泻渗湿而不伤正，灯心草利水使邪有出路；血热重者加紫草以凉血；血瘀者加桃仁、红花活血祛瘀；有口干等阴虚表现者加麦冬、沙参、玉竹、石斛以滋阴生津。

杨教授每次都会向患者及其家属普及本病的相关知识，让患者认识到本病的发病原因，主动积极避开诱发因素，规律作息，饮食清淡，医患之间有效配合，达到治疗目的。

二、分型证治

（一）心脾积热，火郁肌肤

【证候表现】脸部出现红斑、丘疹、脱屑或头皮黄色痂皮，伴瘙痒渗液，有时蔓延至躯干和四肢，哭闹不安，可伴大便干结，小便短赤；指纹呈紫色，达气关，脉数。常见于婴儿期。

【治法】清心导赤，祛风止痒。

【病案举例】

邓某，女，3岁。2022年3月16日初诊。

主诉：全身皮肤瘙痒伴斑块、丘疹8个月，加重3天。

刻下症：患儿父母诉3天前因食用芒果后全身症状加重。双眼睑潮红可见鳞屑，两侧颧面部红斑上覆鳞屑，唇角皮肤皲裂，颈项部、四肢屈侧皮肤，以及手腕、肘窝、腘窝处皮肤红肿，伴渗出、糜烂、抓痕、结痂。面色

特应性皮炎

潮红，纳差，眠差，大便较干，小便可，舌尖红，苔薄黄。白色划痕征（＋），皮肤划痕试验（＋）。免疫学检查：IgE（＋）。父母双方既往均有过敏性鼻炎病史。

西医诊断：特应性皮炎。

中医辨证：心脾积热证。

治法：清心导赤，祛风止痒。

方剂：荆防消风散加减。

药物组成：荆芥 3 g，防风 3 g，黄芩 3 g，苦参 3 g，白鲜皮 6 g，牛蒡子 3 g，玄参 3 g，金银花 6 g，赤芍 3 g，牡丹皮 2 g，南沙参 3 g，生地黄 5 g，徐长卿 3 g，山药 10 g，白术 3 g，灯心草 2 g，炙甘草 3 g。日 1 剂，水煎，分早晚 2 次口服。

西药：地氯雷他定干混悬剂（芙必叮）0.5 g×1 袋，口服，每晚 1 次，1 次半袋。

外治法：配合臭氧油涂抹在皮肤红肿瘙痒处。可多次涂抹。

同时嘱患儿保持皮肤清洁，温水沐浴，忌用肥皂；尽量穿纯棉内衣、内裤；忌辛辣刺激食物及发物，如牛肉、羊肉、榴莲、杧果、海鲜、竹笋等。

复诊（2022 年 3 月 23 日）：患儿皮损较前好转，瘙痒减轻，仍有鳞屑。继续予前方，并配合透明质酸修护膜与甘草油交替涂抹在皮肤干燥、鳞屑部位。

1 个月后电话随访，家属诉患儿皮疹状况基本稳定，病情较前好转。

按语：《外科正宗》中记载："奶癣，儿在胎中，母食五辛，父餐炙搏，遗热于儿，生后头面遍身发为奶癣，流脂成片，睡卧不安，搔痒不绝。"由于母体孕育时期过食肥甘厚腻之品，或母体七情内伤，五志化火，遗热于胎儿，导致胎儿先天禀赋不耐，素体心脾积热，加之感受外界风邪，火郁肌肤而发病。本例患儿，四诊合参，临床辨证明确，属于心脾积热之证。故患儿皮肤出现红斑、丘疹、糜烂、少许渗液，伴瘙痒剧烈，治疗上宜予清心导赤、祛风止痒之法，并酌加健脾之法。荆防消风散方中，荆芥、防风祛风止痒；黄芩清热燥湿；灯心草引热下行；白鲜皮、金银花加强清热解毒、祛风止痒之功；并予白术健脾利湿；玄参、南沙参滋阴润燥，甘寒走里，内补不足之阴液，配合辛散走表药，补中有行，补而不滞。该患者病情反复发作 8 个月，久病易留瘀，兼见皮肤干燥，苔藓样变，"治风先治血，血行风自灭"，故予赤芍、牡丹皮活血化瘀。全方合用，共奏清热利湿、祛风止痒、健脾活血、滋阴护正之功，疗效显著。

（二）心火脾虚，湿热互结

【证候表现】面部、颈部、肘窝、腘窝或躯干等部位反复发作红斑、水肿，或丘疱疹、水疱，或有渗液，瘙痒明显；伴烦躁不安，眠差，纳果；舌尖红，脉偏数。常见于儿童反复发作的急性期。

【治法】清心培土。

【病案举例】

陈某，女，4岁。2021年5月16日初诊。

主诉：全身起疹伴瘙痒3年。

刻下症：患儿颈项部、四肢屈侧皮肤、手肘、腘窝处散在红色丘疹及浸润性斑块，边界不清，伴渗出、糜烂、抓痕、结痂、色素沉着、瘙痒剧烈，全身皮肤干燥，局部可见鳞屑，部分皮疹肥厚。面色潮红，眠差，纳差，大便溏稀，小便调，舌暗红，苔薄黄。皮肤划痕试验（＋），白色划痕征（＋）。实验室检查：IgE（＋）。既往曾接受常规中西医结合治疗，效果均不佳。患儿母亲既往有哮喘病史。

西医诊断：特应性皮炎。

中医辨证：心火脾虚证。

治法：清心培土。

方剂：荆防消风散加减。

药物组成：荆芥3 g，防风3 g，黄芩3 g，苦参2 g，白鲜皮6 g，赤芍3 g，牡丹皮2 g，生地黄6 g，徐长卿3 g，山药8 g，冬瓜皮5 g，茯苓皮6 g，铁皮石斛1.5 g，炙甘草3 g，灯心草2 g。日1剂，水煎，分早晚2次口服。

西药：地氯雷他定干混悬剂（芙必叮）0.5 g×1袋，口服，每晚1次，1次半袋。

外治法：同时配合甘草油、透明质酸修护膜交替涂抹于受损皮肤。

嘱患儿父母注意患儿皮肤保湿，温水沐浴，忌用肥皂；尽量穿纯棉内衣、内裤；忌发物。尽量避免长时间太阳照射。

二诊（2021年7月14日）：皮损较前好转，鳞屑减少，仍有瘙痒。原方加芦根3 g。其余同前方。继续每晚口服半袋地氯雷他定干混悬剂（芙必叮）以抗过敏。并配合臭氧油涂抹皮肤瘙痒处。

特应性皮炎

三诊（2021 年 8 月 2 日）：皮损同前，现仍有扁平苔藓，躯干四肢散在红斑、丘疹。原方加莲子心 1.5 g，改生地黄为 8 g。继续口服抗过敏药物，并使用臭氧油外涂治疗。

四诊（2021 年 9 月 8 日）：皮损同前，颜面、躯干部皮损较前好转。原方加白茅根 3 g。配合肤痔清软膏涂抹四肢及躯干部皮损。

五诊（2021 年 9 月 27 日）：皮损减少，舌红，苔薄黄，瘙痒较前改善，患者病情好转。原方加连翘 5 g。

2 个月后电话随访，家属诉患儿皮疹状况基本稳定，病情无加重、反复。

按语：《疡科心得集》记载："诸痛痒疮，皆属于心；诸湿肿满，皆属于脾。心主血，脾主肉，血热而肉湿，湿热相合，浸淫不休，溃败肌肤，而诸疮生矣。"《脾胃论》曰："脾胃气衰，元气不足，而心火独盛……火与元气不两立，一胜则一负。"本案例心火与脾虚交织互见，脾虚则水湿不运，湿邪内生，心火偏胜，热扰神明则烦躁不安，心火与湿邪搏结，浸淫肌肤，则疮疹发作，瘙痒不休。患儿病程日久，反复发作，因此杨教授在论治时重点突出了清心培土的治法原则。荆防消风散中荆芥、防风祛风止痒，黄芩清热燥湿，灯心草引热下行，白鲜皮、徐长卿加强清热解毒、祛风止痒之功，配合茯苓皮、山药健脾利湿，后期根据症状调整用药，其中芦根、生地黄、铁皮石斛滋阴生津，甘寒走里，内补不足之阴液，配合辛散走表药，补中有行，补而不滞。特应性皮炎儿童期病程较长且病情极易反复，这也导致了本病的治疗过程漫长而又艰辛，医者及其家属往往容易失去耐心及信心，但杨教授善于守方，万变不离其宗，在把握其"脾气虚，心火旺，风邪扰"的核心病机基础之上，随证灵活加减，不求速效，但求有效，稳中求胜。另一方面，其善于运用现代医学成果如抗过敏药物缓解急性期病情，西为中用，中西结合，以患者为中心，以病情为目的，争取疗效最大化，加上家长的信任及患儿的配合，最终取得了显著疗效。

（三）脾虚湿蕴，缠绵反复

【证候表现】四肢或其他部位散在丘疹、丘疱疹、水疱；伴倦怠乏力，食欲缺乏，大便溏稀；舌质淡，苔白腻，脉缓或指纹色淡。常见于婴儿和儿童反复发作的稳定期。

【治法】健脾渗湿，消风止痒。

【病案举例】

何某，男，58 岁。2021 年 6 月 9 日初诊。

主诉：全身起疹、红斑，伴瘙痒 4 年，加重 1 周。

现病史：患者自诉因天气变化全身皮疹加重，既往曾接受常规中西医结合治疗，效果均不佳。

刻下症：双上肢、腹部散在红斑、丘疹，部分皮损呈浸润性肥厚，融合成片，上覆少量脱屑，四肢散见抓痕，结痂部分呈苔藓样变，肤温较高，无明显渗出，面色潮红，平素性情急躁，眠差，纳差，大便溏稀，小便调，舌胖暗，苔白腻，脉沉滑。

既往史：既往有过敏性鼻炎病史，有甲状腺功能减退症，曾服用左甲状腺素钠片治疗。

查体：皮肤划痕试验（＋），白色划痕征（＋）。

实验室检查：IgE（＋），甲状腺抗体（＋）。

西医诊断：特应性皮炎。

中医辨证：脾虚湿蕴证。

治法：健脾渗湿，消风止痒。

方剂：荆防消风散加减。

药物组成：荆芥 10 g，防风 10 g，黄芩 10 g，苦参 10 g，白鲜皮 10 g，赤芍 10 g，牡丹皮 3 g，白花蛇舌草 15 g，薏苡仁 15 g，山药 30 g，冬瓜皮 15 g，茯苓皮 15 g，牛蒡子 10 g，玄参 10 g，赤小豆 15 g，淡竹叶 6 g，炙甘草 3 g。

嘱患者忌食发物，如牛羊肉、海鲜、酒、辛辣之品、光敏类绿叶蔬菜、热带水果等，以免诱发或加重病情。

二诊（2021 年 6 月 30 日）：红斑瘙痒减轻，皮肤仍干燥。舌淡，苔白腻，脉沉滑。原方加徐长卿 10 g，改山药为 40 g。

三诊（2021 年 7 月 7 日）：皮损消退，暂无新发皮损。舌尖红，苔薄白，脉滑。原方加赤小豆 15 g。

2 个月后电话随访，未诉再发。

按语：中医学认为，脾胃为"后天之本""气血生化之源"。由于患者饮食失节，过食生冷、暴饮暴食、嗜食辛辣油腻肥甘的食物等，而致脾失健运，湿从内生，蕴结肌肤，湿性黏滞致病情缠绵反复。

本案患者病情反复，杨教授运用消风散不仅缓解患者的瘙痒症状，辅以大剂量的健脾化湿药物，使脾湿得去，脾胃功能恢复常态。复诊后根据患者舌脉对方药进行加减。李杲《脾胃论》述："百病皆由脾胃衰而生也"，所以健脾护胃，使得五脏调和，四季脾旺则不受邪，杨教授临床多用薏苡仁、茯苓、山药等。同时绝湿热生化之源，嘱患者忌食发物，如牛羊肉、海鲜、酒、辛辣之品、光敏类绿叶蔬菜、热带水果等，以免诱发或加重病情。

（四）脾虚血燥，肌肤失养

【证候表现】病程日久，皮肤干燥，肘窝、腘窝等处常见苔藓样变，躯干、四肢可见结节性痒疹，皮疹颜色偏暗或有色素沉着；瘙痒明显，可伴抓痕、血痂，面色萎黄，或腹胀纳差，或大便偏干，眠差；舌质偏淡，苔白或少苔，脉细或濡缓。常见于青少年及成人期和老年期。

【治法】健脾燥湿，养血润肤。

【病案举例】

何某，男，87岁。2022年2月23日初诊。

主诉：全身反复红斑鳞屑，伴瘙痒3年。

刻下症：全身皮肤干燥，部分皮疹肥厚、苔藓样变，皮疹颜色偏暗，有色素沉着，双肘窝、腘窝处皮肤潮红，皮纹加深干裂。面色晦暗，纳差，眠差，大便溏，小便频，舌暗，苔薄白，脉结代。皮肤划痕试验（＋）。否认药物过敏史。

既往史：既往有冠心病，未规律服用相关药物。

实验室检查：IgE升高，甲状腺过氧化物酶抗体升高，红细胞沉降率升高，C反应蛋白升高。

药物组成：荆芥10g，防风10g，黄芩10g，苦参10g，白鲜皮15g，赤芍10g，牡丹皮3g，炒牛蒡子15g，玄参10g，南沙参10g，金银花15g，桑枝3g，麦冬10g，山药30g，白术5g，芦根10g，冬瓜皮15g，茯苓皮15g，灯心草3g，炙甘草3g。

外治法：配合外用肤痔清软膏涂抹全身。

嘱患者忌食发物，降低空调取暖温度，注意身体保湿。必要时前往心血管内科门诊专科就诊。

复诊（2022年3月15日）：患者皮损较前稍有改善，续用原方。继续配合肤痔清软膏涂抹全身，并加用透明质酸修护膜与甘草油交替涂抹在皮肤干燥、鳞屑部位。

1个月后电话随访，患者家属诉皮疹状况基本稳定，病情无加重。

按语:"久病必虚""久病必瘀",由于患者脾胃虚损,气血生化乏源,加之病程日久,风火湿毒久稽,耗血伤阴,致虚致瘀,化燥生风,使肌肤失去濡润,皮肤干燥粗糙、瘙痒不休。本案患者病程日久,且年老体弱,自身基础疾病较多,因此在明确诊断后,杨教授将消风散进行化裁,根据患者症状与舌脉配合凉血养阴药物,同时患者皮损上部较下部更为严重,方中选用桑枝引药上行。方中大量养阴护胃固脾之药,在消风止痒的同时顾护脾胃,养阴凉血润肤。

以上4个病例虽辨证不同,但其治疗用药却是大同小异。杨教授在治疗瘙痒性皮肤病时,强调抓住"风邪致病"的核心病机,无论是外袭之风邪,还是内生之风,都需要重点关注。陈实功所著《外科正宗》中是这么描述"治风"的重要性的:"治风湿浸淫血脉,致生疮疥,瘙痒不绝,及大人小儿风热瘾疹,遍身云片斑点,乍有乍无并效。"所以杨教授在遣方用药时将消风散化裁,方中荆芥祛风解表、透疹消疮,善祛血中之风;防风为风药中之润剂、治风之通用药,与荆芥相辅相成,达腠理、祛风邪;牛蒡子加强散风热、透疹、止痒之功,三药合用共奏祛风邪、固腠理之效。苦参清热燥湿;知母、石膏清热泻火;生地黄清热养血,芍药养血活血,牡丹皮清热凉血,三者既可扶已伤之阴血,又能制祛风、除湿药之燥利,体现"治风先治血,血行风自灭"之意;甘草解毒和中,调和诸药。综观全方,集疏风、养血、清热、祛湿四法于一炉,外疏内清下渗,分清风热湿邪,寄治血于治风之内,邪正标本兼顾。药效学研究表明,消风散具有抗变态反应、止痒、抗炎、抗过敏及免疫调节等作用,可以有效排除体内感染灶,抑制组胺及有关过敏介质的释放,起到拮抗过敏介质、改善细胞免疫功能、降低毛细血管通透性等作用。因此,消风散对于风湿热邪所致的皮肤疾病均有良好疗效,并不拘泥于单一一种皮肤病。

龚丽萍"平肝扶脾为主"治疗特应性皮炎

龚丽萍教授,江西省名中医,第七批全国老中医药专家学术经验继承工作指导老师。临床擅长内外结合治疗各类皮肤病,如特应性皮炎、银屑病、痤疮、白癜风、荨麻疹、脱发等疾病。对特应性皮炎的治疗,提出平肝扶脾理论，临证还注重三因制宜及未病先防，对中医外治法治疗特应性皮炎也具有独到的经验。

一、平肝扶脾，辨证施治

平肝扶脾法是根据五行相克规律确定的一种治疗法则，临床上多用于因相克关系紊乱而导致的乘侮病证，主要机制为抑强扶弱，意指通过疏肝健脾以治疗肝气郁结、脾虚失运病证的一种方法，临床常用于肝郁脾虚证。在临床实践中，以肝实为主者当侧重平肝，佐以扶脾；反之以脾虚为主者，扶脾为主，佐以平肝。逍遥散与小建中汤均体现了平肝扶脾的治法，但用药侧重点亦不同，逍遥散以平肝为主，小建中汤以扶脾为主。

龚教授在临床中发现婴幼儿、儿童期、成年女性和老年期特应性皮炎患者与肝脾密切相关，均有肝脾不和的表现，故从肝脾论治，用平肝扶脾法治疗皮炎湿疹类疾病临床疗效显著。对特应性皮炎的核心病机从患者的年龄阶段和分期出发，以年龄为纲，分期为目，在此基础进行脏腑和气血津液辨识，标本兼治。

（一）平肝扶脾法在特应性皮炎中的运用——婴幼儿和儿童期

明代医家万全对小儿生理特性提出"三不足、二有余"论，小儿脾常不足，心火有余；肺常不足，肝常有余；肾常虚。龚教授认为此处"肝常有余"并非指肝阳亢盛，应是小儿阶段少阳升发之气旺盛，如草木方萌，欣欣向荣。正如《幼科发挥》曰："肝常有余，脾常不足，此确是本脏之气……人之初生，如木之方萌，乃少阳生长之气，以渐而壮，故有余也。"因此小儿时期的特应性皮炎多发展迅速，病情变化快，皮肤红斑渗出明显，如少阳升发之气，肝火上炎，热盛动风责之肝常有余。有余为实，不足为虚。木生火，肝火旺盛易导致心火炽盛，且小儿胎火毒盛，心火重则生热。脾虚贯穿儿童特应性皮炎发病的始终。《黄帝内经·病机十九条》曰："诸湿肿满，皆属于脾"，小儿脾常不足，饮食失调，平素过食生冷及发物，伤及脾胃，致脾失健运，湿邪内停，日久化热，湿热内生。治病求本，当以平肝扶脾法治疗，木生火，肝火炽盛导致心火有余，脾常不足，若一味用苦寒药泻心火则伤及脾胃，雪上加霜。子旺泻其母，木生火，心火旺可以通过疏肝平肝、柔肝泄热达到泻心火作用，既不伤败脾胃又有利于脾主升降及运化水湿。

（二）平肝扶脾法治疗成年女性特应性皮炎

《冯氏锦囊秘录·血风疮》云："妇人血风疮，因肝脾二经风热郁火血燥所致。"临床观察成年女性患特应性皮炎常伴有月经紊乱、情志抑郁、焦虑、不思饮食、大便时干时稀、皮肤暗沉、干燥等症状，辨证多为肝郁脾虚湿蕴证或肝郁脾虚血虚证。治疗当以疏肝健脾化湿或疏肝健脾养血为法。治疗疑难疾病时要抓住肝郁这个重要环节，从肝论治常常可以使久治不愈的疾病获得转机，甚至彻底治愈。《金匮要略》曰："夫治未病，见肝之病，知肝传脾，当先实脾"，不仅重视治未病，还强调了肝脾同调的思想，肝郁极易乘脾，导致木壅土虚。肝失疏泄则气机紊乱，气血津液输布失常，故水湿内生，瘀血内阻，久则郁而化热，外溢于肌肤则出现红斑、丘疹、糜烂、渗液等。长期的剧烈瘙痒、睡眠障碍、皮疹反复缠绵不愈，严重影响患者的身心健康，因此龚教授在治疗成年女性特应性皮炎时从肝脾入手，肝脾同调法不但可以改善患者的皮疹，也可有效缓解瘙痒和不良情绪。

（三）平肝扶脾法治疗老年期特应性皮炎

《黄帝内经》曰："女子七岁，肾气盛，齿更发长，二七而天癸至……七七任脉虚，太冲脉衰少，天癸竭……丈夫八岁，肾气实，发长齿更……八八，天癸竭，精少，肾脏衰，形体皆极，则齿发去。"中医认为，肝肾亏虚是老年人的生理特性，是老年期特应性皮炎的致病之本，肝失疏泄、脾失健运为病之标，故临证治疗时，以肝、脾、肾三脏为切入点，强调补肾、疏肝、健脾。《丹溪心法》云："诸痒为虚，血不荣于肌腠，所以痒也。"龚教授认为老年期特应性皮炎以疏肝健脾、滋补肝肾为法治疗，以一贯煎合二至丸加减临床效果明显。

【病案举例】

患者，女，32岁。2022年1月23日就诊。

主诉：特应性皮炎病史5年，再发半个月。

现病史：患者本次因工作压力大、劳累复发，皮肤干燥，瘙痒明显，伴有少量鳞屑。焦虑，失眠，纳差。

查体：全身皮肤干燥，泛发红斑，丘疹，斑丘疹伴有鳞屑，以四肢为甚，可见抓痕，血痂。双侧眼睑皮肤干燥，瘙痒。舌质淡红，苔白，脉弦细。

特应性皮炎

西医诊断：特应性皮炎。

中医诊断：血风疮。

辨证：肝郁脾虚证。

方剂：逍遥散合小建中汤加减。

药物组成：柴胡10 g，薄荷3 g，白术10 g，茯苓10 g，白芍15 g，当归10 g，桂枝10 g，甘草6 g，大枣6 g，生姜3 g，白鲜皮10 g，五味子6 g，乌梅10 g，合欢皮10 g，防风、刺蒺藜各15 g。水煎服，每日1剂。同时以凡士林外擦保湿。以上方加减服药4周后，症状明显改善。

按语：本例患者病史5年，反复发作，本次发病因工作压力大，长期紧张、焦虑，心情抑郁，失眠。分析其病机，为情志抑郁导致肝郁，思虑过度则伤脾，饮食不节，木壅乘土，肝实脾弱，辨证为肝郁脾虚证，故予以疏肝解郁、健脾养血疏风治疗取得良好疗效。

二、基于三因制宜论治

龚教授认为中医辨证论治与三因制宜殊途同归，临床上论治特应性皮炎患者时，应重视因时、因地、因人来辨证施治。三因制宜理论源于《黄帝内经》，指根据时令、气候、地域环境、体质、年龄等的特点及变化规律来辨证施治。龚教授指出皮肤是人体接触外界环境的第一道屏障，临床辨治皮肤病时，除了根据人本身的特点分析，还应结合其所处环境、当时气候等因素，三因制宜才能更准确地抓准病机。

（一）因时制宜

龚教授认为特应性皮炎患者心火重，心火对应夏季，夏季心火旺，而临床上部分特应性皮炎患者病情常在夏季加重，根据五行理论，心火克肺金，肺主皮毛，此时患者皮损常出现干燥、瘙痒、脱屑等表现，应考虑配伍养阴润肺之品，如生地黄、百合等。特应性皮炎患者在冬季容易复发，冬季对应肾水，根据五行相生相克理论，龚教授认为此乃心火旺反侮肾水所致，故指出患者冬季常应注重食补肾阴之品，助长肾水、顾护阴血，以防疾病复发，此即所谓"春夏养阳，秋冬养阴"。龚教授认为随着社会各方面的进步，气候环境、人们的生活习惯、身体素质、心理压力等方面的变化，其临床上诊治特应性皮炎患者的手段和辨证分析亦发生着相应的变化。正如现代年轻人甚至老年人因为工作、手机等原因，经常熬夜，容易暗耗阴津，甚至经常感到紧张、焦虑等，故临床诊治本病时，常在辨证基础上酌加疏肝解郁、养阴之品。

（二）因地制宜

《素问》曰"东方生风……南方生热……中央生湿……西方生燥……北方生寒"，可见不同地域温度气候不一，其对疾病所产生的影响亦不一。正如《时病论》云："南方之人，体气不实，偶触粪土沙秽之气，即腹痛闷乱。"《素问》云："西北之气散而寒之，东南之气收而温之。"龚教授临床上诊治其门诊患者时常因地制宜，辨证施治。因南方患者常处潮湿之处，故常用清热利湿之法。

（三）因人制宜

因人制宜是指根据患者的体质、年龄、性别、职业等采取相应的治疗手段。特应性皮炎具有明显的年龄阶段特征，本病患者常经历婴儿期、儿童期和青少年及成人期的逐渐演变，不同阶段的临床表现不同。龚教授根据多年临床经验，发现婴儿期皮损多发生在面颊部，呈多形性；儿童期皮损多发生在肘窝、腘窝处，皮损呈暗红色；而青少年及成人期皮损呈苔藓样变，全身可见。故针对不同年龄段患者，选用治疗手段亦因人而异。龚教授在诊治儿童特应性皮炎患者时常慎用寒凉之药，防伤脾土，同时重视顾护阴液。且其认为接触粉尘或羊毛等职业的患者，在治疗期间应远离工作环境专心治疗，同时愈后应做好防护以免诱发。

【病案举例】

患儿，女，6岁，居于江西省南昌市。

现病史：特应性皮炎病史1年余，2021年8月无明显诱因皮疹加重1周余，瘙痒剧烈。伴眠差、烦躁不安、纳呆。患儿有过敏性鼻炎病史。

查体：肘窝、腘窝见散在红色丘疹、斑丘疹，对称分布，伴抓痕，少许渗液，颈部及额头可见新发数个小丘疹，舌尖红，苔薄，脉数。

西医诊断：儿童特应性皮炎。

中医诊断：四弯风。

辨证：心火脾虚夹湿证。

治法：健脾利湿清心火。

药物组成：白术10g，党参10g，薏苡仁10g，白鲜皮10g，牡蛎

10 g，龙骨 10 g，甘草 5 g，麦冬 10 g，淡竹叶 10 g，灯心草 3 g，山药 10 g，生地黄 10 g，苦参 6 g，陈皮 6 g，连翘 10 g，黄芪 10 g，黄芩 10 g，茯苓 10 g，苍术 10 g。水煎服，每日 1 剂。上方加减治疗 4 周后，皮损明显改善，瘙痒缓解。

按语：本例患儿病史 1 年余，夏季 8 月加重，地处南方湿热之处，皮疹色红，瘙痒剧烈，感烦躁不安、纳呆，舌尖红，苔薄，脉数。分析其病机乃脾虚为本，心火偏盛、热扰神明为标，治以清心培土，利湿止痒。方中党参、白术、黄芪等健脾补气；麦冬、山药等补肺润肺；龙骨、牡蛎、生地黄等补肾养阴；淡竹叶、灯心草仿导赤散之意，清心火；黄芩、连翘、苦参清热利湿解毒，充分考虑了小儿"阳常有余，阴常不足""脾常不足，肺常不足，肾常虚"之特点，同时考虑了发病时气候及地域环境特点。

三、根据体质学说，注重未病先防

特应性皮炎是一种与体质相关的遗传性皮肤病，体质偏颇是导致疾病发生、发展的重要因素。已病防变是中医治未病理论的重要组成部分，其体现了中医未雨绸缪、防微杜渐的思想。不同年龄阶段的特应性皮炎患者具有其特定体质，导致其病情反复发作难愈。因此，针对特应性皮炎患者体质的不同，基于已病防变理论，在药物、饮食、情绪等方面进行干预，能有效减少其复发，减轻病情。龚教授将体质学说与已病防变理论相结合，临床上对特应性皮炎的治疗效果显著，且复发率明显降低。

各期体质亦各有不同，婴儿、儿童常阳常有余、阴常不足。阳常有余，指其小儿生理活动较为活跃；阴常不足，意为精、血、津等的不足。龚教授认为小儿特应性皮炎患者体质以肺脾质为主，以"脾常不足、肺常不足"为特征。其亦是小儿患病后常反复发作的主要原因之一。肺主皮毛，是防止外邪侵袭的第一道门户，小儿肺脏娇嫩，若肺气虚弱，则卫气无以宣发透表，而风、湿邪气易于乘虚而入；另外，肺宣发功能失调，则精气、津液失于输布，肌肤无以润养。脾主运化，乃气血生化之源，气血足则肌肤有所滋养，不足则易生他变；况且小儿脾脏功能尚未完善成熟，加以父母喂养不当，致使其失于健运，湿蕴泛溢肌肤。《黄帝内经》云："饮入于胃，游溢津气，上输于脾，脾气散精，上归于肺，通调水道，下输膀胱，水精四布，五经并行"，亦说明了肺脾二脏在水液代谢中的重要作用。故龚教授临床治疗小儿特应性皮炎，在辨证的基础上结合小儿体质，遣方用药时常加入补益肺脾之品，从而调节体质，已病防变，能有效缩短病程、减少复发。

龚教授认为青少年、成人特应性皮炎患者体质以肝脾质为主，以"肝常有余""脾常不足"为特征。青少年患者学习压力大，常有焦虑情绪，且饮食不节，喜食油炸、辛辣之品。长期以来，则体质有所偏颇，表现为肝郁脾虚质。肝失疏泄、肝气郁结，气滞血阻、气血不调，加重本病；日久肝气横逆犯脾，脾虚不运，湿邪内生，从而加重病情。因此，龚教授临床上治疗青少年、成人特应性皮炎患者时，往往会考虑患者的体质特点，临证用药时常加入疏肝理脾之品，以调节患者体质，从而缩短病情，减少复发。并且对此类体质患者用药的同时，进行情绪的疏导，嘱患者养成正确的作息、饮食习惯。

老年特应性皮炎患者往往阴阳渐虚、气血渐亏、脏腑渐衰、形体渐弱，故其体质亦与小儿、青年、成年人大有不同。龚教授认为老年特应性皮炎患者体质以肝肾质为主，即"肝肾皆不足"。肾乃一身阴阳之根本，肾气不足，则阴阳俱虚，风湿热邪易于侵袭，困阻肌肤，使本病反复发作。肾藏精、肝藏血，肾精生肝血，肝血化肾精，两者相互滋生、转化，精血不足，则皮肤失养，鳞屑、瘙痒四起。龚教授辨治老年特应性皮炎患者时，以体质特征为切入点，常加以补益肝肾之品调节其体质，收获满意疗效。

【病案举例】

患者，女，68 岁。2021 年 12 月 23 日。

现病史：头颈部、躯干多处皮肤红斑丘疹、干燥脱屑伴瘙痒 4 年余，曾在多家医院诊治，予以内外用药，皆效果不佳，停药后反复。

刻下症：头颈部、躯干泛发片状红斑、丘疹，干燥脱屑，伴有抓痕、血痂，瘙痒剧烈，夜间尤甚。精神不佳，头晕目眩，失眠多梦，腰膝酸软，口干舌燥，食欲一般，睡眠不佳，舌红少苔，脉细数。

西医诊断：特应性皮炎。

中医诊断：血风疮。

辨证：肝肾不足证。

治法：补益肝肾，兼祛风除湿。

药物组成：女贞子 15 g，墨旱莲 15 g，白芍 15 g，白术 15 g，麦冬 15 g，生地黄 15 g，地肤子 10 g，苦参 10 g，防风 15 g，茯苓 15 g，蝉蜕 10 g，龙骨 20 g，牡蛎 15 g，甘草 5 g。水煎服，每日 1 剂。上方加减治疗 4 周后，症状明显改善。

特应性皮炎

按语：本例患者病情较长，且年老体弱。龚教授根据患者体质、症状辨证。此患者以肝肾不足为本，风湿侵袭为标。方中女贞子、墨旱莲有滋补肝肾之功；生地黄、麦冬养阴生津润燥；白芍柔肝养阴；白术、茯苓健脾益气，以防滋补太过碍胃；防风、蝉蜕疏风散邪；苦参、地肤子清热燥湿；龙骨、牡蛎镇静安神，辅助患者提高睡眠质量。

四、重视中医外治法

中医不仅提倡中药内服，还重视结合外治法，对皮肤病而言，外治尤为重要。外治可以使药物直达病所，迅速发挥疗效；并且中医外治法不良反应少，有简、便、廉、效等特点。

（1）急性发作期：皮损处于红斑、丘疹、丘疱疹或水疱，有渗液或有糜烂、结痂，痒甚时，龚教授认为此期先予以湿敷，运用三黄散或祛湿散与生理盐水调和，再将渗透药物的纱布敷于皮损处，时间为 15～20 分钟，以期达到清热解毒利湿的作用；然后再予以粉剂与清洁保护、润肤的油剂调和，龚教授擅长运用青蛤散（药物组成：青黛、蛤粉、寒水石、海浮石、黄柏、黄连、苦参、冰片等）调甘草油外敷，可达到很好的敛湿、止痒、润肤功效。方中青黛、海浮石、寒水石清热解毒凉血；黄连、黄柏、蛤粉清热燥湿；苦参燥湿止痒，冰片有明显的清凉感，可加强清热解毒止痒之力。全方达到清热燥湿止痒效果。

（2）亚急性期：此期皮损较急性期红肿减轻，渗出减少，以丘疹、结痂、鳞屑为主，感剧烈瘙痒。龚教授常使用祛湿散与甘草油调和后涂于皮损处，再封包。

（3）慢性缓解期：皮损表现为颜色暗红、干燥粗糙肥厚、苔藓样改变，皮肤出现色素沉着，伴鳞屑、抓痕，此期龚教授注重保湿，可用膏剂封包（如黄连膏、普连膏）以清热解毒、润肤止痒，并且使用润肤剂可避免搔抓引起皮肤的刺激及感染，修复皮肤屏障功能。

龚教授还提出此病三期都可采用火针疗法。火针具有清热泻火、活血化瘀、祛风除湿止痒的作用。其作用机制是借助火针的温热之性以热引热，温通血脉，火针的温热之性大开体表孔窍，可使邪不从内消而直接从肌表腠理而解，邪去体安，故而能迅速缓解症状，起到止痒的目的；又可温通局部气血，鼓舞阳气，助气血运行。

龚教授还提倡运用针刺来改善患者体质情况、瘙痒程度及皮损症状。针刺主穴选取曲池、内关、三阴交、阴陵泉、血海、关元、照海等穴位。再根据临床症状辨证选穴，皮肤剧烈瘙痒者，加风池祛风止痒者；大便秘结者，加支沟通便；大便溏者，加天枢调理脾胃。

【病案举例】

患者，男，54 岁。2019 年 4 月 9 日就诊。

主诉：四肢皮肤反复起红斑、丘疹伴瘙痒 3 年，再发 1 周就诊。

现病史：患者于 3 年前四肢皮肤出现红斑、丘疹，伴剧烈瘙痒、少许渗出，至当地医院就诊予以药物外用（具体不详），症状缓解，但反复发作。1 周前患者四肢皮肤又出现红斑、丘疹，渗出，感瘙痒，伴抓痕、结痂。舌质红，苔黄腻，脉滑。

西医诊断：特应性皮炎。

中医诊断：四弯风。

辨证：湿热蕴结证。

治法：清热祛湿，疏风止痒。

外治法：先予以三黄散水调湿敷 15 分钟；后将青蛤散与甘草油调和敷于皮损处，敷 1～2 小时，洗净，拭干，外擦润肤剂。由于患者皮肤瘙痒，运用火针疗法止痒。1 周后，患者渗出减少，瘙痒减轻，皮疹范围缩小。继续按当前方案治疗，2 周后，患者症状明显缓解。

按语：该患者为特应性皮炎急性期，可见红斑、丘疹、渗出，结合舌脉，辨证属湿热蕴结证。三黄散由黄芩、黄连、黄柏三味药物组成，具有清热泻火，解毒除湿的功效。适用于红斑、丘疹、渗出，甚则出现肿胀等辨证属湿热证者。此方可根据患者的病情进行加减，若红斑、肿胀明显，可加金银花、野菊花、马齿苋、生大黄等加强清热解毒消肿之力；若患者渗出明显，滋水淋沥，可加枯矾加强收敛燥湿；若瘙痒剧烈，可加薄荷、冰片等加强止痒。若外用药物止痒效果不理想，可使用火针治疗。火针有很好的止痒作用，且具有祛风泄热、除湿消肿的作用，无论急性、亚急性、慢性皮疹都可适用。火针治疗后要注意护理，避免出现继发感染。

胡凤鸣"立足中焦，以和为贵"治疗特应性皮炎

胡凤鸣教授，国家中医药工作示范单位、省级临床重点专科学术带头人，南昌市名中医。擅长应用六经辨证理论体系及中医外治法治疗特应性皮炎、银屑病、痤疮、白癜风等常见及难治性皮肤病。针对特应性皮炎，胡凤鸣教授提出"立足中焦，以和为贵"的治疗思想，重视中焦脏腑协调、气机和畅、气血调和的状态，常应用柴胡类方剂进行治疗，取得良好效果；并在特应性皮炎外治方面有独到的见解。

一、临证"立足中焦，以和为贵"

特应性皮炎发病与中焦密切相关。肝脾同居中焦，肝主藏血、主疏泄；脾统血、主运化，且为气血生化之源。若各种原因导致脾失健运，湿邪内生，复感外邪则发本病；湿邪内停日久，可损伤正气，耗伤阴血，肌肤失养而致皮肤肥厚干燥，亦可发本病，可见脾虚贯穿特应性皮炎发病的始终。若肝失疏泄，肝气郁结，气滞血阻，气血不调，瘀阻肌肤，可渐生斑疹；若肝血不足，血不营肤，肌肤失养，可见皮肤干燥、脱屑、瘙痒等。肝脾同居中焦，脾的运化功能有赖于肝的疏泄；脾运健旺，血之生化有源，脾统血之功正常则血不逸，则肝有所藏；肝血充盈，藏泄适度，血量得以正常调节，气血方能顺畅运行。肝脾二者中任何一方的盛衰均会造成肝脾失调、气血失和、气机不畅，进而诱发本病，因此胡凤鸣教授认为治疗本病应"以和为贵"。

（一）调平元气，以资先天

特应性皮炎多从婴幼儿时期发病，并迁延至儿童和成人期。中医认为禀赋不耐是本病婴、幼儿期、儿童期发病的关键；胎毒遗热、外感淫邪、饮食失调等是本病发病的诱因。因此，胡凤鸣教授认为在婴、幼儿期及儿童期，特应性皮炎发病前或缓解期以调节脾胃之枢为要，调平元气，以资先天，提升正气，从而达到减少复发或延缓复发的目的。故在此阶段，胡教授常用柴胡六君子汤加减以疏气和中，益气健脾。

（二）调和脾胃，扶正祛邪

《黄帝内经·病机十九条》曰"诸湿肿满，皆属于脾"，脾虚贯穿特应性皮炎发病的始终。过食生冷、油腻、鱼腥发物等各种因素伤及脾胃，致脾失健运，湿邪内停，日久化热，湿热内生。复感风、湿、热邪，内外两邪相搏，充于肌腠，浸淫肌肤因而发为本病。胡教授根据湿热侧重不同将其分为两种情况，其一，湿重于热，常见皮疹轻度潮红，皮损肥厚、色泽黯淡，抓后糜烂、渗出较多，伴身体困重，倦怠乏力，食欲缺乏，口淡无味，大便溏稀，舌质淡，苔白腻。脉或缓，或弦滑，小儿指纹色淡；多见于婴儿和儿童反复发作的稳定期或青少年及成年期、老年期的亚急性期，常用小柴胡汤合除湿胃苓汤加减。其二，热重于湿，常见皮疹焮热潮红，轻度肿胀，粟疹成片或水疱密集，渗液流滋，伴小便频数短涩、尿赤、口干不欲饮、胸脘满闷，舌质红，苔黄腻或薄黄，脉数或滑数，或小儿指纹色红；多见于特应性皮炎的急性期或慢性期急性发作，常用柴胡加茵陈栀子汤加减治疗。两方均可通过调和脾胃，扶助正气，增强祛除湿热之邪的功效。

（三）调和肝脾，运脾平肝

若脾虚所致湿热之邪进一步进展，亦可侵袭肝经，肝经湿热郁闭，则易化火，出现肝火脾虚之证，临床常见皮疹潮红、肿胀，或丘疱疹、水疱，或有渗液，瘙痒明显，烦躁不安，眠差，纳呆，口干口苦，大便秘结或溏泄，舌红，苔薄黄或黄腻，脉弦数。多见于特应性皮炎的急性期。常用大柴胡汤合六君子汤加减健脾益气、疏肝清热。

（四）调和气血，以润肌表

特应性皮炎患者长期剧烈瘙痒、睡眠障碍，病情反复发作，迁延难愈，病程日久，严重影响患者的身心健康。患者情志失调引起肝失疏泄，进一步横逆犯脾，脾虚不运，湿邪内生，加重皮炎，日久气血化生不足，血虚不能外达濡养肌肤，出现血虚生风化燥之证；临床常见患者皮肤干燥，颈项、肘窝、腘窝出现苔藓样变，躯干、四肢可见丘疹、结节，继发抓痕，瘙痒剧烈，面色苍白，形体偏瘦，眠差，大便偏干，舌质偏淡，脉弦细。多见于特应性皮炎的慢性期，常用柴胡四物汤加减。同时亦会出现血虚，肝血不藏，加重肝脏功能的失调，二者相互影响。

（五）调理气机，以畅情志

特应性皮炎病情反复发作及外界、他人直接或间接对患者的影响，常导致患者出现恐惧、思虑、焦虑、抑郁、自闭、暴躁等情志疾病。情志病主要病位在肝，与心的关系也极为密切，气机逆乱，脏腑功能紊乱是导致情志异常的关键。而肝主疏泄，疏泄正常，气机通调，促进血行，若肝失疏泄，则气机郁滞，气滞则血瘀，则生百病，故疏肝理肝发挥肝的正常疏泄功能，气机通畅，气血运行正常。临床常以抑郁、烦躁、失眠、呕恶、目眩、舌苔薄白、脉弦等为主，常用柴胡桂枝汤加减调畅气机，宣通内外。若出现肝血不足，虚热内扰心神，则可选用柴胡龙牡合酸枣仁汤加减以疏肝解郁，养血安神。

二、合理外治，增强疗效

根据特应性皮炎不同皮疹特点，选择合适的外治方法，不仅能增强治疗疗效，还能在一定的程度上缩短疗程，提高患者生活质量。

（一）中药溻渍疗法

1. 特应性皮炎急性期有渗出者

常用药物：马齿苋 20 g，苍术 15 g，黄柏 15 g，蒲公英 30 g，苦参 20 g，地榆 15 g。

治法：清热凉血，燥湿解毒。

2. 特应性皮炎急性期伴有脓性分泌物的糜烂或溃疡面

常用药物：黄连 20 g，黄芩 20 g，黄柏 30 g，生大黄 20 g，苦参 30 g，地肤子 20 g。

治法：清热解毒，燥湿止痒。

3. 特应性皮炎慢性期皮疹肥厚者

常用药物：苍耳子 30 g，地肤子 20 g，蛇床子 20 g，苦参 15 g，百部 20 g，土槿皮 20 g，枯矾 15 g。

治法：祛风燥湿，止痒消斑。

（二）中药浸浴疗法

1. 特应性皮炎慢性期皮肤干燥、脱屑者

常用药物：当归 30 g，白芍 30 g，茯苓 30 g，黄芪 30 g，黄柏 15 g，丹

参 15 g。

治法：养血润肤。

2. 特应性皮炎慢性期皮疹肥厚者

常用药物：白芍 30 g，丹参 30 g，三棱 15 g，莪术 15 g，当归 30 g，鸡血藤 30 g，枳壳 15 g，黄芪 15 g。

治法：活血祛瘀、软坚散结。

（三）油剂外用

紫草油

功能：清热凉血，解毒止痛。

主治：多用于特应性皮炎亚急性期或特异性皮炎诱发的红皮病，症见红斑、水疱、糜烂、溃疡、轻微渗出等。

三、病案举例

病例 1：患者，男，41 岁。2021 年 10 月 24 日初诊。

主诉：特应性皮炎病史 40 年，加重 2 年。

现病史：2 年前因患者不规律夜生活及饮酒后再次复发，自行外用药物病情控制不佳，逐渐累及全身，皮疹累及面积超过 90%，近 2 年患者间断外用药膏治疗，未至医院规范诊治。患者支气管哮喘病史 30 余年；2 年前病情复发加重后未出家门，不与人沟通，长期拒绝治疗，出现精神紧张、恐惧、焦虑、抑郁等症状，有自闭自杀倾向。父亲有过敏性鼻炎病史。

查体：全身弥漫性暗红斑、斑块，大部分皮疹上覆大量灰褐色垢着性厚痂，皮疹占全身体表面积 90% 以上，表情忧愁、惊恐，大便干结，舌淡红，苔厚腻，脉弦有力。

西医诊断：①红皮病；②重度特应性皮炎；③焦虑抑郁状态。

中医诊断：火丹疮、四弯风。

辨证：少阳阳明合病证。

方剂：大柴胡汤合六君子汤加减。

药物组成：北柴胡 12 g，大黄 6 g，法半夏 10 g，大枣 6 g，生姜 10 g，白芍 10 g，白术 10 g，茯苓 10 g，桂枝 10 g，泽泻 10 g，猪苓 10 g，枳实 10 g。水煎 300 mL，每日 2 次口服。

外治法：中药药浴（苍耳子 30 g，地肤子 30 g，蛇床子 30 g，苦参

特应性皮炎

30 g，百部 30 g，土槿皮 30 g，枯矾 30 g，水煎，隔日 1 次）联合外用紫草油调京万红软膏，凉血活血消斑。

治疗 3 周时，症状明显改善，皮疹大部分消退出院。

按语：本例患者病史 40 年，反复发作，此次因患者不规律夜生活及饮酒后而皮疹加重，加之精神紧张、恐惧、焦虑、抑郁。分析其病机，患者先天禀赋不耐，后天生活不规律，导致患者脾虚日久不愈；又因病情长期反复发作，情志焦虑、抑郁，酒为辛辣刺激的火热之品，饮酒后皮疹再发，外来火热之邪引动肝郁之火，导致皮肤呈弥漫性红斑、灼热，一派阳热之象。故可辨证为肝火脾虚证，从六经辨证而言则辨证为少阳阳明合病，重在行气健脾、疏肝解郁、内泄热结。

病例 2：患者，男，18 岁。2021 年 5 月 6 日初诊。

主诉：躯干、四肢红斑、丘疹，伴痒 17 年，加重 4 年。

刻下症：病情稳定，心烦，瘙痒，口苦，咽干，失眠，二便调。

既往史：既往有过敏性鼻炎病史。

查体：躯干、四肢红斑、丘疹、斑块，部分皮损呈苔藓样变，皮肤干燥。舌淡红，苔薄白，脉浮紧。

西医诊断：特应性皮炎。

中医诊断：四弯风。

辨证：太阳少阳合病。

治法：和解少阳，调和营卫。

方剂：柴胡桂枝汤加减。

药物组成：柴胡 12 g，桂枝 9 g，芍药 9 g，生姜 6 g，甘草 6 g，大枣 6 枚，法半夏 10 g，黄芩 10 g，党参 10 g。7 剂，每剂水煎 300 mL。

外治法：每日 2 次外涂润肤剂。

二诊：躯干、四肢红斑丘疹较前稍好转，干燥脱屑明显，瘙痒减轻，口干加重，舌淡红、苔薄黄，脉浮弦。中药于前方加玄参 10 g，生地黄 10 g 清热养阴润燥，14 剂，服法及外用同前。

三诊：全身红斑颜色变暗、变淡，上有少许丘疹，皮肤干燥较前缓解，轻微瘙痒，以肘窝及腘窝为主，口干较前减轻，舌淡红、苔薄，脉弦。中药于前方去桂枝、生姜，加麦冬 10 g，天冬 10 g，玉竹 10 g，14 剂，服法及外用同前。药后皮疹逐渐消退，皮肤干燥、口干基本缓解。

按语：本例患者特应性皮炎病史 17 年，病情反复发作，心烦、口苦、咽干、失眠，证属少阳证，但患者又舌淡红、苔薄白、脉浮紧，有太阳表证的表现。分析其病机乃长期反复发病，情志不畅，少阳枢机不利，至气血虚弱而致营卫失合。辨证为太阳少阳合病；治以和解少阳，调和营卫；处方选柴胡桂枝汤加减，调营卫、畅气血、和阴阳。

刘巧教授以"解毒健脾"论治特应性皮炎

刘巧教授，第五、第六批全国老中医药专家学术经验继承工作指导老师，享受国务院政府特殊津贴专家，江西省名中医。在皮肤病及皮肤美容的中医诊治方面有丰富的理论基础及临床经验。他在从医早期就提出了中医美容的整体观，提倡中西医结合美容，研制出多种美容验方，创立、推广多种皮肤外治疗法；同时提出皮肤病"毒邪发病"的新学说，为皮肤病的诊治提供了新思路；在治疗上提倡中西医结合治疗皮肤病，认为中西医应"病证结合"诊疗皮肤病，可明显提高临床疗效。在特应性皮炎辨治上，刘巧教授采用"辨体－辨病－辨证"的诊疗模式，以"毒邪发病"学说为理论基础，提出特禀体质是发病的重要原因，脾虚毒蕴是关键病机，以"解毒健脾"论治特应性皮炎，并特别重视患者的健康管理，中西医并举、内外合治，疗效满意。

一、特应性皮炎的发病及病机关键

特应性皮炎的发病与先天禀赋不耐有密切关系，《诸病源候论》说："漆有毒，人有禀性畏漆者，但见漆，便中其毒"，说明先天禀赋不耐与皮肤病的发生关系密切。清代叶天士言："凡论病先论体质、形色、脉象，以病乃外加于身也"，强调了体质因素对于疾病的影响。刘巧教授认为特禀体质为特应性皮炎患者中最常见的体质，是本病发生的重要因素，临床中尤其对于迁延不愈患者常结合辨体进行诊治，如痰湿体质多用陈皮、半夏、薏苡仁，气虚体质多用黄芪、太子参，湿热体质多用金银花、鱼腥草、茵陈，气郁体质多用柴胡、合欢皮、郁金，阴虚体质多用生地黄、北沙参、麦冬、玉竹，阳虚体质多用肉桂、制附片，血瘀体质加桃仁、红花、当归、川芎，特禀体质最为多见，往往临床加柴胡、五味子、乌梅、防风。

特应性皮炎

特应性皮炎以皮肤瘙痒、多形性皮损并有渗出倾向，常伴有哮喘、过敏性鼻炎为临床特征，归属中医"湿疮""四弯风"等范畴，本病的发生多为先天禀赋不足，后天脾失健运，脾虚湿蕴所致。刘巧教授的"毒邪发病"学说认为毒邪蕴含在普通食物、药物、动物、植物及六气之中，少数体质不耐、禀赋不足者，受毒邪侵袭，外发成皮肤病。毒邪同样是特应性皮炎的重要发病因素，特应性皮炎患者常因其禀赋不耐而易感"毒邪"，在其他一些致病因素（如风湿热）下，逐渐发生变化，产生病理产物，如热毒、风毒、湿毒等；因其脾虚不运，故湿易内生，久可蕴而化热，也可与毒邪结合，顽固不去，日久又可影响气血津液的生成，致脏腑失和，肌肤失养。因此，刘巧教授认为特应性皮炎发病的关键病机为"脾虚毒蕴"的本虚标实。

二、"解毒健脾"论治特应性皮炎

根据特应性皮炎本虚标实的病机特点，刘巧教授遵循急则治其标（解毒），缓则治其本（健脾）的中医治法，临床运用"解毒健脾方"治疗特应性皮炎，疗效满意。刘巧教授提出特应性皮炎本身是一种慢性疾病，只是在临床有急性发作期和慢性过程，在急性发作期主要采用中西医结合诱导治疗，中医辨证治疗主要以祛毒邪为主，包括风湿热毒邪，急性、亚急性期重视六淫辨证，有湿重于热、热重于湿、湿热并重；急性发作要注意"心火"与"肝胆湿热"。慢性发病期重视脏腑与气血津液辨证，有心火亢盛、肝经湿热、脾胃蕴湿、肝肾阴虚、血虚风燥；慢性应注意"湿"。健脾除湿要贯穿治疗始终。

"解毒健脾方"基础药物由生地黄、牡丹皮、金银花、黄芩、玉竹、地肤子、防风、蝉蜕、麸炒山药、陈皮、炙甘草组成，此方应用，贵在辨证，灵活组合。因毒常有依附性，先分清风毒、湿毒、聚毒蕴，则以黄芩为君，本品性苦寒，寒清热，苦能燥湿，又善解毒；臣以味苦性寒的地肤子利湿清热，金银花清热解毒，湿毒胶着甚者，可加栀子、土茯苓、薏苡仁、泽泻等利湿解毒之品和淡渗利湿之品共作臣药，利湿健脾解毒并重，给邪以出路；稍佐生地黄、牡丹皮凉血解毒。若在气分，热毒重者，则以金银花为君，本品轻清宣透，既可清热解毒，又可驱邪外出，尤善解肌肤之毒，为疮科要药，此外，还可以起到抗炎与解热的作用；臣以苦寒之黄芩清热泻火解毒，助君药解毒之功，味甘、性平之玉竹滋阴清热又可疏散风热，助君药驱热毒外出，又可防止热毒伤阴，二药共为臣药；佐以生地黄、牡丹皮入血分，凉血解毒，意在先按未受邪之地，防止热入血分，地肤子清热利湿。若在血分，则应凉血解毒，故以生地黄、牡丹皮共为君药，生地黄能凉心火之烦热，泄脾土之湿热，止肺经之热，除肝木之血热，在配伍健脾药的情况下，有良好的健脾养阴功效；臣以金银花、黄芩清热解毒，透热转气，玉竹滋阴兼疏散风热；稍佐地肤子清热利湿。此外无论在气在血，风邪易夹杂他邪，故应佐以防风、蝉蜕祛风止痒，防风味辛、甘，微温，气厚味薄，主升发而发散，为风药之润剂，功善祛风胜湿；蝉蜕味甘，性寒，其体轻浮，能够透发风邪，其味甘寒，能除热邪，两药相合，能加强祛风止痒之功。脾虚又为其基本病机，健脾常应贯彻其中，特应性皮炎患者脾胃虚弱，不耐攻伐，苦寒易伤脾，苦温易伤阴，唯有平补脾胃，故用味苦、辛，性温之陈皮，本品为脾、肺气分之药，善于行气又兼有运化痰湿之功；味甘、性平之麸炒山药色白入肺，味甘归脾，液浓益肾，固肠胃，润皮毛，平补肺、脾、肾三脏，尤善补脾养胃，两药相合，可健运脾胃。炙甘草调和诸药。

三、重视健康管理

（一）重视调畅情志的治疗作用

长期以来，患者的抑郁及心理压力对疾病病程具有明显的影响。刘巧教授认为特应性皮炎患者的心理压力较大，很多患者有焦虑和抑郁表现，焦虑等心理压力又会加重许多疾病，尤其是哮喘、特应性皮炎和肥大细胞增多症等。中医药理论体系中情志内伤是疾病发生的重要因素，《素问·天元纪大论》曰："人有五脏化五气，以生喜、怒、悲、忧、恐"。刘巧教授在临床特别重视调畅情志的治疗作用，在医患沟通过程中往往会多花时间和患者交流、沟通，安抚患者情绪，取得患者的信任；在遣方用药中对于急性发作患者多用清肝胆湿热、清心泻火药物，对于患病日久、反复发作者多用疏肝解郁、柔肝养阴、宁心安神的药物。

（二）重视平时调护的辅助作用

刘巧教授始终认为平时调护是特应性皮炎的重要辅助治疗方式，《黄帝内经·上古天真论》："虚邪贼风，避之有时，恬淡虚无，真气从之，精神内守，病安从来。"刘巧教授对每一位初诊患者及其家属，都会详细进行特应性皮炎的健康宣教，叮嘱平时护理及饮食调护方法。在外界环境方面，

特应性皮炎

①注意气候变化：炎热、日光、寒冷、干燥等会诱发或加重，及时做好防护措施；②注意空气污染：室内定时通风；③远离过敏原。在自身方面，①在饮食上：不要过于注重忌口，应做好"饮食日记"；②在着装上：贴身衣物最好采用纯棉材质，要清洁、舒适、宽松、柔软，尽量少使用各种洗涤液；③注重保护皮肤屏障：洗浴时间不宜过长、过频，水温不宜过高，浴后和平时外用润肤剂，修复皮肤屏障；④心理疏导：讲解特应性皮炎的病因、转归等，给患者解惑，减轻患者心理负担；⑤劳逸结合：保持充足睡眠，适当锻炼；⑥积极治疗基础疾病。

四、病案举例

患儿，男，10岁，2020年5月11日初诊。

主诉：躯干四肢红斑、丘疹伴瘙痒3年余。

现病史：3年前患者无明显诱因躯干四肢出现红斑、丘疹，瘙痒明显，多次于当地及外地医院治疗，未有明显缓解，发病以来，疾病反复发作，天热、汗出后加重。本人及其母亲有过敏性鼻炎病史。

刻下症：躯干、四肢散在红斑，色红，皮肤干燥，偶有脱屑，瘙痒明显，局部可见抓痕、血痂，无渗出，精神可，烦躁，口干口渴，纳可，眠一般，大便干，舌质红，苔薄白，边有点刺，脉数。

中医诊断：四弯风（风热血燥证，兼心火亢盛证）。

西医诊断：特应性皮炎。

治法：疏风清热泻火，兼健脾养阴。

药物组成：生地黄10g，牡丹皮5g，金银花10g，酒黄芩6g，焦栀子6g，莲子心5g，地肤子10g，玉竹10g，麦冬10g，防风10g，蝉蜕5g，麸炒山药10g，陈皮3g，炙甘草3g。水煎服，每日1剂，分早晚饭后温服，共7剂。

其他用药：盐酸左西替利嗪口服液5mL口服，每天1次，共7天；地奈德乳膏，外用适量；外用润肤剂（自备），并进行健康教育。

2020年5月18日二诊：皮疹颜色减淡，偶有新发皮疹，夜间瘙痒明显，二便调，饮食可，舌质红，苔薄白，边有点刺，脉数。中药易莲子心为淡竹叶3g，余不变，7剂，每日1剂；地氯雷他定干混悬剂0.5g，口服，每天1次，共服7天。

2020年5月28日三诊：皮损较前变淡，皮肤干燥，瘙痒减轻，可见少许皮肤抓痕，二便调，饮食可，舌质红，苔薄白，脉数。继续遵守上次治疗方案。

2020 年 6 月 4 日四诊：皮损较前好转，瘙痒减轻，双下肢腘窝处可见少许痂皮，皮肤干燥脱屑，考虑日久伤及阴分，守上方去金银花，加知母清热滋阴。

2020 年 6 月 11 日五诊：躯干、四肢散在少许淡红斑、丘疹，双下肢腘窝处痂皮较前减少，颜色变淡，偶感瘙痒，饮食可，二便调，睡眠好转。考虑患者瘙痒减轻，皮肤干燥，守上方去防风、蝉蜕，加北沙参 8 g，天冬 6 g，加强益气养阴。

2020 年 6 月 18 日六诊：患者近几日因天气炎热，躯干、四肢有少许新发皮损，色红，瘙痒明显，饮食欠佳，二便可，舌质红，苔薄白，边有点刺，脉数。考虑天气逐渐炎热，暑湿渐重，瘙痒明显，中药于上方减北沙参、天冬、酒黄芩等苦寒之品，加广藿香 6 g，佩兰 6 g，干石斛 6 g 化湿解暑、养阴生津，7 剂。地氯雷他定干混悬剂 0.5 g 口服，每日 1 次，外用炉甘石洗剂。

2020 年 6 月 29 日七诊：躯干、双上肢红斑丘疹基本消退，双下肢腘窝处可见少许红斑、痂皮，上有少许鳞屑，皮肤干燥明显，饮食睡眠可，二便调，舌质红，苔薄白，脉数。考虑患者皮损基本控制，风湿热邪基本消退，病程日久，皮肤干燥明显，气血津液耗伤明显，故后治法予清热养阴润燥。药物组成：焦栀子 6 g，麦冬 8 g，玉竹 5 g，地肤子 5 g，麸炒山药 10 g，陈皮 6 g，牡丹皮 5 g，北沙参 8 g，干石斛 6 g，桑叶 3 g，盐知母 5 g，炙甘草 3 g。

2020 年 7 月 6 日八诊：躯干、四肢红斑丘疹基本消退，未有新发，皮肤较前光滑，无明显瘙痒，饮食睡眠可，二便调，舌质淡，舌面有点刺，苔略滑，脉数。中药继守上方加茯苓 6 g 健脾利湿，7 剂。

2020 年 7 月 13 日九诊：双下肢有少许新发红斑、丘疹，自觉瘙痒，与无明显变化，中药继守上方加太子参益气健脾，并嘱咐其加强保湿。

2020 年 7 月 20 日十诊：皮损较前好转，无明显瘙痒。中药继守上方去焦栀子，加玄参滋阴清热，7 剂。

2020 年 7 月 27 日十一诊：双下肢皮损基本消退，留有色素沉着，皮肤较前光滑，饮食睡眠可。继守上方 7 剂。考虑患者情况基本好转，服药 2 月余，嘱其停药观察，加强保湿，至今未见复发。

按语：本例患儿，皮损泛发，色红，瘙痒不休，烦躁，口干口渴，但无明显渗出，舌红，脉数。属于急性期，证属风湿热蕴、风热偏胜、心火亢盛，治以疏风清热泻火，兼顾健脾养阴，方选特应方，治以疏风清热，兼利湿健脾。心火亢盛加莲子心、焦栀子清心火，泄三焦热邪；考虑其病程日久，皮肤干燥明显，津液耗伤严重，故加入麦冬滋阴清热，防止热邪及苦寒利湿之品加重津液的耗伤，此外，病情急，应同时结合现代医学加强疗效，尽快控制症状；随后复诊，红斑、丘疹明显消退，及时减少苦寒之品；后期把握脾虚及阴伤的特点，故治疗后期重视健脾与养阴，故常加北沙参、太子参、茯苓、麦冬、干石斛等益气健脾养阴之品，热重者可加知母、玄参滋阴清热，最终取得良好疗效。

邱桂荣教授辨治特应性皮炎经验

邱桂荣教授，江西省名中医，第七批全国老中医药专家学术经验继承工作指导老师。临床上擅用中医、中西医结合方法治疗常见及疑难性皮肤病，如特应性皮炎、湿疹、荨麻疹、药疹、黄褐斑、痤疮、带状疱疹等。针对特应性皮炎，邱教授推崇从脾胃论治特应性皮炎，在疾病治疗过程中重视顾护脾胃，在该病不同阶段分型、分期论治，并对儿童期特应性皮炎、特应性皮炎中医特色外治经验方面有较为独到的见解。

特应性皮炎，又称遗传过敏性湿疹、异位性皮炎，是临床常见病、多发病，经久难愈。随着特应性皮炎的"张氏诊断标准""姚氏诊断标准"的普及，越来越多过去被诊断为"湿疹"的患者确诊为特应性皮炎。皮肤干燥、瘙痒剧烈及湿疹样皮炎改变，且具有遗传倾向，常自婴幼儿发病，部分患者可伴随终生是其主要临床特点。"特应性"的含义是：①有容易罹患哮喘、过敏性鼻炎、湿疹的家族性倾向；②对异种蛋白过敏；③血清中 IgE 升高；④外周血嗜酸性粒细胞增多。本病一般根据不同年龄段的表现，分为婴儿期（出生至 2 岁）、儿童期（>2~12 岁）、青少年与成人期（>12~60 岁）和老年期（>60 岁）4 个阶段。特应性皮炎的发病年龄不同，其临床表现也不同，如果是婴儿期发病，皮损多以急性湿疹表现为主；如果是儿童期发病，一般以亚急性和慢性皮损为主要表现，皮疹往往干燥肥厚、呈苔藓样改变；如果是青少年与成人期发病，皮损大部分呈干燥、肥厚性皮炎损害，部分患者也可表现为痒疹样皮损；如果是老年期发病，皮疹通常严重而泛发。

特应性皮炎目前具体发病原因尚未明确，尽管现代医学不断有新的治疗药物出现（如 PDE-4 抑制剂、生物制剂等），能短期缓解症状，但尚不能彻底治愈该病，且部分治疗药物价格昂贵，部分患者难以承受。中医在治疗皮肤病方面有独到的优势，从整体观及辨证论治出发，为特应性皮炎的诊疗提供了更多的思路。

一、特应性皮炎的中医病因病机

邱教授认为先天禀赋不耐是特应性皮炎的发病基础，湿邪是本病重要的发病因素，而先天禀赋不足与湿邪，多与肺、脾、肾三脏有关。先天禀赋不足，腠理及卫外不固，易感受外来之邪，蕴结肌表；小儿常心有余而脾不足，心火内热加之脾虚不运化，故而心脾湿热溢于肌肤，生红斑、丘疹、水疱等皮疹。部分患者素体脾虚，加之饮食不节，化湿生热、生痰，浸淫肌肤而发病；或因情志不遂，肝郁化火，或化热生风。此病久治不愈，瘙痒难耐，反之影响情志、睡眠，故久则成瘀，耗伤营阴，生风生燥；肝脾不调，脾虚更甚，湿邪内生，或加外感，湿邪反复缠绵，病则更为难愈。

二、特应性皮炎的证治要点

（一）心脾湿热型

该型多见于婴儿期及儿童期。临床主症：发病迅速，可发于全身各处，皮肤多潮红、渗出或伴有结痂。皮损多见于面颊部、四肢伸侧，皮损以丘疹、丘疱疹及斑疹多见。患者多大便干、小便黄，舌边或舌尖红或伴有芒刺，苔薄黄，脉弦数。治以清心泻脾，祛湿止痒。方用导赤散合泻黄散加减。药物组成：灯心草、连翘、淡竹叶、生地黄、木通、茯苓、藿香、栀子、石膏、荆芥、防风、地肤子、马齿苋等。

（二）湿热毒蕴型

该型多见于儿童期。临床多见起病急骤，皮损泛红，初起时多见大小不等丘疹，或风团样丘疹、斑疹，随后迅速波及全身各处，搔抓后糜烂、渗出，患者多自觉剧烈瘙痒。中医四诊多见患者大便黏腻或大便干结，小便黄，舌质红，苔黄腻，脉弦滑、数，患者多伴口干、口苦或口臭，怕热。治以清利湿热，解毒止痒。临床上方药可用甘露消毒丹加减或龙胆泻肝汤加减。药物组成：滑石、白豆蔻、藿香、茵陈、滑石、木通、石菖蒲、黄芩、川贝、射干、薄荷、龙胆草、栀子、白鲜皮、荆芥、防风等。若患者伴发热、口干口渴，可加用金银花、黄连；若患者饮食差，不思饮食或食少即胀，可酌加焦三仙；若糜烂、渗出较多，可酌加车前草、萆薢、黄柏、薏苡仁等。

（三）脾虚湿蕴型

该型见于各型的缓解期或婴儿期。多表现为患者病情反复发作，时轻时重，瘙痒无度，皮损干燥或呈苔藓样变，急性发作期可伴有糜烂、渗出或有水疱、丘疱疹。患者多伴有神疲倦怠、不思饮食，腹胀便溏，舌质淡红或淡胖，或伴有齿痕，苔白腻，脉濡、滑。治以健脾除湿，祛风止痒。临床上，若舌苔白腻为主，可选用参苓白术散加减；若舌苔偏黄腻，可选用除湿胃苓汤加减。药物组成：党参、茯苓、白术、炒扁豆、陈皮、莲子、山药、薏苡仁、砂仁、甘草、黄柏等。瘙痒明显者，加马齿苋、防风、白鲜皮、徐长卿等；饮食欠佳，腹胀便溏者，加焦三仙、炒枳壳、木香等。

（四）血虚风燥型

该型多见于老年特应性皮炎或成人特应性皮炎。症见病程日久，皮损轻度肥厚、浸润、干燥粗糙，伴抓痕、血痂、苔藓样变、瘙痒剧烈，舌质淡红少津，苔少，脉沉弦。治以滋阴养血润燥，息风止痒为主。方以滋阴除湿汤或当归饮子加减。药物组成：丹参、当归、生地黄、黄芪、白芍、荆芥、防风、川芎、蒺藜、牡丹皮、赤芍、制黄精、玄参等。气虚明显者，可合用生脉饮，加黄芪、党参；若皮损干燥浸润肥厚较甚，加桃仁、红花、鬼箭羽、三棱、莪术、路路通等；痒甚，加白鲜皮、猫爪草、僵蚕等；鳞屑较多，加沙参、麦冬、枸杞子、菟丝子等。

（五）气滞血瘀型

该型多见于成人期及老年期特应性皮炎。症见病程日久，皮损浸润肥厚，或呈苔藓样变，或呈结节样改变，伴抓痕、血痂，自觉瘙痒，舌质紫暗，脉弦涩。治以行气活血化瘀为主。方以桃红四物汤加减。药物组成：红花、桃仁、柴胡、香附、川芎、熟地黄、当归、鸡血藤、三棱、莪术、苍术、鬼箭羽、荆芥、防风、蝉蜕等。

78

三、特应性皮炎的中医特色外治法

特应性皮炎临床表现与湿疹类似，急性发作期多表现为流液；渗出，亚急性期，渗出减轻，伴浸润性红斑、丘疹、斑丘疹或结痂；慢性期皮损多表现为肥厚、粗糙，呈苔藓样变或伴鳞屑。邱教授遵循"干对干，湿对湿"的处理原则，临床上对于急性渗出期皮损多用三黄洗剂外洗或溻渍患处，三黄洗剂主要组成：黄连、黄芩、黄柏、金银花、野菊花、蒲公英、千里光、薄荷等。对于慢性肥厚性皮损，邱教授根据先辈临床经验并结合自身体会，临床上多用甘草油、祛湿散（大黄、青黛、滑石等）进行临方调配，对肥厚性皮损进行中药封包治疗，或直接在皮损肥厚处进行梅花针扣刺放血，或对其进行火针治疗，以泄热解毒、活血祛瘀、软坚散结。对于亚急性皮损，渗出减轻，结痂为主，临床多调配甘草油＋青黛散或黄连膏进行外涂。邱教授对于瘙痒剧烈、影响睡眠的患者，临床上擅用耳穴压豆进行安神止痒，或对其进行自血穴位注射治疗，临床上多选用血海、百虫窝、膈俞等穴位；对于口干口苦伴烦躁、瘙痒剧烈的患者，临床上多在患者膀胱经上进行刺络放血以祛风止痒解毒。

四、特应性皮炎中医治疗需注意的问题

1. 湿热虽然贯穿特应性皮炎发病的始终，但临床上需注意的是，湿热有时是疾病之标，不可过投苦寒之品，需注意顾护患者脾胃，因为脾虚湿蕴是特应性皮炎的基本病因病机，贯穿在特应性皮炎整个疾病的发展过程中。

2. 注重患者情志治疗及健康教育。众所周知，特应性皮炎的患者往往因该病顽固性瘙痒及慢性反复发作而影响日常工作、学习及睡眠等，临床多见患者焦虑、自卑或烦躁，情志抑郁，故因重视患者的情志疏导及治疗，除药物治疗外，医者的人文关怀及健康教育非常重要。另外，特应性皮炎的发病与其生活方式和所处生活环境息息相关，因此需积极指导患者养成规律、良好的生活习惯，尤其是饮食、生活作息方面，应让患者尽量做到饮食合理，不可暴饮暴食，不能过食肥甘厚味，保持充足睡眠，不熬夜；生活环境方面，需让患者避免长期处于潮湿闷热或过于寒冷的环境之中。

3. 需注重患者外治，尤其是患处皮肤屏障的修复，保湿贯穿患者治疗的始终。特应性皮炎患者往往因瘙痒剧烈而搔抓、刺激皮肤引起皮肤屏障破坏，进而继发感染，而感染往往又再导致病情加重。在本病后期，瘙痒虽然

特应性皮炎

减轻，但皮损肥厚、粗糙，皮肤屏障破坏后，机体对外界环境的刺激更为敏感，易导致疾病复发，故邱教授认为，皮肤屏障修复是预防本病复发的一个关键因素。

五、病案举例

病例1：患者，男，23岁。2020年4月2日就诊。

现病史：特应性皮炎病史半年，本次无诱因疾病复发加重。伴烦躁、焦虑及剧烈瘙痒。有过敏性鼻炎家族史。

查体：躯干、四肢广泛分布红斑、丘疹、结节、丘疱疹，伴糜烂、渗出，部分皮损间散在色素沉着斑及抓痕，舌质红，苔黄腻，脉滑数。

西医诊断：特应性皮炎。

中医诊断：四弯风。

辨证：湿热毒蕴证。

治法：清热利湿解毒。

方剂：龙胆泻肝汤。

药物组成：龙胆草10 g，栀子10 g，柴胡15 g，黄芩10 g，当归10 g，生地黄20 g，木通10 g，泽泻10 g，车前草15 g，马齿苋30 g，白鲜皮15 g，防风10 g，刺蒺藜15 g。水煎400 mL，每日2次，口服。

外治法：外用三黄洗剂外敷患处，解毒燥湿收敛。

治疗2周时，症状明显改善，后改用除湿胃苓汤健脾除湿，巩固治疗。

按语：本例患者为青年男性，病史半年，此次急性发作，皮损伴有糜烂、渗出，瘙痒剧烈，此次就诊时伴有烦躁、焦虑。分析其病机，急性起病多因湿热毒蕴结肌肤，或夹风邪，携湿邪流窜全身各处，瘙痒无度；舌红，苔黄腻，脉滑数，一片湿热之征象。故辨证为湿热毒蕴证，以龙胆泻肝汤为主方，同时加入祛风止痒药，如防风、蒺藜、白鲜皮，以及解毒利湿之马齿苋以加强利湿止痒之功效，故2周病情向愈，而后投之除湿胃苓汤以巩固疗效，除湿健脾而不伤正，以治本病之本。

病例2：患儿，女，7岁。2021年6月10日初诊。

现病史：特应性皮炎病史2年，病情进行性加重，新发皮疹不断，心烦，瘙痒，口干口苦，不思饮食，大便黏，大便常2~3日一行。

查体：形体消瘦，面略黄，躯干、四肢可见大小不等鲜红及暗红色斑疹、斑丘疹及丘疱疹，部分皮疹间见抓痕、渗出、黄痂及色素沉着斑，舌尖红，芒刺，苔略黄腻，脉数。

西医诊断：特应性皮炎。

中医诊断：四弯风。

辨证：心脾湿热证。

治法：清心泻脾，祛湿止痒。

方剂：导赤散合泻黄散加减。

药物组成：灯心草 10 g，连翘 10 g，淡竹叶 6 g，生地黄 12 g，木通 6 g，茯苓 10 g，藿香 10 g，栀子 6 g，石膏 15 g，荆芥 10 g，防风 10 g，炒鸡内金 10 g，神曲 6 g，炒麦芽 20 g，马齿苋 15 g，白鲜皮 10 g。7 剂。

外治法：外用三黄洗剂湿敷患处，湿敷后再外用甘草油及祛湿散外涂，另嘱患儿加强保湿。

二诊：皮损颜色变暗，渗出明显减少，瘙痒减轻，纳好转，大便通，舌苔薄黄，舌质淡红，脉略滑。上方去石膏、淡竹叶，加白术 12 g，炒枳壳 3 g。再进 7 剂。

三诊：皮损色淡，无明显渗出，瘙痒明显减轻，纳增，二便可，舌苔薄黄，质常，脉滑。治法：健脾益气，养血润肤。改用参苓白术散加龙骨、牡蛎各 20 g，黄精 10 g，南北沙参各 15 g，再进 14 剂。同时外用调配方甘草油＋黄连膏保湿。

按语：①本例患儿特应性皮炎病史 2 年，病情逐渐加重，不断有新发皮疹，伴糜烂、渗出，瘙痒严重，心烦，口干口苦，大便秘结，患儿体型偏瘦，平素饮食欠佳。故早期以导赤散合泻黄散加减以清热利湿治其标、缓其急，待舌苔脉象及临床症状好转后，中病即止，顾护患者脾胃，把相对寒凉的石膏、淡竹叶去除，加用白术、炒枳壳以加强健脾化湿之功，后期再治以健脾益气、养血润燥，予以参苓白术散，加用龙骨、牡蛎以宁心安神，重镇潜阳，加用南北沙参、制黄精以养阴润肤，巩固疗效，故收效颇佳。②邱教授认为，婴儿及儿童期特应性皮炎多是脾虚为本，湿热为标，因脾虚运化功能失常，水湿内停、湿郁化热，湿热互结而病情缠绵。故邱教授在治疗婴儿及儿童期特应性皮炎患者时，早期多治以清热利湿，随着湿热渐去，疾病缓解后，则侧重于健脾、益气、养血、润燥以治病之本，临床多用参苓白术散作为基础方进行辨证加减。

喻文球"从心脾论治"特应性皮炎

喻文球教授，江西省首届国医名师，第三、第五、第六批全国老中医药专家学术经验继承工作指导老师，国家临床重点专科中医外科学术带头人。喻文球重视脾胃学说和六淫致病发病观，提倡内治与外治并重，创立中医毒理学理论，将温病卫气营血和三焦学说融汇到毒蛇咬伤辨证论治之中，在治疗疑难皮肤病、体表肿块、痈疽、无名肿毒、毒蛇咬伤等方面疗效显著。临证擅长从心脾而论治特应性皮炎，取效满意。

特应性皮炎是一种比较常见皮肤病，中医称之为"奶癣""四弯风""血风疮"等，目前多认为与遗传、免疫等因素相关。其临床主要表现为四肢屈侧、伸侧多形皮疹，呈湿疹化或苔藓化损害，剧烈瘙痒，大多数患者具有家族遗传史，通常自婴幼儿时期就开始发病，病情缠绵反复，部分患者病情可伴随终身。当临床上出现以下特征中的 3 种或者以上：①发病时间持续 6 个月或者更久；②有容易罹患哮喘、过敏性鼻炎、湿疹的家族性倾向；③对某种蛋白过敏；④血清中 IgE 值升高；⑤外周血嗜酸性粒细胞增多，那么基本就可以诊断为特应性皮炎了。喻教授认为受"诸湿肿满皆属于脾"及"诸痛痒疮皆属于心"理论启发，擅长从心、脾而论治特应性皮炎，临床取效满意。

一、心火脾虚是特应性皮炎发病的关键

喻教授认为特应性皮炎的发生多与脾胃相关，《医宗金鉴》曾记载："此证由肝、脾二经湿热……致遍身生疮，日轻夜甚"，点出该病与肝脾蕴热相关，而《幼幼新书》"奶癣"篇曾提到"奶癣，脾积热气行"，指出脾脏在奶癣发病中的重要作用。《幼科概论》中曾言："湿由脾气虚弱，不能运化以行水，水性凝滞不动，日久腐化，转侵脾土，以成种种湿证之象也。"综合以上文献记载不难看出各代医家均认为特应性皮炎的发生与脾之功能关系密切，这是因为脾为后天之本。根据易经之理，脾属于坤卦，坤为土，而土居中央，不占四方却统领四方；土又为长夏，不占四时却统领四时，说明坤土是万物生长的根本。该病多发于婴幼儿时期，因患儿素体脾胃

虚弱，脾失健运，水液代谢失司，易导致湿邪内停。若又受风、湿、热邪侵袭，邪气相互搏结，蕴于肌肤，则易导致疾病的发生。

喻教授认为婴幼儿的特应性皮炎皮疹红肿明显，此时以心火亢胜为主要表现，《黄帝内经》曾言："热甚则痛，热微则痒。疮则热灼之所致也，故火燔肌肉，近则痛，远则痒，灼于心则烂而生疮。心为火，故属焉。"可见其认为以疼痛、瘙痒为主要表现的疮疡皮肤疾病，其病变脏腑为心，而该病以长期反复瘙痒为主要表现，可见心火偏盛是该病发病的关键因素。《圣济总录》记载："心恶热，风热蕴于心经，则神志躁郁，气血鼓作，发于肌肤而为浸淫疮也"，指出浸淫疮病位在肌肤，而与心相关，乃心经郁热，发于肌肤所致。明朝汪机在《外科理例》亦提出"小儿纯阳多热，心气郁而多疮疖，胎食过而受热毒"，揭示了浸淫疮乃心火偏盛，脾虚夹湿，外感风邪而发。再者，特应性皮炎一般从婴幼儿开始发病，多为先天禀赋不足，脾胃虚弱，加之饮食失调、外感六淫之邪，致胎毒火热，郁犯肌肤，饮食积滞，化生湿热；病程日久，耗伤阴血，易致虚致瘀；脾气虚弱，气机不畅，易致痞滞。久病易致瘀，易致痞滞。往往病证中的痞证是虚、瘀、滞等因素共同作用的结果。

综上所述不难看出，除脾虚夹湿瘀滞外，心有余而易化火的特点也是该病的发生、发展的原因之一。

二、从心脾论治特应性皮炎

基于以上病因病机，喻教授在对特应性皮炎进行治疗时，多从心脾方面进行论治。于临床用药时常以温胆汤合南沙参四君子汤进行加减化裁，温胆汤方出自《三因极一病证方论》，言其主治"心胆虚怯，触事易惊，梦寐不祥，或异象感惑，遂致心惊胆摄，气郁生涎，涎与气抟，变生诸证"，从"胆郁痰扰"之病机着手，健脾化湿，镇心安神。其具体方药为法半夏、竹茹、枳实、陈皮、甘草、茯苓。法半夏、陈皮辛温，降逆和胃，理气化痰；竹茹苦寒清热化痰，止呕除烦；枳实行气化痰，消痞导滞，使痰随气下，痞滞得消；此四药辛开苦降、宣畅降逆，调肺、胃、肠三焦之气机，再加上茯苓渗下以健脾利湿，而通行三焦之气机及水道。南沙参四君子汤为四君子汤变方，南沙参易人参，在健脾益气的同时又能生津化痰。特应性皮炎因瘙痒剧烈，结合患儿阳常有余，心阳偏亢，热扰心神，多予龙骨、牡蛎等入心经药物，龙骨味涩、甘，性平，镇心安神，平肝潜阳；牡蛎味咸，性平，二者

特应性皮炎

合用其镇心安神之功效。同时喻教授喜欢用僵蚕、蝉蜕、乌梢蛇等虫类药物，僵蚕有散风泄热、祛风止痉之功；蝉蜕有宣散风热、透疹止痒、祛风解痉之功，配合乌梢蛇可增强其祛风止痒之效。同时加入白术、生地黄等以健脾化湿，共奏培土清心之功效。

喻教授在治疗特应性皮炎时，喜欢从心脾入手，重在健脾，配以宁心。因本病多因禀赋不足，脾失健运，湿邪内生，心火偏盛，感受风湿热邪，二邪合而郁于肌肤腠理而发病。由于缠绵日久，反复发作，致使脾虚血燥，肌肤失养而致病情反复。所以脾气虚、心火旺是本，风、湿邪是标，但在清火过程中始终要顾护脾胃，临床过程中亦发现部分患者用过于攻伐或过于苦寒的药物而加重脾虚。同时，喻教授也非常重视外治法在皮肤科中的应用。临床上，应遵循辨证论治，表里同治，标本兼顾，内外并治，以发挥最大疗效。

三、病案举例

陈某，男，13岁。2021年6月7日初诊。

主诉：患有特应性皮炎13年，近半年病情加重。

现病史：全身皮疹明显，瘙痒剧烈，大便日行1次，睡眠差，纳食一般。

查体：全身泛发红斑、丘疹、结节、斑块、鳞屑，皮肤肥厚，苔藓样化；颜面皮肤干燥、脱屑，口唇红肿开裂，张口困难；舌红，苔黄，脉细弦。

血常规：中性粒细胞百分比44.4%，嗜酸性粒细胞1.35×10^9/L，嗜酸性粒细胞百分比16.5%；肾功能、尿常规未见异常。

西医诊断：特应性皮炎。

中医诊断：四弯风。

辨证：脾虚血燥夹湿滞证。

方剂：南沙参四君子汤、温胆汤合过敏煎加减。

药物组成：南沙参15 g，白术6 g，茯苓10 g，甘草6 g，法半夏6 g，陈皮10 g，竹茹6 g，枳实6 g，北沙参20 g，麦冬10 g，生地黄10 g，当归10 g，柴胡10 g，防风10 g，乌梅5 g，五味子5 g，生龙骨、生牡蛎各20 g，钩藤6 g，乌梢蛇10 g，夏枯草5 g。水煎400 mL，每日2次，口服。

外治法：局部外涂黄连皮炎膏，一日2次。

二诊（2021 年 6 月 15 日）：全身皮疹有改善，偶有少许新发丘疹、丘疱疹等皮疹，瘙痒缓解，中药守方加青蒿 10 g，薏苡仁 15 g，10 剂。用法同前，外用药亦同前。

三诊（2021 年 6 月 28 日）：皮疹继续消退，未见新发皮疹，瘙痒缓解。中药守方去青蒿，15 剂。外洗方：千里光 30 g，鱼腥草 30 g，当归 30 g，黄精 30 g，荆芥 30 g，甘草 30 g，荷叶 30 g，苦参 30 g，防风 30 g，水煎外洗，日 1 剂，15 剂。外洗后外涂黄连皮炎膏，一日 2 次。

四诊（2021 年 7 月 13 日）：皮损大部分消退，可见皮损消退后色素沉着，偶觉瘙痒。中药外洗方：守 6 月 28 日方加陈皮 30 g，15 剂。用法同前，外用药膏亦同前。1 个月后复诊皮疹基本消退，自行在家使用润肤乳保湿巩固。

按语：该患者可谓从出生伴随特应性皮炎生活至今，病程反复难愈。观其皮肤干燥、脱屑，口唇红肿开裂，说明此时患者营阴耗伤，津亏血燥，结合其舌脉之舌红，苔黄，脉细弦，故而辨为脾虚血燥夹湿滞证。治疗上以健脾宁心为治疗大法，次以滋阴除湿止痒、行气导滞为法，方予南沙参四君子汤、温胆汤合过敏煎加减。方中白术健脾益气，燥湿利水；茯苓利水渗湿，健脾宁心，其气味淡而渗，其性上行，利小便，《本草正》言其能利窍去湿，利窍则开心益智，导浊生津；去湿则逐水燥脾，补中健胃，然补少利多；南沙参、北沙参益胃生津，补气化痰；法半夏辛、温，归脾、胃、肺经，取其燥湿化痰之功效；陈皮理气健脾，燥湿化痰；以上药物合用强其益气健脾之功，使湿邪随小便而去。竹茹清热化痰，除烦止呕，用于胆火挟痰，惊悸不宁，心烦失眠，中风痰迷，舌强不语；枳实消积导滞，化痰散结，加速皮肤结节等皮损消退。针对其营阴亏虚加入麦冬、生地黄以养阴生津；当归补血活血。另外，以柴胡疏肝解郁；防风祛风解表；乌梢蛇祛风通络；三药合用使全身之邪随汗而去。生龙骨、生牡蛎重镇安神；配合乌梅、五味子使药效直达心经，最后佐以夏枯草清肝泻火。全方从健脾、宁心、益气、除湿、清热、滋阴、行气、导滞出发，攻补兼施，散中有收，利胆和胃化痰。方证相应，故效如桴鼓。结合中药外洗、外涂，明显提高疗效。

徐宜厚教授从"湿、热、燥"辨析特应性皮炎

徐宜厚教授，主任医师，第二批全国老中医药专家学术经验继承工作指导老师，享受国务院政府特殊津贴。著述颇丰，临证经验丰富。临床擅长湿疹、荨麻疹、痤疮、银屑病、血管病、结缔组织病等皮肤病的诊治。对于特应性皮炎，徐宜厚教授认为先天禀赋不足，脾失健运，易生内湿，为特应性皮炎发病之基础，后因饮食不当，如进食腥发海味、奶蛋类及辛辣之品，助湿化热，促使内蕴湿热外发肌肤，或因风湿热邪侵袭，内外合邪，浸淫肌肤病而发病，治疗分婴儿期、青少年和成人期论治。

一、分期论治

徐宜厚教授治疗本病一般分期论治，其认为在不同的病期，湿、热、燥在病因病机中各有所侧重，婴儿期以胎热为主，兼有湿邪，重在清解胎毒，治在心；青少年期以湿热为主，兼有脾虚，重在清利湿热，治在脾；成人期以燥为主，重在柔肝息风，治在肝肾。在婴儿期注重顾护婴幼儿稚阴稚阳之体，其脾胃易虚易实，故选药避大苦大寒之品，以免虚其虚、实其实。另外，婴幼儿为纯阳之体，选药时也不可大热大补，以免热补热甚。

（一）胎热证

婴儿期为主，皮疹常在两颊发生红斑，密集针尖大丘疹、丘疱疹、水疱和渗出，渗液干涸则结橘黄色痂皮，痂剥又显露出潮红的糜烂面，舌质红苔少，指纹紫色。治宜清心导赤，护阴止痒，方选清热四心汤加减；药用：连翘心、山栀心、灯心草、竹叶各 3 g，莲子心、玄参、生地黄、赤茯苓各 6 g，山药 10 g，车前子（包）、沙参各 12 g。方用连翘心、莲子心、山栀心、灯心草清心解毒，玄参、生地黄、沙参滋阴护液；山药、赤茯苓、车前子、竹叶化湿清热，解毒导赤。

对于反复发作的重型婴儿湿疹，表现为皮损以大片红斑、丘疹为主，部分有糜烂、渗出、结痂，或有水疱，部分皮肤干燥、脱屑，瘙痒明显，大便干结，小便短黄，徐教授认为多因母体湿热内蕴，遗于胎儿，或在孕乳阶段

母亲过食鱼腥肥甘及辛辣炙搏等动风化热食物所致，属胎热或湿热甚之证，可服用牛黄清热解毒，牛黄可清心泻火，解毒化痰，量小易于服用，不良反应轻微，为小儿热证皮肤病之圣药。天然牛黄名贵罕见，然较人工牛黄（体外培育牛黄）取效更捷。用法是取天然牛黄 0.2 g，碾细末，分 2 次和药汁或温开水送服，可连服 3 ~ 7 日，临床效果明显，未发现明显不良反应。也可选用体外培植牛黄 0.15 g，每日 2 次，温水送下，后者疗效略逊于前者。《神农本草经疏》曰牛黄"能解百毒而消痰热，散心火而疗惊痫，为世神物，诸药莫及也……治小儿百病之圣药。盖小儿禀纯阳之气，其病皆胎毒痰热所生，肝心二经所发。此药能化痰除热，清心养肝，有起死回生之力。惟伤乳作泻，脾胃虚寒者，不当用"。对不便服药的婴幼儿，徐宜厚教授还自立另外两个方法：一是哺乳母亲服药 4/5，婴儿只服 1/5，婴儿通过吮吸乳汁而达到治疗的目的；二是羚羊角粉 1 g 加水少许隔水蒸炖，每日服羚羊角汁。

（二）湿热证

儿童期为主，皮疹以针头大丘疹、丘疱疹和水疱为多见，部分融合成片，轻度浸润，并多集中在肘窝、腘窝等区域，自觉痒重，搔破渗血或渗液，舌质红，苔薄黄，脉濡数。治宜清热祛湿，扶正止痒。方选除湿胃苓汤加减；药用：茯苓皮、炒黄柏、陈皮、苦参各 10 g，猪苓、地肤子、白鲜皮、生黄芪各 12 g，生薏苡仁、赤小豆各 15 g，苍耳子、蝉蜕各 6 g。

（三）血燥证

成人期为主，皮疹主要发生在肘、膝、颈等处，肥厚而呈苔藓样变，境界不明显，搔抓或摩擦刺激后有少量渗出或血痂，干燥，甚则干裂不适，夜间痒重，舌质淡红，苔少，脉细数。治宜滋阴除湿，润燥止痒。方选滋阴除湿汤加减；药用：当归、炒白芍、柴胡、黄芩各 6 g，熟地黄、地骨皮、益母草各 15 g，炒知母、泽泻、防风、制首乌、甘草各 10 g。方用当归、白芍、熟地黄、制首乌养血润燥；炒知母、地骨皮、黄芩、柴胡清解肤腠郁热；益母草、防风活血散风止痒。

二、从一而治

特应性皮炎是特应性体质患者的临床表现之一，这些患者常合病过敏性

特应性皮炎

鼻炎、过敏性哮喘，徐宜厚教授认为当从一而论，但病变靶器官不同，其遣方用药各有所侧重。对于合病的过敏性鼻炎，根据鼻塞、鼻涕、喷嚏等症状不同而遣方或配以相应的药物。对于鼻敏感，既要分清孰轻孰重，又要有效控制临床症状，对病情的缓解将会有所裨益。鼻痒用蝉蜕、茜草、紫草、墨旱莲、防风、藁本；鼻塞用鱼脑石、细辛、川芎、红花、益母草，偏于风寒用紫苏叶、白芷、葱白、蔓荆子，偏于风热用薄荷、苍耳子、柳芽；鼻涕浊者用藿香、佩兰，清者用诃子、五味子、赤石脂、黄芪、白术、荜茇；打喷嚏用防风、羌活、柳芽、鱼腥草、墨旱莲、黄芩、藿香、佩兰、绿豆衣。对372 例特应性皮炎患者的研究中发现，54% 的患者有呼吸道变态反应；75%的患者有家族特应性病史，在家族成员中，哮喘的比例比较高，特别是母亲有特应性病史对患者风险更高。徐宜厚教授对合病的过敏性哮喘，注重辨寒热，认为是痰浊阻塞气道，对其治疗要点有二：一是祛痰法，大凡寒痰用小青龙汤，寒包火用千金定喘汤（麻黄、杏仁、桑白皮、甘草、款冬花、白果、苏子、黄芩、半夏）；二是杜痰方，指杜绝生痰之源，主方为苓桂术甘汤，亦可用二陈汤、三子养亲汤相结合。总之，脾得健运，痰不再生。并引用刘弼臣老先生说哮喘，不论是发作期、缓解期均可用钩藤、秦皮、紫石英。

三、缓解瘙痒贯彻始终

瘙痒是本病最重要和最痛苦的自觉症状，因此不论在何期，均应酌加息风止痒和安神止痒之品。徐宜厚教授常询问患者瘙痒是夜重于昼还是昼重于夜，夜重于昼者为阴津不足，在辨证的基础上加山茱萸、何首乌；昼重于夜者属脾阳不足，加用四君子汤，补阳气而痒消矣。徐教授对单纯的散风止痒法持谨慎态度。

四、从肺、胃、肾三脏治燥

80% ~ 98% 的特应性皮炎患者皮肤干燥，呈持续性与泛发性，也是瘙痒发生的重要原因，增加皮肤的含水量或者减少皮肤水分的丢失，是缓解皮肤干燥的有效途径。徐宜厚教授根据"肺主皮毛""肾为水脏""脾胃为津液之源"的理念，对轻度的干燥脱屑采用润胃生津、甘寒清润法，常用叶氏养胃汤加减治疗；由于慢性反复摩擦或者搔抓，导致皮肤苔藓样变，状如牛皮，徐宜厚教授认为属湿热伤阴，湿燥并存，采用滋阴除湿、通络止痒法，常用麦味地黄汤加钩藤、忍冬藤、活血藤、首乌藤、鸡血藤等。若范围较大可用药浴，药用桔桃叶、梓白皮、乌梅、陈皮、金毛狗脊、益母草、威灵仙、黑料豆、白芨，煎取浓汁。浸浴 15～20 分钟，2 日一次。若干燥可外涂二血膏（血竭、血余炭、紫草、虎杖等）。对重度的干燥脱屑乃至苔藓样变者从肾论治，采用滋肾润肺、金水同治法，取得良好效果，常用温补肾水之肉苁蓉、巴戟天、淫羊藿、锁阳等药物。张山雷曰："肉苁蓉厚腻滋填，而禀阳和之气，阴中有阳，不威不猛。"凡伤真阴，肉苁蓉"甘温浸润，能滋元阴之不足。"李时珍称之补而不峻，故有"从蓉"之号。《神农本草经读》载"本经以主大风三字为提纲，仅见巴戟天与防风。"《金匮要略》曰："风能生万物，亦能害万物。防风主除风之害；巴戟天主得风之生，和风生人，疾风杀人，其主大风者，谓其能化疾风为和风也。"《本草新编》曰："巴戟天温补命门，又大补肾水，实资生之妙药。"肺乃肾之母，用之既益元阳，复添阴水，真元得补，邪安所留。李时珍曰："淫羊藿味甘气香，性温不寒，能益精气，……真阴不足者宜之。盖因气味甘温，则能补火助阳，兼有辛香，则冷可除而风可散耳。"《本草求真》曰："锁阳专入肾，兼入大肠，补阴润燥，功同肉苁蓉。"不过，李时珍曾说：锁阳功力百倍于肉苁蓉，仅供参考。为避巴戟天、淫羊藿、锁阳之温燥之行性，常以生地黄汁浸透，焙干用，甚为至要，以免阳旺阴亏之虑。

五、特殊部位和表现的特应性皮炎论治有专方

1. 眼周病变：很多特应性皮炎患者，在婴儿期和儿童期，紧靠下眼睑边缘有一条明显的皱褶，1/2～2/3 迁延到下眼睑，眼眶呈现水肿，或苔藓样变，这种特征称之为旦尼－莫根线（Dennie-Morgan）。据此特征，中医称之为"烂弦风眼"。《疡医大全》说："上下眼弦，溃烂赤痛，泪出羞明，用手拂拭不离。"究其病因，为脾胃湿热，兼受风湿所致。徐宜厚教授治以清热凉血、除湿法，拟用经验方梓白青葙饮：青葙子、炒薏苡仁、杭菊花、焦栀子、梓白皮、生地黄、连翘、赤茯苓、羚羊角粉。青葙子始载于《神农本草经》，味苦，性微寒，无毒，最善利湿，清热而疏泄厥阴，专清血分。李时珍说，青葙子治眼往往有效，据《魏略》云初平中有青牛先生，常服青葙子丸，年百余岁，如五六十者。梓白皮始载于《神农本草经》，味苦，性寒，无毒，是一味清热除湿、解毒止痒的佳品，内服、外用均可。今人用之较少，因生药难得。清代吴谦建议用茵陈代替，今人岳美中、刘渡舟建议

特应性皮炎

用桑白皮代之。

2. 口周病变：特应性皮炎婴儿及儿童期，在口唇发生皲裂或发红，称之为口角唇炎。徐宜厚教授认为属脾胃湿热，用大黄散加竹莲子心、升麻、山药、黄芪等治之。

3. 单纯糠疹：特应性皮炎在婴儿及儿童期的面颊、上臂等处出现界限不清的色素减退，或有少量糠状鳞屑。对于这种白色糠疹，徐宜厚教授认为属脾虚湿蕴，治以健脾化湿为主。常用四君子汤、保和丸合裁。

4. 继发细菌感染时，90% 以上在湿疹样皮损中，有大量金黄色葡萄球菌。当体质下降时，则会发生毛囊炎和淋巴结肿大。这种感染的易发性，若处理不当则会加重病情。徐宜厚教授认为在急性阶段属于热入营血，用清营凉血法，方选犀角地黄汤，清营合裁，必要时加服天然牛黄。

六、外治法

婴儿期用青黛散、祛湿散、湿疹散、龟板散等，任选一种，植物油调成糊状，外涂；儿童期用黑油膏、鹅黄膏、五石膏等，任选一种，外涂。成人期有少量渗出时选用琥珀二乌糊膏，外涂；干燥乃至皲裂时选用润肌膏加湿疹散调搽；若痒感颇重而无渗出则用布帛搽剂（组成：川槿皮、枯矾、大黄、雄黄、花粉各 5 g，白芷 10 g，槟榔 7 g，草乌 8 g，樟脑 2 g，大风子 15 g，逍遥竹 10 g，杏仁、胡黄连各 6 g），日 1～2 次。

七、病案举例

田某，男，2 岁。1981 年 3 月 10 日初诊。

现病史：由母代述，患儿出生后第 4 个月，眉间、面颊和肩胛等处发现红斑、丘疹、丘疱疹，部分皮损有少量渗出或糠秕状鳞屑脱落，其父患有过敏性鼻炎。

辨证：心火偏炽，脾虚湿留。

治法：清心导赤，健脾化湿。

方剂：四心导赤散加减。

药物组成：莲子心、山栀心、连翘心、竹叶、灯心草各 3 g，玄参、茯苓皮、冬瓜皮、车前子、甘草各 9 g，赤小豆 12 g。水煎服，日 1 剂。

外用地虎膏（组成：生地榆、虎杖），每日 1～3 次。

3 天后面颊损害有明显好转。大部分红斑丘疹见退，唯有轻微的痒感。

守上方去车前子，加生龙牡各 12 g，又治疗 11 天而愈。

　　按语：该案皮疹表现为红斑、丘疹、脓疱伴有渗出，婴儿期即起疹，属于胎热化毒，兼蕴湿热之邪，以连翘心、莲子心、山栀心、甘草清心解毒；灯心草、竹叶清心导赤，玄参滋阴护液；茯苓皮、冬瓜皮、车前子、赤小豆利湿导赤，茯苓皮兼有健脾之功，达清心导赤、健脾化湿之功。

刘红霞教授"辨病－辨体－辨证"中医三维辨证思路治疗特应性皮炎的学术思想概论

刘红霞教授,主任医师,博士研究生导师,现任新疆医科大学附属中医医院皮肤科主任。长期从事中医皮肤科医疗、教学、科研工作,在皮肤病的治疗上有独到之处,提出"调理脾胃为重"的学术观点。擅长银屑病、湿疹、皮炎、红斑狼疮、黄褐斑、痤疮等疾病的诊治。自拟的银花汤、五花汤、皮炎方、银屑病三方等,临床疗效显著。

一、"辨病－辨体－辨证"中医三维辨证思路概述

刘红霞教授在中医基础理论的指导下结合王琦教授提出的新的体质学说,参考新疆西域的水土特点、社会历史、饮食结构、体质的差异、病情的性质以及多年的临床实践经验,通过对新疆皮肤病患者病、体、证临床资料的综合分析,在临床诊治过程中将"辨病－辨体－辨证"三维辨证模式引入常见疑难皮肤病的诊疗中,形成了独特的中医皮肤病诊疗学术思想体系,拓展了现代中医的诊治思路。

中医所辨之病与西医的病既有相同之处,又有不同。刘红霞教授认为应该取长补短,要重视中医对"病"的宏观认识,即中医的整体观念。她认为中医的某些"病"既是对"症状、证候"的高度概括,又不仅仅是"症状、证候"的无序堆叠,是中医认识疾病内在机制的高度整体概括。同时,也要参考现代医学对"病"的微观研究成果,刘红霞教授认为"辨病"实质上是将中医的原始宏观辨病、现代的专病专药研究成果和西医对疾病的微观病机特点三者之间进行求同存异与互相补充的新的"辨病"。

刘红霞教授常说中医的证候辨证是中医诊治疾病的灵魂所在,也最能体现中医的价值。但她更强调中医"辨证论治"的目标不仅仅是掌握疾病过

程中的某一阶段或当下的状态，而是将疾病某一阶段的特点和规律作为研究的主体进行遣方用药的施治。刘红霞教授在临床诊治各类疑难皮肤病时最喜欢讨论当下证候发生之前的疾病演变规律，也会预见性地考虑不同个体的体质特点对疾病、证候、方药的反应趋势进行假设、预测和分析，是一种体现中医整体观念的"辨证"。

刘红霞教授认为体质类型存在着变与不变的双重性，高明的医师应该在"不变"中掌握"变化"，进行相互转化、引导进而确定诊治方案，更要体现既病防变、瘥后防复的中医治未病思想，因为体质类型的不同决定着病邪的易感性和病变过程中的倾向性，同时影响着证候、病机的形成和病程及疾病的转归，以及本病与其共患病的状态。因此，临床上形成"体质可分""体病相关"和"体质可调"的"辨体"思路。

二、"辨病－辨体－辨证"三维辨证模式下的特应性皮炎诊治概述

特应性皮炎是一种慢性、复发性、炎症性的系统性皮肤病，常合并过敏性鼻炎、哮喘等其他特应性疾病，以湿疹样皮损伴有剧烈瘙痒、皮肤干燥为基本特征，严重影响患者生活质量。本病具有明显的年龄阶段性特征，因其长期慢性炎症反应，常合并发生精神神经系统疾病，如睡眠障碍、抑郁、焦虑。本病患者的接触性皮炎、皮肤感染、炎性肠病、类风湿性关节炎、心血管疾病和淋巴瘤发病风险明显增高。治疗的目的是缓解或消除临床症状，消除诱发和（或）加重因素，减少和预防复发，减少或减轻合并症，提高患者的生活质量。正规和良好的治疗及疾病管理可使特应性皮炎的症状完全消退或显著改善，患者可享受正常生活。主要治疗措施包括疾病管理和患者教育（衣、食、住、行、洗、护），外用激素和钙调磷酸酶抑制剂、维生素 D_3 衍生物及 PDE-4 抑制剂。系统治疗以口服抗组胺药、免疫抑制剂、生物制剂等治疗为主。补充治疗以 NB-UVB 光疗、针对瘙痒的联合与特殊治疗、过敏原的特异性治疗、抗生素的使用为主。

中医认为本病多由禀赋不耐，胎毒遗热，外感邪气，饮食失调，致心火过盛、脾虚失运而发病。婴儿期以心火为主，为胎毒遗热，郁而化火，火郁肌肤而致。儿童期以心火脾虚交织互见为主，为心火扰神，脾虚失运，湿热蕴结肌肤而致。青少年和成人期，为病久心火耗伤元气，脾虚气血生化乏源，血虚风燥，肌肤失养而致。目前临床以心脾积热证、心火脾虚证、脾虚蕴湿证和血虚风燥证 4 种证型进行辨证论治，配合中医特色外治疗法疗效显

特应性皮炎

著。然而，特应性皮炎的异质性及中医辨证论治的个体性、多样性、不确定性特征，最终导致临床诊治的局限性、片面性，未能进行多维度的全面施治。因此，刘红霞教授认为运用中医"病－体－证"诊治模式对特应性皮炎进行全方位的诊治，值得进行研究探讨与推广应用。

中医的辨病历史要比辨证更为悠久，早在《黄帝内经》与《伤寒杂病论》中就有辨病论治的记载。特应性皮炎的辨病就是对其基本的、确定性特征的思考，比如"特应性皮炎、四弯风、奶癣及以年龄段分期"等这些具有高度概括本病基本特征的名称、概念、时间、部位及主症的内涵与相互关系就说明了这点。同时，以本病的基本表征进行见微知著、司外揣内的辨识，比如遗传特质、瘙痒、菌群失调、感染、皮肤屏障功能障碍、皮肤干燥、睡眠和情绪障碍的现代研究与中医病机的把握，为临床论治提供宏观的素材。临证时要树立皮肤本身就是完整的具有自身的解剖、生理、病理、免疫、代谢等生理功能与病理演变的观点。辨病论治也是中医专病专药使用的理论依据。因此，辨病论治能够保证治疗思想的稳定性和可把握性。

中医体质学说的现代医学内涵就是包括多基因遗传因素（先天禀赋）、环境因素影响（后天调养）的具有遗传倾向的疾病，特应性皮炎正属于此范畴。刘红霞教授强调临证时的体质辨识就是认为特应性皮炎与遗传性、易感性和反复发作性有关。临床结合辨病所获取的证素，在特应性皮炎无明显主症或病情的缓解期、稳定期时也可以辨体论治，防止复发。也是对特应性皮炎共患病患者进行中医辨证论治的指导。辨体是在强调得病的人，是基于整个人的整体层面，与中医辨证之间会有一定的取舍与新属性的发现。虽然体质是整体层面的状态，是长时间、持久性的，是比较稳定更易于把握的，但是如何进行调整也是具有挑战性的。刘红霞教授经常强调体质是证候产生的基础，不同体质对治疗的敏感性不同，通过辨别患者的体质类型，可进一步对疾病的发病原因、病变部位及疾病预后做出判别。辨体论治可以将中医治未病思想贯穿始终。

辨证论治是在中医理论指导下，将患者的症状、舌脉等进行分析、综合，对疾病当前阶段的病位与病性做出判断，最终概括为某种性质的"证"而进行论治的思维过程，是中医诊治疾病的主要特点。中医对特应性皮炎证型的共识是心脾积热证、心火脾虚证、脾虚蕴湿证和血虚风燥证4种证型基本可以囊括大部分患者的证候特点。但是，随着对特应性皮炎的深入研究和疾病的演变，以及中医本身存在的多种辨证模式，比如八纲辨证、阴阳辨证、五行辨证、脏腑辨证、卫气营血辨证、气血津液辨证、三焦辨证、六经辨证、经络辨证、皮损辨证等，加之特应性皮炎临床证素的多样性和中医强调的个体性特点，结合研究文献资料发现，报道的特应性皮炎的证型有数十种之多，因此，就出现了特应性皮炎以"多"对"多"的辨证模式。刘红霞教授主张在"辨病与辨体"为前提下的"治疗方法的层次性、多样性和动态化"的治疗层面的辨证思路，尤其是针对特应性皮炎发病机制的异质性、临床表现的多样性，应采取中医内、外治法进行灵活多变、综合施治的有效辨证治疗。对证型的确立始终保持审慎的态度。因为，证型的确立是需要经过长期、大样本、严格的临床观察与研究后才能确立的。刘红霞教授目前根据新疆的地域特点和特应性皮炎的临床表现，结合几十年的临床经验，初步认定在新疆地区存在"脾虚湿盛证""湿热蕴肤证""肝郁脾虚证"3种证型，目前仍在研究论证中。

三、脾虚湿盛证和肝郁脾虚证特应性皮炎的研究进展

（一）特应性皮炎中医体质、证型调查及与血清总 IgE、IL-4 和 TLR2 相关性研究

刘红霞教授团队于 2021 年 2 月 1 日至 2022 年 2 月 1 日对 124 例就诊于新疆医科大学附属中医医院皮肤科门诊及住院的 18～60 岁中重度特应性皮炎患者，进行了中医体质、证型调查及与血清总 IgE、IL-4 和 TLR2 相关性研究，特禀质、阳虚质、气郁质、阴虚质、平和质、气虚质、痰湿质、湿热质、血瘀质频数分别占比为 25.00%、14.51%、13.71%、12.10%、8.97%、8.97%、7.26%、5.65%、4.03%。湿热蕴肤证 20 例、脾虚湿盛证 45 例、血虚风燥证 21 例、肝郁脾虚证 38 例；分别占 16.13%、36.29%、16.94%、30.64%。提示不同年龄段体质分布存在差异。平和质、特禀质在低龄组患者中的占比分别为 90.90%、74.19%。四组证型血清总 IgE、IL-4、TLR2 水平与健康对照组比较，$P < 0.05$，差异有统计学意义。四组证型中肝郁脾虚证血清总 IgE、TLR2 水平最低，与湿热蕴肤证、脾虚湿盛证、血虚风燥证比较，$P < 0.05$，差异有统计学意义；肝郁脾虚证血清 TLR2 水平最低，与脾虚湿盛证、血虚风燥证比较，$P < 0.05$，差异有统计学意义；IL-4 水平在四组证型分布上无明显差异。详见表 1。

表 1　各组血清总 IgE、IL-4、TLR2 水平的比较（$\bar{x} \pm s$）

分组	IgE（ng/mL）	IL-4（pg/mL）	TLR2（pg/mL）
健康对照组	17.36 ± 11.87	0.31 ± 0.23	133.24 ± 364.18
湿热蕴肤证	93.74 ± 73.25[#*]	0.84 ± 0.82[#]	244.52 ± 534.47[#]
脾虚湿盛证	79.98 ± 57.55[#*]	0.65 ± 0.41[#]	476.05 ± 910.75[#*]
血虚风燥证	99.87 ± 52.03[#*]	1.48 ± 1.91[#]	1016.76 ± 1786.50[#*]
肝郁脾虚证	47.05 ± 30.79[#]	0.73 ± 0.70[#]	243.56 ± 674.61[#]
H 值	63.47	24.19	32.11
P 值	<0.001	<0.001	<0.001

注："#" 与健康对照组比较，$P < 0.05$；"*" 与肝郁脾虚证比较，$P < 0.05$。

　　研究发现 124 例成年人中重度特应性皮炎患者体质频数排名较前的依次为特禀质、阳虚质、气郁质、阴虚质；不同年龄体质分布不同。证型频数排名较前的分别为脾虚湿盛证、肝郁脾虚证；性别、疾病严重程度、体质对证型分布均有影响。124 例成年人中重度特应性皮炎患者年龄和病程跨度较大，发病主要以夏秋两季，多数伴有过敏性鼻炎个人史或家族史。实验室指标方面，血清总 IgE、IL-4、TLR2 参与特应性皮炎发病，不同证型血清总 IgE 和 TLR2 存在差异，IL-4 无明显差异，血清总 IgE 与疾病严重程度呈正相关，可根据血清总 IgE 判断特应性皮炎疾病严重程度。

（二）加味逍遥散对肝郁脾虚证特应性皮炎患者肠道菌群及 TSLP、IL-4 的影响

　　新疆地处西北，年降水量少，气候干燥，燥邪伤津耗气，更易伤及脾肾；冬季漫长，饮食以肉食为主，易生湿化热，伤及脾胃，加之患者忍受着剧烈瘙痒、久治不愈的皮疹，严重影响其心理健康，易致情志失调，出现肝失疏泄，肝木克脾土，加重脾失健运的程度，气血生化乏源，血虚肌肤失养，而致皮肤肥厚干燥、病情反复，日久不愈。刘红霞教授通过长期临床观察发现新疆地区的成人特应性皮炎患者中肝郁脾虚证者居多。据此，刘红霞教授提出"肝郁脾虚证"，并针对该证型运用加味逍遥散加减进行治疗，在临床上取得良好的疗效。

　　同时，根据"肠－脑－皮肤轴"学说，结合肠道菌群异常与特应性皮

炎相关性的研究进展。比如肠道菌群一方面诱导免疫反应，引起局部炎症；另一方面参与调节人体的情绪、认知和睡眠，这与肝郁脾虚证特应性皮炎患者既有皮肤问题，又有情绪障碍问题的临床表现具有关联性。刘红霞教授团队基于"脑－肠－皮肤轴"的学说，目前正在进行加味逍遥散对肝郁脾虚证特应性皮炎患者肠道菌群及 TSLP、IL-4 的影响作用的临床研究。

四、病案举例

边某，男，13 岁。2019 年 4 月 16 日初诊。

主诉：全身皮肤起红斑、丘疹、干燥伴瘙痒 10 年，加重 3 个月。

现病史：患者自述及父亲代述，10 余年前颜面、四肢皮肤出现散在红斑、丘疹，至当地医院就诊，考虑"过敏"，予医院自制药膏外用及抗过敏药物口服，可短期控制病情，但易反复发作，皮疹逐渐泛发全身，皮肤干燥、剧烈瘙痒，至多家医院就诊，诊断为"特应性皮炎"，曾予复方甘草酸苷片、西替利嗪片、脾氨肽口服冻干粉、清风止痒丸等药物口服，外用多家医院自制药膏，用药期间皮疹控制尚可，停药后易反复，故来我科就诊。

刻下症：患者平素少气懒言，极易出汗，纳差，小便调，大便黏腻不畅，夜寐尚安，舌淡红、舌体胖大、边有齿痕、苔薄白腻，脉滑。

查体：全身皮肤干燥、粗糙明显，躯干、四肢皮肤见广泛米粒至蚕豆大小红色斑疹、丘疹及部分丘疱疹，可见糜烂结痂，双腕、双肘及腘窝部见鸡蛋大小暗红、褐色斑疹及斑块，其上可见少许皮屑，部分皮疹呈苔藓样变，有明显暗褐色色素沉着斑，间见明显线状抓痕。

西医诊断：特应性皮炎。

中医诊断：四弯风。

中医辨体：特禀质合并气虚质。

中医辨证：脾虚湿盛证。

治法：健脾除湿、解毒止痒。

方剂：除湿止痒汤加减。

药物组成：白鲜皮 10 g，刺蒺藜 9 g，关黄柏 10 g，苦参 9 g，生地黄 15 g，牡丹参 10 g，炒薏苡仁 15 g，茯苓 10 g，炒白术 10 g，党参 10 g，马齿苋 15 g，连翘 15 g，鸡内金 10 g，泽泻 10 g，炙甘草 6 g。7 剂，水煎口服，早晚各 1 次，200 mL/次，饭后温服。

外治法：配合除湿止痒方（外洗 1 号）在躯干、四肢行湿渍疗法，日 2

次，再予黄连膏外用，以清热解毒除湿、润肤止痒，日2次。

二诊：用药后，患者全身红斑疹部分消退，躯干、四肢可见暗红色斑，双腕、双肘及腘窝部斑块较前变薄，其抓痕、结痂消退，未见新出皮疹，全身皮肤干燥缓解，舌淡红胖嫩，苔薄白，脉细滑。湿邪渐去，脾虚尚存，治法改为健脾益气、解毒止痒，方选参苓白术散加减。药物组成：党参10 g，山药10 g，茯苓10 g，丹参10 g，马齿苋15 g，连翘15 g，生地黄15 g，淡竹叶6 g，莲子心4 g，泽泻10 g，丹皮10 g，鸡内金10 g，制远志10 g，炙甘草6 g。7剂，水煎口服，早晚各1次，200 mL/次，饭后温服。外治同前。

三诊：上方中药口服7剂，继续局部中药溻渍、外擦黄连膏后，躯干大部分红斑、丘疹、丘疱疹已干涸消退，双腕、双肘及腘窝部肥厚皮损明显变薄，全身皮肤较前润泽，瘙痒明显减轻。舌淡红胖嫩，苔少，脉细。患者目前湿邪明显已消，但皮疹、舌脉提示患者津液不足故前方中药基础上加强滋阴、养血、消食之效。药物组成：党参、山药、茯苓、炒白术、丹参、炒神曲、焦山楂、炒麦芽均10 g，马齿苋15 g，生地黄15 g，莲子心3 g，泽泻10 g，牡丹皮10 g，南沙参15 g，制远志10 g，炙甘草6 g。此方口服14剂后，患者皮疹大部分消退，皮肤较前明显润泽，无瘙痒不适。嘱患者注意饮食宜忌，继续口服参苓白术散以巩固疗效，改善气虚体质，坚持外用润肤剂维护皮肤屏障。

按语：患儿皮疹为红斑、丘疹、丘疱疹、斑块，部分有糜烂、结痂，时感乏力，皮肤干燥、脱屑，病程10年之久，湿邪困阻中焦，治宜健脾除湿、解毒止痒，方选刘红霞教授经验方除湿止痒汤加减。方中白鲜皮、刺蒺藜性味苦辛，共奏清热燥湿、祛风止痒、解毒之效，为君药。关黄柏、苦参、生地黄、丹参味苦，性寒，四药为臣，加强清热解毒燥湿之力。薏苡仁、茯苓、炒白术、党参味甘性平为佐，旨在健脾利湿。马齿苋气味酸寒无毒，为臣药，加强清热除湿止痒之力，且有收敛渗湿之功；连翘清热解毒、软坚散结，疗痈疽瘰疬之病，擅消肿排脓之长。泽泻利水渗湿泄热，醋鸡内金以消食导滞，炙甘草调和诸药。全方共奏健脾除湿、解毒止痒之功。二诊湿邪渐去，皮疹大部分消退，中病即止，但脾胃虚弱，改以扶正祛邪为主，治宜健脾益气、解毒止痒，方选参苓白术散加减。三诊诸症已明显减轻，舌脉提示津液亏损不足，系祛湿伤阴所致。患儿不欲饮食，加炒神曲、焦山楂、炒麦芽以消食导滞，南沙参以滋阴祛湿。刘红霞教授在患者二诊、三诊中均用莲子心与制远志以清心安神，解郁助眠，这是根据特应性皮炎具有影响睡眠和导致情绪障碍进行辨病施药，患儿虽未诉夜寐不安之症，但不可忽视本病的致病特点与患儿未能觉察眠而不安的隐患，医者不能不察。待病愈后，嘱患者注意饮食忌生、冷油腻之物，不宜过饱，继续口服参苓白术散以巩固疗效，改善气虚体质。配合除湿止痒外洗方继续进行躯干、四肢湿渍疗法以清热余毒、除湿止痒，黄连膏外用以清热解毒，润肤止痒。

五、临床实践感悟

本病例充分体现刘红霞教授治疗特应性皮炎"辨病－辨体－辨证"的诊疗思维过程。根据病史、皮损部位及特点，病属中医之"四弯风"病。自幼发病，反复发作，体虚易出汗，结合体质特点，体属"特禀质合并气虚质"，其中特禀质属先天因素所致，不易改变，气虚质为后天失养所致，需予以调理。根据皮损、饮食、二便、舌苔、脉象等证素，应用脏腑辨证结合皮损辨证，认为证属新疆地区特有的"脾虚湿盛证"，故制定"健脾除湿、解毒止痒"之法，先后采用"除湿止痒汤"加减以祛当下之湿邪，中病即止。随后即用"参苓白术散"以顾护脾胃，健脾以祛湿，但仍有祛湿伤阴之过，立即予以滋阴以补津液，此乃新疆地区外燥内湿的地域特征所致，故在治疗中必须考虑因地制宜，以防药过伤人，同时区分脾虚湿盛证之湿邪与痰湿、湿热体质之湿邪的不同，临证需以仔细甄别与体会。同时，刘红霞教授在儿童及青少年特应性皮炎患者的诊疗中，非常注重消食导滞药物的使用，意在健脾助运的同时要使气血运化有源，且有健脾强胃之效，最终使水谷精微运化，气血输送至肌肤，肌肤得以濡养，减少复发。临床上刘红霞教授还强调万不可忽视四弯风的心火与肝郁对心神扰乱所致的夜寐不安和情志异常的发病特点，要将泻心安神与疏肝解郁贯穿始终，这就是对辨病的把握。最后，嘱患者平时注意饮食宜忌，易发季节口服参苓白术散以调理后天失养所致的气虚体质，使正气存内，邪不可干，减少特禀质所致的各种外邪侵袭，符合现代医学治疗本病之消除诱发和（或）加重因素、减少和预防复发的目的。

高如宏论治特应性皮炎

高如宏，现任宁夏回族自治区中医医院暨中医研究院主任医师，硕士研究生导师，国家中医药管理局重点学科宁夏回族自治区中医医院暨中医研究院皮肤科学术带头人，第五、第六、第七批全国老中医药专家学术经验继承工作指导老师。先后获"全国中医优秀临床人才""全国名老中医药专家传承工作室专家""全国名中医""全国中医药杰出贡献奖"称号。高教授从事中医临床、科研、教学工作40余载，一直致力于皮肤病的中西医临床防治和应用研究，尤其对皮炎湿疹类、免疫大疱性、红斑鳞屑性、色素障碍性疾病有独到认识。提出诊治皮肤疾病"安外固里首治肺""皮胃相关疴疾多""金水相生愈沉疴"等学术观点。

一、高如宏对特应性皮炎的认识

特应性皮炎是一种慢性、复发性、炎症性皮肤疾病，由于其发病与遗传、环境等因素密切相关，故临床又称之为异位性皮炎、遗传过敏性湿疹、特应性湿疹等。根据长期临床实践观察，其临床基本特征有五：一是家族成员遗传倾向，其过敏性疾病史是引发本病的重要危险因素；二是婴儿期发病，缠绵迁延终身，年龄段不同则临床表现迥异；三是患者免疫异常、皮肤屏障功能障碍、皮肤炎症浸润等因素是其发病的重要环节；四是实验室检测血清 IgE 和外周血嗜酸性粒细胞往往升高；五是皮肤干燥、剧烈瘙痒、慢性湿疹样皮疹为主要临床表现。中医古籍未曾明确记载特应性皮炎，但"奶癣""胎疮""四弯风""湿疮"这些疾病的特征都与特应性皮炎极为相似。如《外科正宗》载："奶癣，儿在胎中，母食五辛，父餐炙搏，遗热于儿，生后头面遍身发为奶癣，流脂成片，睡卧不安，瘙痒不绝。"《医宗金鉴》云："胎疮，生婴儿头顶，或生眉端，又名奶癣。痒起白屑，形如癣疥。由胎中血热，落草受风缠绵，此系干敛；有误用烫洗，皮肤起粟，瘙痒无度，黄水浸淫，延及遍身，即成湿敛。"《外科大成》曰："四弯风生于腿弯、脚弯，一月一发，痒不可忍，形如风癣，搔破成疮。"主要由家族遗传易感、素体禀赋不耐、肺脾肾虚损，加之外感六淫、饮食不节、情志失调、生活方式改变导致。儿孕胎中，母食五辛炙搏，酿生湿热，遗热于儿；小儿脏腑娇嫩，形气虚弱，稚阳未充，稚阴未长，禀赋不耐，损脏酿邪；先天不足，脏腑虚损，脾虚则气血生化乏源、易虚易实、聚湿生痰化热，肺损则卫外不固、易感外淫、郁遏肌肤，肾亏则精弱血少、生风化燥、疾病缠绵迁延。正如《温病条辨解儿难》言："脏腑薄，藩篱疏，易于传变；肌肤嫩，神气怯，易于感触。"概言之，先天不足、禀赋不耐是特应性皮炎发病的基础，风、湿、热毒是特应性皮炎的病理关键，湿、毒、燥、虚贯穿疾病的全过程，肺、脾、肾之虚实寒热决定病位深浅，病情进退，病势趋向。

二、高如宏论治特应性皮炎

本病通常初发于婴儿期，1 岁前发病者约占全部患者的 50%，并呈慢性经过，临床表现多种多样。根据其不同年龄段的临床表现，临床分为婴儿期（出生至 2 岁）、儿童期（>2~12 岁）、青少年与成人期（>12~60 岁）和老年期（>60 岁）4 个阶段。婴儿期皮损多分布于两颊、额部和头部，皮疹以急性湿疹表现为主，之后逐渐延发至四肢伸侧；儿童期多由婴儿期演变而来（部分可不经过婴儿期发生），皮损多分布于面颈、肘窝、腘窝和小腿伸侧，皮疹以亚急性和慢性湿疹表现为主，且干燥肥厚，明显苔藓样变；青少年与成人期的皮损多分布于肘窝、腘窝、颈前等部位，躯干、四肢、面部、手部也可累及，皮疹以亚急性和慢性皮炎表现为主，大部分呈干燥、肥厚性皮炎损害，部分表现为痒疹损害；老年期皮损多分布于头部、两颊、额部、颈前、躯干、肘窝、腘窝和小腿伸侧，皮疹通常严重而泛发，可见局限性干燥损害、浸润肥厚、苔藓样变、皲裂、抓痕、血痂、色素沉着。为此，临证须紧扣异质性、不同阶段、剧烈瘙痒、皮肤干燥和多样性皮疹的特点，明辨证候，确立病机，据理析证，精准立法，制方遣药。

治病必求于本，特应性皮炎当注重从肺、脾、肾论治。肺为华盖，主一身之表，在体合皮，其华在毛，乃外邪入侵之门户。饮食水谷精微剽悍滑利者化生为卫气，在肺之宣发肃降作用下而输精于脉外、布散周身皮肤腠理，以温煦肌肉、充养皮肤、滋润腠理、司汗孔开合，达卫护肌表、抵御外邪之功。小儿脏腑娇嫩，肺常不足，形气未充，肌肤不密，若肺气虚弱，一则肺气失宣，卫表不固，抵御外邪侵袭的屏障受损，外邪易侵，而致皮毛不荣、瘙痒斑疹、憔悴枯槁；二则肺失肃降，水液精气失于输布，无以温养润泽皮毛、调节腠理开合，俾皮肤毛窍干燥、粗糙皲裂、瘙痒脱屑、排泄失常，水

特应性皮炎

液停聚，成饮生痰，丘斑痒疹、浸润肥厚、苔藓样变。脾主运化，为气血生化之源，饮食水谷精微有赖脾之运化，转化为精、气、血、津、液布散周身、灌溉四旁，内养五脏六腑，外养肢骸肤腠。若后天化源匮乏，则气血虚少，皮肤失养，致皮肤干燥、皲裂脱屑、剧烈瘙痒；脾失运化，外湿易感，内湿丛生，水液代谢失调，水湿停滞，聚集生湿、成痰、酿饮，泛溢肌肤而发丘疹、斑疹、浸渍、糜烂、浸润肥厚、瘙痒无度、屈侧受累，侵入经络则瘰疬痒疹、皮肤粗糙如革。诚如《幼科概论》言："湿由脾气虚弱，不能运化以行水，水性凝滞不动，日久腐化，转侵脾土，以成种种湿症之象也。其症象面色暗白，皮肤粗糙不润……均为脾湿症也""如四肢身体面部等处，生有癣及湿疮，是脾湿外出，湿气散化之象"。小儿脾常不足，加之喂养和生活方式不当，脾胃易为饮食等所伤，失于健运，而致脾虚湿蕴泛溢肌肤，出现多种多样的皮疹损害。肾为脏腑阴阳之本、生命之源，主藏精、生长、发育、生殖和水液代谢。肾所藏精气是构成人体的基本物质，也是人体生长发育及各种功能活动的物质基础。肾精充盛，则发育良好，肤腠致密，皮毛荣华，可有效预防一些先天性疾病、生长发育不良、生殖功能低下，并对治疗诸多难治性疾病都有重要意义；肾精衰弱，易致先天不足、胎传遗毒、禀赋不耐之疾；并见血虚津少，皮肤失养，而致干燥脱屑、粗糙皲裂、剧烈瘙痒；肾精不足，其温煦、推动、气化功能失职，机体水液代谢失调，水湿停滞，聚集生湿、成痰、酿饮，泛溢肌肤而发丘斑粟疹、浸渍糜烂、浸润肥厚、瘙痒无度、屈侧受累，侵入经络则瘰疬痒疹、皮肤粗糙如革。如《素问·水热穴论》云："肾者，胃之关也，关门不利，故聚水而从其类也。上下溢于皮肤，故为胕肿。"《张聿青医案》载："金水相生，肺合皮毛，毫有空窍，风邪每易乘入，必将封固密，风邪不能侵犯。谁为之封，谁为之固哉？肾是也。"临证中，针对老年期、成人期患者和血虚风燥、湿毒蕴结之证，病情迁延，反复发作，皮肤肥厚、粗糙干燥，大量脱屑，瘙痒剧烈者，治以补肾，或在应证方药中加入地黄、何首乌、菟丝子、蛇床子、露蜂房等品，往往收到显著效果。诚所谓"补肾，阳光一出，阴霾四散"。

鉴于上述发病特征与临证特点，辨证施治常分为4个阶段。

1. 胎孕遗热：多见于婴儿期。皮损多分布于两颊、额部和头部，皮疹以浸润性鲜红色斑疹、粟粒样丘疹、丘疱疹为主，兼见水疱和渗出，渗液干涸结为橘黄色厚痂，剥去痂片基底潮红糜烂，瘙痒烦躁，舌质红，苔少，指纹色紫。治以清热解毒、利湿止痒之法，方予四心导赤散加减，药用连翘心、栀子心、竹叶心、黄连、生地黄、玄参、苍术、薏苡仁、山药、蝉蜕、甘草，水煎温服。外用黄连散、金黄散、复方黄柏液局部调搽。

2. 湿热蕴结证：多见于儿童期。皮损多分布于面颈、肘窝、腘窝和下肢伸侧，皮疹以丘疹、丘疱疹、疱疹多见，兼见融合成片，轻度浸润，或干燥肥厚，部分苔藓样变，剧烈瘙痒，舌质红，苔薄黄，脉濡数。治以清利湿热、化浊止痒为法，方予萆薢渗湿汤加减，药用苍术、薏苡仁、黄柏、黄芩、金银花、连翘、生地黄、地肤子、滑石、白术、甘草，水煎温服。外用黄连膏、黑豆溜油膏、祛湿膏局部调搽。

3. 脾虚湿蕴证：多见于成人期和各型缓解期。皮损多分布于面颈、口周、躯干和四肢屈侧、肘窝、腘窝部，皮疹以丘疹、斑疹和不规则斑块为主，呈亚急性或慢性湿疹样表现，肥厚粗糙，苔藓样变，色素沉着，抑或四肢伸侧丘疹样结节，瘙痒无度，舌质淡红，舌体胖嫩、边有齿痕，舌苔白腻，脉缓滑。治以健脾渗湿、通络止痒为法，方予除湿胃苓汤加减，药用党参、苍术、厚朴、陈皮、白术、茯苓、猪苓、泽泻、桂枝、蛇床子、当归、炙甘草，水煎温服。外用黑豆溜油膏、祛湿膏、苍术膏局部调搽。

4. 血虚风燥证：多见于老年期和各型缓解期。皮损多分布于面颈、躯干、肘窝、腘窝部和下肢伸侧，皮疹以干燥、肥厚、苔藓样变为主，境界不清，兼见粗糙、皲裂、脱屑，瘙痒剧烈，夜间尤甚，搔抓后可见白色划痕征或血痂，舌质淡红，苔少，脉细数。治以益肾养血、润燥止痒为法，方予琼玉膏加味，药用菟丝子、干地黄、当归、白芍、何首乌、党参、茯苓、山药、露蜂房、蝉蜕、炙甘草，水煎温服。外用苍术膏、白及膏、甘草油局部调搽。

鉴于本病多发于婴儿期，临床辨证施治时，须高度重视患儿禀赋不耐、特禀体质、脏腑娇嫩、形气未盛、稚阳未充、稚阴未长这些生理特点，用药切忌大苦大寒和大辛大热之品，外用药物避免腐蚀刺激之品，以免易虚易实、易寒易热，致病情辗转复杂。对于所有患者，均须加强疾病全程管理，积极消除诱发和加重疾病因素，减少和预防复发，减少或减轻合并症；科学普及正确的沐浴方法，正确使用保湿润肤剂；教育患者避免各种机械、化学物质刺激，减弱外源性不良因素刺激，穿着宽松舒适，有效控制搔抓和环境中的致敏物，禁饮酒、食辛辣食物，规律生活，保持精神愉悦，避免劳累，以提高生活质量。

三、病案举例

病例1：李某，男，3岁。2021年5月14日初诊。

主诉：面颈、躯干、四肢部皮肤起红斑、丘疹、疱疹，伴瘙痒2年余。

现病史：患儿出生3个月余面颊、口周和额部出现红色斑丘疹，时轻时重，久治未愈。近1个月来皮疹迅速增多，且红肿浸渍，哭闹不安，故就诊于案下。

刻下症：患儿两颊、头额和颈部泛发鲜红色斑疹、丘疹和丘疱疹，兼见水疱和渗出，基底潮红糜烂，烦躁不安，舌质红，苔少，指纹色紫。

追问病史其父患有过敏性鼻炎10年余。

西医诊断：特应性皮炎。

中医诊断：四弯风。

辨证：胎孕遗毒，湿热蕴结。

治法：清热解毒，利湿止痒。

方剂：四心导赤散合泻黄散加减。

药物组成：连翘心6g，栀子心6g，竹叶心2g，黄芩6g，生地黄6g，薏苡仁10g，茯苓6g，苍术3g，白芷3g，蝉蜕3g，甘草2g。7剂，日1剂，水煎分2次温服。

外治法：糜烂渗出部位予复方黄柏液局部敷搽，每日3次；其他部位用马齿苋30g煎水调黄连散局部外搽，每日2次。

二诊：用药7日，头、面、颈部水疱、糜烂渗出全部消退，红肿明显缓解，面颊、口周和颈部斑丘疹、丘疹逐渐减退，未及新发皮疹，但见患儿不时搔抓，烦躁哭闹，纳可，二便调。舌质红，苔薄黄，指纹紫红。治同前法，内服予上方去茯苓，加牡丹皮5g，再进7剂，煎服同前。继用马齿苋30g煎水调黄连散局部外搽，每日2次。

三诊：病史同前，患儿两颊、头额和颈部斑丘疹、丘疹基本消退，部分皮疹可见少量鳞屑，色素沉着，瘙痒减缓，精神佳，纳可，大小便调。舌质淡红，苔薄黄，指纹红。治以前法，方同二诊，再进7剂。外用蛋黄油局部搽敷，每日2次。

按语：患儿出生三月发病，且病重面广。《素问·生气通天论》载："因于湿，首如裹。"《素问·至真要大论》曰："诸痛痒疮皆属于心。"故选用四心导赤散清热解毒，合泻黄散以利湿止痒。方中连翘心、栀子心为君，气味芳香，为轻清之品，可透热转气，既清热解毒、疏散风热，又具芳香避秽之功；臣以竹叶心、黄芩清热除烦、清上焦热毒、引药上行，四药合用，共达辛凉透表、清热解毒之效。佐用生地黄清热凉血、滋养阴血，复已失之阴血；佐以苍术健脾利湿，以充气血；蝉蜕疏风清热止痒；使以甘草解毒安中，健脾益气。二诊时红肿缓解，丘疹减退，但烦躁较著，故加牡丹皮清心凉血，兼以散瘀消斑，清透肌肤余热。三诊皮疹消退，继服七剂得以收功。本案辨治立法确切，圆机活法。

病例2：马某，女，6岁。2021年8月9日初诊。

主诉：全身泛发红色斑疹、丘疱疹，伴瘙痒2年余，加重2周。

现病史：患儿2年前无明显诱因突然全身多处发生红色丘疹、丘疱疹、疱疹，部分融合成片，浸润渗出，剧烈瘙痒，以面颈、肘窝、腘窝和下肢伸侧尤甚，在当地三甲医院确诊为特应性皮炎，先后予以醋酸泼尼松、西替利嗪等口服以抗炎、抗过敏治疗，外用0.03%他克莫司软膏局部搽敷，症状缓解。2周前，患儿面颈、躯干部又新发红色丘疹、丘疱疹、剧烈瘙痒就诊于案下。

刻下症：患儿面颈、躯干部泛发红色丘疹、丘疱疹，肘窝、腘窝和下肢伸侧原发皮疹处复见融合性斑片，可见抓痕、浸渍、渗出、血痂，部分皮损干燥脱屑，轻度苔藓样变，烦躁好动，纳可，二便常，舌质红，苔薄黄，脉滑数。

追问病史其父患有泛发性湿疹8年余，患儿平素易于感冒。

西医诊断：特应性皮炎。

中医诊断：四弯风。

辨证：湿热蕴结。

治法：清利湿热，宣通止痒。

方剂：甘露消毒丹加减。

药物组成：茵陈6 g，黄芩6 g，连翘6 g，川木通3 g，滑石10 g，薏苡仁10 g，栀子3 g，生地黄10 g，炒白术10 g，地肤子10 g，生甘草3 g。7剂，日1剂，水煎分2次温服。

外治法：丘疹和丘疱疹部位予黄连膏外搽，每日2次；渗出部位用马齿苋30 g煎水调黄连散局部外敷，每日2次；皮损干燥、苔藓样变部位以5%黑豆溜油膏局部外搽，每日2次。

二诊：用药7日，面颈、躯干部丘疹、丘疱疹和浸渍渗出逐渐消退，瘙痒缓解,未见新发皮疹;肘窝、腘窝和下肢伸侧原发皮疹处干燥、脱屑、抓痕、血痂趋于缓解,但见患儿仍感烦躁好动,纳可,二便调。舌质红,苔薄黄,脉滑。治同前法,内服予上方去川木通、地肤子,加牡丹皮 6 g,川芎 3 g,再进 7 剂,煎服同前。继用黄连膏和 5% 黑豆溜油膏局部外搽,每日 2 次。

三诊:病史同前,患儿面颈、躯干部丘疹、丘疱疹基本消退,部分皮疹可见少量鳞屑,色素沉着,瘙痒缓解,精神佳,纳可,大小便调。舌质淡红,苔薄黄,脉弦滑。治拟前法,方同二诊,再进 7 剂。外用 5% 黑豆溜油膏局部搽敷,每日 2 次。

按语:患儿幼时发病,值暑热反复加重,综合其病史,多由禀赋不耐,脏气虚弱,精气失充,屏障失固,复感暑湿之邪,郁遏肌肤而酿疹发斑。遵《素问·至真要大论》所言"诸湿肿满,皆属于脾"及"湿淫于内,治以苦热,佐以酸淡,以苦燥之,以淡泻之"治法,并综合《景岳全书》"治湿之法,古人云,宜理脾、清热、利小便为上"之经验,故用甘露消毒丹以清热利湿、解毒止痒。方中滑石利水渗湿,清热解暑,两擅其功;茵陈善清利湿热而退黄;黄芩清热燥湿,泻火解毒。三药相合,正合湿热并重之病机,共为君药。川木通清热利湿通淋,导湿热从小便而去,以益其清热利湿之力。热毒上攻,故添连翘、栀子、生地黄、生甘草清热除烦,凉血解毒。湿热为患,地肤子清热利湿,祛风止痒。患儿年幼,当时刻顾护后天之本,以炒白术、薏苡仁顾护脾胃正气兼以燥湿利水,减少皮疹渗出。二诊时浸渍渗出消退,未见新发皮疹,故加牡丹皮、川芎活血行气,清透肌肤余热。三诊皮疹消退,继服七剂得以痊愈。

病例 3:赵某,男,10 岁。2021 年 9 月 18 日初诊。

主诉:全身泛发不规则暗褐色斑块状皮疹 9 年余,伴剧烈瘙痒。

现病史:患儿出生 5 个月时无明显诱因头面、口周、颈部、躯干、四肢部泛发红色丘疹、斑丘疹、疱疹,瘙痒无度,历经当地和外地医院就诊,诊断为"特异性皮炎",口服和外用药物(具体药物、剂量不详)治疗,症状明显缓解,但不时反复辗转,极为痛苦。1 个月前复见新发皮损,故就诊于案下。

刻下症:患儿四肢屈侧、肘窝、腘窝部密集分布红色斑疹、丘疹、疱疹,部分渗出糜烂覆以黄痂,颈部、躯干部皮损肥厚、苔藓样变,头面、口周皮肤增厚,色素沉着,四肢伸侧可见粟粒样丘疹结节,形体瘦弱,纳差,大便黏。舌质淡，苔白腻，脉滑。

追问病史其母亲患有过敏性哮喘和过敏性鼻炎病史。

西医诊断：特应性皮炎。

中医诊断：四弯风。

辨证：脾虚湿蕴。

治法：健脾渗湿，通络止痒。

方剂：除湿胃苓汤加减。

药物组成：炒苍术 10 g，厚朴 6 g，紫苏梗 6 g，炒白术 10 g，茯苓 10 g，泽泻 6 g，桂枝 6 g，蛇床子 10 g，川芎 5 g，炒槟榔 6 g，炙甘草 3 g。7 剂，日 1 剂，水煎分 2 次温服。

外治法：丘疹和丘疱疹部位予黄连膏外搽，每日 2 次；苔藓化部位以 5% 黑豆溜油膏局部外搽，每日 2 次；皮损干燥、脱屑部位予苍术膏油调局部外搽，每日 2 次。

二诊：用药 7 日，四肢屈侧、肘窝、腘窝部斑疹、丘疹、丘疱疹和浸渍渗出基本消退，瘙痒缓解，未见新发皮疹；头、面、颈、躯干部皮损干燥、脱屑、肥厚明显好转，四肢伸侧丘疹结节渐转平复，纳可，二便调。舌质淡红，苔白，脉滑。治同前法，内服予上方去炒槟榔、蛇床子，加炒神曲 6 g，当归 6 g，再进 7 剂，煎服同前。外治继用黄连膏、5% 黑豆溜油膏、苍术膏油调局部外搽，每日 2 次。

三诊：病史同前，患儿四肢屈侧斑丘疹全部消退，头、面、颈、躯干部皮肤干燥，可见色素沉着，瘙痒缓解，精神佳，纳可，大小便调。舌质淡红，苔薄白，脉弦滑。治以前法，方同二诊，再进 7 剂。外用苍术膏油调局部搽敷，每日 2 次。

按语：本案诚如《温病条辨·解儿难》所言"小儿脏腑薄，藩篱疏，易于传变；肌肤嫩，神气怯，易于感触"之特点，加之患儿病程日久，形体消瘦，脾胃虚弱，后天乏本，升清与运化功能失职，故遵《素问·藏气法时论》中"脾苦湿，急食苦以燥之"之旨，予除湿胃苓汤温燥除湿、健脾止痒。方中炒苍术、厚朴燥湿运脾、行气和胃；炒白术、泽泻、茯苓健脾助阳、化气利水渗湿；桂枝、紫苏梗温阳理气，助水湿运化；川芎、炒槟榔活血散瘀兼行气，气行则助水运，再益蛇床子燥湿祛风止痒，炙甘草补脾益气，调和诸药。二诊患儿湿邪渐去，故加炒神曲、当归以健脾和胃，养血通经。三诊皮疹逐渐消退，再进七剂得以痊愈。患儿脾失运化，脾胃相关皮肤

特应性皮炎

疾病多，在治疗过程中，但见脾虚湿蕴之形体瘦弱，纳食差，大便溏，舌质淡，苔白腻，脉滑者，用除湿胃苓汤加减治疗，临床多获良效。

病例4：郭某，男，17岁。2021年11月16日初诊。

主诉：全身泛发斑疹、丘疹伴瘙痒16年，干燥、脱屑、皲裂6年余。

现病史：患者自1岁时即头面、颈项、躯干、四肢部泛发"湿疹"，经多方治疗，病情时轻时重，辗转迁延。近6年来，斑丘疹时有发生，但皮肤干燥、粗糙、脱屑、瘙痒剧烈，瘙痒夜间尤甚，一直外用0.1%他克莫司软膏局部搽敷，效果不显，故就诊于案下。

刻下症：患者面部和躯干部皮肤干燥、粗糙、轻度脱屑，色素沉着，口周色白、覆糠状细屑，颈部、四肢伸屈侧皮肤对称性增厚、苔藓样变，伴抓痕、血痂，形瘦体弱，毛发稀疏，饮食常，二便调，舌质淡红，舌体胖大、边有齿痕，苔薄白，脉细缓。

其父素有过敏性鼻炎病史多年。

西医诊断：特应性皮炎。

中医诊断：四弯风。

辨证：血虚风燥。

治法：滋阴养血，润燥止痒。

方剂：琼玉膏加味。

药物组成：党参12 g、炙黄芪30 g、当归12 g、白芍12 g、熟地黄12 g、制何首乌12 g、菟丝子30 g、山药15 g、露蜂房12 g、防风12 g、炙甘草6 g。7剂，日1剂，水煎分2次温服。

外治法：四肢伸曲侧用10%苍术膏局部外搽，每日2次（皮损肥厚处给予封包1次/日）；面、颈、躯干部予白及膏油调局部外搽，每日2次；口周予甘草油调搽，每日2次。

二诊：用药7日，面部、躯干部鳞屑减少，皮肤转润，口周鳞屑减退，颈部、四肢伸屈侧皮肤抓痕、血痂消退，周身未及新发皮疹，但患者自觉夜间皮肤瘙痒，时感烦躁，纳可，二便调。舌质淡红，舌体胖大、边有齿痕，苔薄白，脉细缓。治同前法，内服予上方去防风，加蝉蜕10 g，再进7剂，煎服同前。外用药物与方法同上。

三诊：病史同前，患者两颈、躯干、四肢部鳞屑消退，皮肤转润，部分皮损色素沉着，瘙痒明显减缓，精神佳，纳可，大小便调。舌质淡红，舌体胖大、边有齿痕，苔薄白，脉细。治以前法，方同二诊，再进7剂。外用白及膏油调外搽余部，每日2次。

按语：肺之合皮，其荣毛也；宣发卫气，输精皮毛；肺气宣肃，则卫气、津液充沛，以温养润泽皮毛，使皮毛坚、腠理密，抵御外邪侵袭。肾为阴阳之本，滋润温煦脏腑器官；肾精充盛，则发育良好，肌肤荣华，筋骨强健；肾精不足，则影响生长发育。患者病久迁延，耗气伤血，肌肤失养，失润化燥，血虚生风，则生痒癣。遵《疡科心得集》中"阴虚者，邪必凑之"的经验，故予养血润燥、息风止痒之琼玉膏。方中党参、炙黄芪健脾益气；当归、白芍补血活血、养血柔肝；熟地黄、制何首乌、菟丝子、山药补肝肾、益精血、益气养阴；露蜂房、防风祛风止痒；炙甘草调和诸药。二诊皮损转润，入蝉蜕血肉有情之品，以增强疏风清热止痒之力。三诊皮损消退，瘙痒减缓，继服七剂得以收功。

闫小宁教授分期辨治四弯风经验总结

闫小宁教授，中央组织部"西部之光"访问学者，陕西省特支计划科技创新领军人才，享受国务院政府特殊津贴及"三秦学者"特殊津贴，国家中医药管理局"十二五"重点专科、国家临床重点专科、陕西省重点学科负责人，陕西省中医皮肤病临床医学研究中心主任、陕西省中医医院皮肤病院院长、陕西省中医药研究院皮肤病研究所所长。闫教授临证20余载，对带状疱疹、银屑病、特应性皮炎、神经性皮炎、湿疹、荨麻疹等常见皮肤疾病的诊疗有深刻的见解，临床重视四弯风初期湿热、中期脾虚、后期发展为血虚的基本病因病机，提出要根据患者皮损发展的不同阶段进行辨病、辨证。

一、分证辨治四弯风

中医学认为本病由先天禀赋不足，胎毒遗热，热郁肌肤而致；或由后天饮食不节、喂养失当导致脾失健运，复感风、湿、热毒，邪毒蕴结肌肤而致；反复发作、迁延日久或后天情志内伤，可致脾虚，气血生化乏源，阴血、元气耗伤，则血虚风燥，肌肤失养，亦可出现脏腑功能紊乱、气血阴阳失调、肌肤脉络瘀阻、气血瘀滞等寒热虚实错杂之证。临床上一般分为湿热

特应性皮炎

蕴毒证、心火脾虚证、脾虚湿蕴证、血虚风燥证 4 型。

（一）湿热蕴毒证

【证候表现】急性起病，面部红斑、丘疹、脱屑或头皮黄色痂皮，糜烂、渗液黏稠，可蔓延至躯干和四肢，瘙痒剧烈，哭闹不安；可伴大便干结，小便短赤；舌质红，苔薄黄，脉数或浮数，指纹呈紫色，可达气关。

【治法】清热泻火，解毒化湿。

【方剂】三心导赤饮加减。

【药物组成】连翘心、山栀心、莲子心、灯心草、玄参、生地黄、淡竹叶、甘草等。

【方解】方用"三心"（莲子心、山栀心、连翘心），直清心经客热；生地黄、玄参养阴以潜上浮之胎热；灯心草、淡竹叶清热除烦利尿；甘草调和诸药。

【加减应用】面部红斑明显酌加白茅根、水牛角（先煎），渗液明显酌加黄芩、黄柏、赤小豆，瘙痒明显酌加白鲜皮，大便干结酌加火麻仁、莱菔子，哭闹不安酌加钩藤、牡蛎，食欲缺乏加山楂、鸡内金，药物用量可参照年龄和体重酌情增减。

（二）心火脾虚证

【证候表现】面部、颈部、肘窝或躯干等部位反复发作的红斑、水肿，或丘疱疹、水疱，或有渗液，瘙痒明显；可伴心烦口渴，夜寐不安，纳呆，大便黏腻或干；舌尖红，苔黄，脉数或滑数，指纹色红。

【治法】清心培土，利湿止痒。

【方剂】培土清心方加减。

【药物组成】太子参、连翘、怀山药、灯心草、薏苡仁、淡竹叶、白鲜皮、生地黄、甘草等。

【方解】方中太子参益气健脾；连翘清热解毒，清心火；怀山药和薏苡仁皆能健脾补肺；白鲜皮则能清热燥湿，祛风解毒止痒；灯心草、淡竹叶清热利湿；生地黄清热养阴，是皮肤科常用中药；甘草调和诸药。全方共奏健脾清心、祛风止痒之功。

【加减应用】皮损鲜红酌加水牛角（先煎）、牡丹皮，渗液明显加黄柏、苍术，瘙痒明显加苦参、白鲜皮，夜寐不安酌加龙齿（先煎）、珍珠母（先煎），烦躁易怒酌加钩藤、生牡蛎，大便秘结加玄参、火麻仁，药物用量可参照年龄和体重酌情增减。

（三）脾虚湿蕴证

【证候表现】经久不愈，肘窝、颈前、小腿伸侧等部位红斑色淡、散在丘疹、丘疱疹或有糜烂，渗液清稀，瘙痒剧烈，可伴倦怠乏力，面色萎黄，食欲缺乏，腹胀便溏；舌质淡红，或边有齿痕，苔白腻，脉缓或细，指纹色淡。

【治法】健脾利湿，祛风止痒。

【方剂】参苓白术散加减。

【药物组成】白扁豆、白术、茯苓、人参、砂仁、山药、薏苡仁、桔梗、炙甘草等。

【方解】方中以四君子平补脾胃之气为君药。配以薏苡仁、白扁豆、山药之甘淡，辅助白术，既可健脾，又能渗湿而止泻。加砂仁之辛温芳香醒脾，佐四君更能促中心运化，使上下气机畅通，吐泻可止。桔梗为手太阴肺经引经药，配入本方，如舟楫载药上行，达于上焦以润肺。各药配伍，补其虚，除其湿，行其滞，调其气，两和脾胃，则诸症自解。

【加减应用】皮损渗出酌加萆薢、茵陈，纳差酌加鸡内金、谷芽、焦山楂，便溏酌加白术、茯苓，皮损肥厚酌加熟地黄、黄精、女贞子，形寒肢冷等阳虚表现者酌加肉桂、干姜，药物用量可参照年龄和体重酌情增减。

（四）血虚风燥证

【证候表现】经久不愈，肘窝、颈前皮肤干燥肥厚、苔藓样变，也可发生于躯干、面部、手足等处，皮肤色暗或色素沉着，抓痕、瘙痒剧烈，部分患者可见痒疹样皮疹；可伴面色苍白，形体偏瘦，夜寐不安，大便干；舌质淡红或舌质红少津，苔少，脉弦细或沉弦。

【治法】养血滋阴，祛风止痒。

【方剂】当归饮子加减。

【药物组成】黄芪、生地黄、熟地黄、白芍、当归、川芎、何首乌、白蒺藜、荆芥、防风等。

【方解】当归饮子方中之当归、川芎、白芍、生地黄为四物汤组成，滋阴养血以治营血不足，同时取其"治风先治血，血行风自灭"之义；何首乌滋补肝肾，益精血；防风、荆芥疏风止痒；白蒺藜平肝疏风止痒；黄芪益气实卫固表；甘草益气和中，调和诸药。诸药合用，共奏养血润燥、祛风止痒之功。全方配伍严谨，益气固表而不留邪，疏散风邪而不伤正，有补有散，标本兼顾。

【加减应用】皮肤干燥明显酌加沙参、麦冬、石斛，面色苍白酌加黄芪、党参，情绪急躁酌加钩藤、牡蛎（先煎），夜寐不安加龙齿（先煎）、珍珠母、百合，药物用量可参照年龄和体重酌情增减。

二、中成药治疗

（一）防风通圣丸

【组成】防风、荆芥穗、薄荷、麻黄、大黄、芒硝、栀子、滑石、桔梗、石膏、川芎、当归、白芍、黄芩、连翘、白术（炒）、甘草。

【功效】解表通里，清热解毒。

【用法】口服，每次6g，每日2次，儿童酌减。

（二）参苓白术颗粒

【组成】人参、茯苓、白术（麸炒）、山药、白扁豆（炒）、莲子、薏苡仁（炒）、砂仁、桔梗、甘草。

【功效】健脾益气。

【用法】温水冲服，每次1袋，每日3次，儿童酌减。适用于脾虚湿蕴证者。

（三）启脾丸

【组成】人参、炒白术、茯苓、甘草、陈皮、山药、莲子（炒）、炒山楂、六神曲（炒）、炒麦芽、泽泻。

【功效】健脾和胃。

【用法】口服，每次20丸，每日2~3次，儿童酌减。适用于脾虚湿蕴证者。

（四）润燥止痒胶囊

【组成】生何首乌、制何首乌、生地黄、桑叶、苦参、红活麻。

【功效】养血滋阴，祛风止痒。

112

【用法】口服，每次 4 粒，每日 3 次，儿童酌减。适用于血虚风燥者。

三、中医特色疗法

（一）中药软膏

1. 复方黄柏液

【组成】连翘、黄柏、金银花、蒲公英、蜈蚣。

【用法】外用，用 6 层纱布浸复方黄柏液（以不滴水为度），冷湿敷皮损，每次 20～30 分钟，每日 2～3 次，适用于各型出现红肿、水疱、糜烂渗液者。

2. 青鹏软膏

【组成】棘豆、亚大黄、铁棒锤、诃子（去核）、毛诃子、余甘子、安息香、宽筋藤、人工麝香。

【用法】外用，每次取指尖单位药量，轻轻按摩，以不黏腻为度，每日 2 次，适用于各型出现红斑、丘疹、肥厚、干燥者。

（二）其他疗法

1. 针刺疗法

主穴：曲池、尺泽、血海、足三里、阴陵泉均取双侧。配穴：食欲缺乏，加中脘；大便溏，加天枢；大便秘结，加支沟；严重瘙痒，加风池；肿胀、糜烂、渗出明显，加水分；皮肤干燥、脱屑、肥厚，加三阴交；眠差加安眠；情绪急躁加太冲。

2. 刺络拔罐

主穴：曲池、血海、膈俞、阿是穴。配穴：湿热证配合谷、大椎、阳陵泉；脾虚证配脾俞、足三里；血虚风燥证配足三里、三阴交。

3. 推拿按摩

急性期基本手法：清天河水，清小肠，揉总筋，运内劳宫，沿两侧膀胱经抚背；缓解期基本手法：补脾经，揉脾俞，揉中脘；配合摩腹、捏脊，按揉足三里。加减：皮疹鲜红或丘疹、水疱，渗液明显者加水底捞月，揉小天心，清脾经；皮肤干燥、粗糙、增厚或呈苔藓样变者加补胃经，揉板门，按揉三阴交；瘙痒剧烈者，上半身皮疹为主加掐曲池，下半身皮疹为主加按揉三阴交、掐风市；烦躁易怒或口舌生疮者加按、揉、掐、捣小天心，清肝经；便溏、纳呆者加补大肠，揉脐、上推七节骨及揉板门；大便干结者加清大肠，推六腑，揉天枢，下推七节骨。根据年龄、病情轻重，酌情加减推拿次数和操作时间。

四、预防和调护

（一）恢复和保持皮肤屏障功能

1. 清洁皮肤

清洁皮肤可减少继发感染，增加皮肤水合度，同时有利于药物经皮吸收。每日沐浴 1 次或隔日 1 次，沐浴水温 36～38 ℃、时间 5～10 分钟为宜，最好使用清水，必要时可使用不含皂基、中性或偏酸性（pH 5.5～6.0）的清洁产品，浴后用柔软的干毛巾轻拍皮肤使其干燥，禁止反复搓擦以免加重皮肤损伤。亦可使用淀粉浴、麦片浴等。

2. 使用润肤剂

沐浴后及时、正确地使用润肤剂/保湿剂可以减少经皮水分丢失量，改善皮肤瘙痒、干燥症状以及促进皮肤屏障修复，是主要的辅助治疗手段。润肤剂分为润肤露（乳）、润肤霜及润肤膏 3 种剂型。

（二）避免诱发和加重因素

1. 居室环境

居室环境要求凉爽、通风和清洁，湿度以 30%～50% 为宜，用湿拖把和抹布清洁居室，避免尘螨及动物毛等过敏原的吸入，建议不要饲养带毛的宠物，尤其是对合并有哮喘和（或）过敏性鼻炎的患儿。

2. 喂养方面

目前尚无证据表明母亲在孕期或哺乳期限制饮食对本病有预防作用，早期的母乳喂养可有效降低本病的发生风险，对无法母乳喂养的患儿可根据情况选用普通配方奶、低敏配方奶或游离氨基酸配方奶。

3. 衣着方面

患儿衣物以纯棉为主，宽松柔软为宜，避免接触羊毛或化纤衣物，不要穿着过紧、过暖的衣物，较同龄儿童略薄为宜。

4. 合理的生活起居

避免熬夜和精神过度紧张，避免饮酒及进食辛辣、刺激性食物，避免饥饱过度，适当进行体育锻炼，保持大便通畅。

五、病案举例

患者，女，24岁。

现病史：5岁时患特应性皮炎，长期外用激素软膏，有强烈的瘙痒感。

查体：眼周、颈部、肘窝、手、胸部可见干燥皮疹，伴有红斑，苔藓化，舌红少津，脉沉弦。血清IgE 192 000IU/L，对螨虫、尘埃等过敏。

曾给予消风散和黄连解毒汤，外涂凡士林，3周后症状未见改善。后将消风散改为当归饮子，2周后皮疹、瘙痒感减轻，停用黄连解毒汤，继服当归饮子，3个月后，全身的皮疹改善。

按语：本例患者辨证为血虚风燥证，用当归饮子可以养血润燥、祛风止痒。当归饮子出自《重订严氏济生方》，此方体现"治风先治血"的理念，其药物组成为四物汤加上白蒺藜、防风、荆芥、何首乌、黄芪、炙甘草。治疗首先应养肝血，四物汤是养肝血最基础的方剂，其中生地黄清热凉血、养阴生津；当归补血调经；白芍养血敛阴，柔肝止痛；川芎活血行气，祛风止痛；诸药合用既可调血，又可补血。同时配伍何首乌以滋阴养血，配伍黄芪与当归为当归补血汤，以补气生血，防风、荆芥以祛内外风邪，同时鼓动气血以达肌表，白蒺藜可以止痒祛风，以甘草作为使药可以调和诸药的功效。诸药合用既可养血调血滋阴，又可鼓动气血以濡养肌表，同时可兼祛内外风邪以止痒。现代药理研究表明，当归饮子中所含有的中药对于人体免疫调节也有很好的作用，当归、白芍可以调节机体免疫力；川芎可抑制抗体、抗菌；防风抗过敏；白蒺藜中含有挥发油、脂肪油及树脂类物质对于防止水分挥发具有重要作用；黄芪具有抗氧化作用；而甘草中含有的甘草酸苷具有抗炎、抗过敏、调节机体免疫作用及扩血管以改善微循环作用。

韩世荣教授治疗婴幼儿特应性皮炎经验

韩世荣，陕西省名中医，陕西省第四批和第五批中医药专家师带徒指导老师。现作为名誉主任返聘于陕西省中医医院皮肤病院工作。从医50余年，在学术上主张仁德仁术，立德于先，术精于后；倡导中西医结合，衷中参西，优势互补；善用附子类温阳药治疗硬皮病等皮肤顽症；使用和法治疗皮肤瘙痒类疾病；擅长治疗硬皮病、银屑病、特应性皮炎、慢性荨麻疹、脂溢性脱发、过敏性紫癜、白塞综合征、扁平苔藓、带状疱疹后遗神经痛等皮肤疑难顽症。

特应性皮炎又称为异位性皮炎、遗传过敏性皮炎，是一种慢性、复发性、瘙痒剧烈的变态反应性、具有遗传倾向的炎症性皮肤病。常在婴、幼儿期发病，防治不当可延续到儿童以至成年人，皮肤症状在不同的年龄段有不同的表现。常伴有哮喘、过敏性鼻炎等特应性疾病，易形成慢性病程，反复发作，剧烈瘙痒。根据其发病原因、机制、症状表现，判断其属于中医的"浸淫疮""奶癣""胎疮""四弯风"等范畴。

一、婴幼儿特应性皮炎的辨治

韩老认为本病以先天禀赋不耐与禀赋特异体质为根本。父母素体热盛或嗜食辛热炙搏之品，遗热于儿，谓之"胎毒"，形成特异性体质。由于患儿脾胃功能较弱，若饮食不能自控，则易形成食滞胃热，或由肺气不足，卫外不固，易感受外邪，与胎毒相搏发于皮肤则易形成本病。一般初期和急性发作者多以风热或湿热困阻皮肤为主，常表现为虚实夹杂证，因为小儿乃稚阴稚阳之体，脏腑娇嫩，形气未充，饮食稍有不慎就发生积食或吐泻；肺气不足，易被风寒湿热等外邪侵袭，形成虚实夹杂证。病久及缓解期多为脾胃虚弱证或血虚风燥证，脾胃虚弱是本病的病机核心。

婴幼儿患病不能用语言表达痛楚，全赖医师用情望问，细心揣摩病况。辨准寒热虚实方可对证用药。针对婴幼儿疾病用药应当谨慎，脏腑气血尚未完备，用药以轻清疏散为主，遇热当以辛凉清解类药，如金银花、白茅根、鱼腥草、菊花、淡竹叶之属，黄连、苦参、龙胆草类大苦大寒伤阳败胃之品不可妄投。慢性病用苦寒药犹如雪上加霜，是造成一些患者愈治愈重的根本原因。能外治愈疾者尽量不予内服，避免中药对婴幼儿苦口之嫌。病情迁延，反复发作，因剧烈瘙痒，影响食欲及睡眠，致脾胃吸收运化更差，肺的宣降功能更弱，形成疳积，疳积又使皮肤症状加重，造成恶性循环。此时要分清标本缓急，重点调理脾胃是务，健脾开胃润肺固其本，常用方如枳术丸、参苓白术散等，习惯用药如山药、莲子、芡实、扁豆、党参、使君子仁、鸡内金、生麦芽、生谷芽、建曲等。外用祛风润肤止痒泡浴治其表，局部可涂一些中药制剂如除湿止痒软膏、名丹肤王软膏等，肝素钠乳膏对婴幼儿湿疹也是非常有效的，建议谨慎使用激素类免疫抑制剂软膏，以免造成湿疹反复发作，迁延不愈。

预防与调护对于婴幼儿患特应性皮炎提高疗效、预防复发起到至关重要的作用。合理洗浴后2分钟内立即涂抹宝宝霜、婴儿乳类润肤剂，以防止表皮脱水。此外，还应避免使用肥皂、洗衣粉等碱性洗涤剂清洁皮肤。婴幼儿患者容易对食物过敏，应高度重视。在日常食谱的基础上采用逐步添加食物或者逐步限制食物的方法有助于发现过敏的食物品种。一旦发现食物过敏，应避免食用过敏食物，以防止诱发和加重病情。吸入性过敏物质与特应性皮炎患者密切相关，如雾霾、尘螨、花粉、动物皮屑、花絮是常见的吸入性过敏原，常常引起婴幼儿皮肤病的病情加重，应加以避免，同时要避免接触刺激性纤维、羊毛等。不要使用过紧、过暖的衣物，以免出汗过多。经常修剪指甲，避免抓伤皮肤。另外，需要注意的是婴幼儿及抚养、看护人员的衣服被褥必须使用纯棉制品，忌使用鸭绒被、太空服及化纤类。

（一）辨证分型

临床上韩老将婴幼儿特应性皮炎分心肺积热、脾胃虚弱及血虚风燥三型诊治。

1. 心肺积热型

【证候表现】全身皮肤丘疹，红斑，瘙痒，躯干以上较重，反复发作，伴有口干嗜饮，便秘溲赤，舌红，苔薄黄或白干，脉数。

【治法】清热解毒，祛风止痒。

【方剂】消风汤加减。

【药物组成】金银花、连翘、生地黄、赤芍、荆芥、防风、淡竹叶、赤小豆、白茅根、蝉蜕、甘草等。

【方解】金银花、连翘清热泻火解毒为君；生地黄、赤芍、白茅根清热凉血解毒，淡竹叶清心火，共为臣；荆芥、防风祛风止痒，赤小豆健脾祛湿兼利小便，蝉蜕疏风解表止痒，共为佐；甘草调和诸药为使。

【加减应用】便秘加大黄，咳嗽伴有黄痰加僵蚕、川贝母，头面部严重加野菊花、白芷，背部严重加葛根、羌活，纳差加鸡内金、麦芽。

2. 脾胃虚弱型

【证候表现】全身皮肤丘疹，红斑，瘙痒，躯干以下较重，反复发作，皮肤干燥、粗糙、脱屑，平素少气懒言，纳少消瘦，大便溏稀或便秘，舌淡红、边有齿痕，苔白腻，脉细缓。

【治法】 健脾开胃，杀虫止痒。

【方剂】 参苓白术汤加减。

【药物组成】 党参、白术、茯苓、陈皮、枳实、荆芥、蝉蜕、莲子、扁豆、鸡内金、生麦芽、桔梗、山药、使君子仁、甘草等。

【方解】 党参、白术益气健脾为君；茯苓健脾利湿化痰，莲子、扁豆、山药以助君药健脾，为臣；陈皮、桔梗理气化痰，枳实配白术乃枳术汤，健脾消积，荆芥、蝉蜕祛风止痒，鸡内金、生麦芽、使君子仁健脾开胃消积，使君子仁兼以杀虫；共为佐药；甘草调和诸药为使。共奏健脾开胃、杀虫止痒之功。

【加减应用】 有虫积加槟榔，骨瘦如柴加三棱、鹿角霜，瘙痒剧烈加防风，纳少加生谷芽，肉积加焦山楂。平时可以口服参苓白术片，根据不同年龄选择服用剂量。也可以使君子仁、山药、莲子、大枣，煮粥食之。

3. 血虚风燥型

【证候表现】 全身皮肤丘疹，抓伤、瘙痒、皮肤干燥、脱屑，时轻时重，反复发作，纳差少眠，便秘，少汗，舌淡红，苔薄白而少津，脉细而无力。

【治法】 养血润燥，息风止痒。

【方剂】 当归饮子加减。

【药物组成】 当归、熟地黄、川芎、白芍、白蒺藜、火麻仁、茯神、荆芥、鸡内金、生麦芽、蜜麻黄、黄芪、炙甘草等。

【方解】 方中以四物汤以补血养血，取"治风先治血"之意，白蒺藜疏肝止痒，火麻仁润肠通便，茯神健脾利湿兼以安神助眠，荆芥祛风止痒，鸡内金、生麦芽开胃消积滞，小量蜜麻黄通玄府、开汗源，以达润肤止痒，黄芪补气，气足才能生津血，炙甘草调和诸药为使。共奏养血润燥、息风止痒之功。

【加减应用】 腹胀加厚朴，瘙痒剧烈加蝉蜕、防风，便秘加生白术，有虫积加使君子仁、槟榔。

（二）内外同治

特应性皮炎不仅存在脏腑功能失调，需要内服药物进行全面调理，达到治根治本的目的。同时本病还有明显的皮肤损害，由于剧烈瘙痒影响食纳、睡眠，外用药物治疗可因势利导，使药物直达病所，就近给病邪找出路，方法多，见效快。所以通过对症有效的外用药物治疗，及时缓解症状，也是非常重要的治疗手段。临床上在选择外用药物剂型时，应根据皮损不同时期的具体表现进行选择。剂型选择正确等于治愈一半，因此外用药物选择什么剂型特别重要。早期以水疱、糜烂为主要表现者，可选择油剂、湿敷剂；以丘疹、红斑为主要表现者，选择湿敷剂、粉剂等；疾病反复发作，症状表现处在慢性阶段，皮损表现为肥厚、粗糙、脱屑时，选择中药洗剂、软膏等治疗。

二、特应性皮炎特色治疗方法

（一）中药湿敷

婴幼儿时期发生湿疮时常表现在颜面部，尤其是两颧部、耳后皱襞处最常见，以水疱、糜烂、渗出、痂皮、脱屑、瘙痒为主要表现，选择清热解毒的中药湿敷。药用金银花30 g，野菊花30 g，生地榆30 g，马齿苋30 g，生甘草10 g。将上药用冷水浸泡半小时后煎煮2次，过滤去渣取汁约500 mL，待凉后加白醋10 mL，以8层以上棉纱布蘸药水在局部湿敷，每日2次，每次20分钟。敷后外涂蛋黄油或紫草油、氧化锌油等。

（二）中药泡浴（一法）

脾胃虚弱、体质瘦削的幼儿患湿疮后反复发作形成特应性皮炎，常表现为全身皮肤干燥、脱屑、瘙痒，发生在手足部则皲裂、疼痛。选择滋阴润燥、收敛止痒的中药泡浴。药用白及30 g，地骨皮30 g，马勃30 g，鸡血藤30 g，生地黄30 g，制首乌30 g，麻黄10 g。将上药用冷水浸泡半小时后煎煮2次，过滤去渣取汁约2000 mL，兑入温水中，加醋30 mL、淀粉30 g，全身泡浴，每日1次，每次20分钟。如果仅有手足干燥、皲裂，则药液适当减少。泡后外涂白及膏、润肌膏等。

（三）中药泡浴（二法）

皮肤以丘疹、红斑、痂皮、瘙痒为主，无水疱、糜烂者可选择清热解毒、祛风止痒类中药泡浴。药用生地榆30 g，苦参30 g，连翘30 g，苍术20 g，千里光30 g，芒硝（化入）30 g。将上药用冷水浸泡半小时后煎煮2

特应性皮炎

次，过滤去渣取汁约 2000 mL，兑入温水中，加醋 30 mL、淀粉 30 g，全身泡浴，每日 1 次，每次 20 分钟。泡后外涂芩连膏、除湿止痒软膏、肝素钠乳膏等。

（四）蛋黄油外用

蛋黄油是治疗婴幼儿湿疹的灵丹妙药。蛋黄油制作方法：将土鸡蛋煮至 8 分熟，取蛋黄拍散置铁勺内在文火上慢慢煎炼。煎炼过程中要不断翻动，使其受热均匀。方法正确，一个鸡蛋可以炼出 3 mL 蛋黄油，储瓶备用。蛋黄油也可以治疗唇炎、中耳炎、烧烫伤。

（五）芩连膏外用

芩连膏为陕西省中医医院皮肤科临方调配药物。制作方法：黄芩粉 100 g，黄连粉 100 g，猪苦胆粉 25 g，冰片 10 g，将凡士林置锅内熔化，然后将上述药粉放入搅拌均匀，待凉后装瓶备用。

三、婴幼儿患特应性皮炎必须注意的问题

衣：患有特应性皮炎的婴幼儿，包括父母及看护人在内，在衣物穿戴方面要特别注意，衣物应当宽松舒适，必须着纯棉、透气的衣物。尤其是贴身衣物应避免羊毛、化纤、金属等容易致敏的材质。

食：食物过敏在婴幼儿特应性皮炎中也比较常见，故避免食用致敏食物。管护人员要认真、细心观察，做好饮食生活日记，只针对该婴幼儿需要禁忌的内容即可，无须过分忌口，以免造成营养不良。

住：生活环境保持适宜的温度，室内勤通风。避免接触尘螨、动物皮毛、花粉等，尽量不要使用地毯、羽绒被、太空服等化纤类，以及可能有潜在过敏原的生活用品。婴幼儿尽量不要接触橡皮泥、芭比娃娃之类容易造成过敏的玩物。

行：制订适合的运动计划、坚持每天锻炼的同时，应尽量避免过热和出汗过多的剧烈运动。外出应防止过度日光曝晒，避免高致敏性的场所，如装修市场、动物园、恰逢花季的植物园，杨树、柳树、芦苇的花絮等都是容易致敏的物质。如果必须前往上述场所，请佩戴口罩加以防护。

防止药敏：在治疗用药中也要认真细心观察，任何药物都有致敏的可能性，尤其是外用药致敏的概率更大，发现用药后皮肤发红，原有症状加重，

剧烈瘙痒，就要警惕可能是药物过敏，要立即停药，进行抗过敏治疗。根据陕西省中医医院皮肤病院对常用的300多种中药进行的过敏测试，对1000多例患者的测试结果统计显示，依次为乌梢蛇、蝉蜕、僵蚕、蜈蚣、页虫等虫类中药容易过敏。蝉蜕、僵蚕又是常用的抗过敏止痒中药，在临床使用中应当细心观察。

避免搔抓：减少不良刺激。过度搔抓可导致皮损加重甚至继发感染。造成恶性循环。因此要尽量避免。建议定期修剪指甲，同时可口服抗组胺药或外用肝素纳乳膏、中药煎水外洗、冷湿敷等方法缓解瘙痒症状。

此外，应放松情绪，避免焦虑、急躁，睡眠要充足。积极配合医师，提高自身治疗疾病的信心。

四、病案举例

病例1：李某，女，3岁。2019年8月7日初诊。

主诉：面部及肘窝对称红斑丘疹3年，加重3天。

现病史：家长代诉患儿出生后1个月面部出现红斑、丘疹、渗出，瘙痒，外涂含有激素的软膏好转，不久即复发，先后从面部波及左右肘窝部，1年后又发展至全身。去某院皮肤科就诊，诊为"特应性皮炎"，外搽药物（药名不详）后症状减轻。其后病情反复发作。3天前，无明显原因面部及双侧肘窝起红斑、丘疹、渗出，瘙痒，并逐渐增多，遂来我处就诊。

刻下症：烦躁，易动，睡眠不佳，食纳可、便秘，舌质红，苔薄黄，脉滑数。

西医诊断：特应性皮炎。

中医诊断：四弯风。

辨证：心肺积热型。

治法：清热解毒，祛风止痒。

药物组成：金银花8 g，连翘6 g，生地黄6 g，赤芍4 g，茯神5 g，荆芥3 g，防风3 g，淡竹叶5 g，赤小豆5 g，白茅根8 g，蝉蜕3 g，大黄2 g，甘草3 g。颗粒剂7剂，每日1剂，分2次开水冲化饭后服。

外治法：①金银花、野菊花、生地榆、马齿苋各30 g，生甘草15 g。水煎取汁待凉后局部湿敷。②蛋黄油与肝素钠乳膏外涂，交替使用，每日2次。

嘱看护人员患者尽量穿纯棉衣物，多使用润肤保湿剂，忌食海鲜发物、

特应性皮炎

辛辣等刺激性食物。

二诊（2019年8月16日）：患儿用药后明显好转，全身无新发皮疹，眼可，大便正常，舌质红，苔白，脉滑数。上方去大黄，加怀山药，14剂，每日1剂，开水冲化，早晚饭后服。外用湿敷法及乳膏不变。

三诊（2019年9月2日）：面部皮肤恢复正常，双上肢原红斑基本消退，遗留淡褐色色素沉着，病告痊愈。

按语：患儿病史3年，复发3天，根据症状及舌脉，辨证按心肺积热型以清热解毒、祛风止痒治疗。方中金银花、连翘清热泻火解毒；生地黄、赤芍、白茅根清热凉血解毒，生地黄清血分之热，且能滋阴养血，淡竹叶清心火；荆芥、防风祛风止痒，赤小豆健脾祛湿兼利小便，蝉蜕疏风解表止痒，大黄清热并釜底抽薪，甘草调和诸药。二诊时患者大便正常，故去大黄，加山药益气养阴健脾，以培补后天之本。外用湿敷剂及蛋黄油具有清热解毒、收敛止痒功效，治疗皮肤糜烂渗出有不可替代的作用。内外结合治疗，临床取得良好疗效。

病例2：于某，男，6岁。2020年3月13日初诊。

主诉：全身红斑、丘疹、脱屑、瘙痒5年余，加重3个月。

现病史：家属述患儿出生数月后四肢皮肤起红色丘疹，瘙痒、脱屑，外涂复方醋酸地塞米松乳膏之类好转，每食海鲜后皮肤瘙痒明显加重，反复发作，时轻时重，皮肤干燥，曾于多家医院就诊，外用复方氟米松软膏、他克莫司软膏，中药内服外洗，用药时皮疹好转，停药后不久复发，近3个月皮疹增多，泛发全身，有渗液、浆痂，瘙痒加重，影响睡眠，纳差，消瘦，常遗尿，便秘，舌质淡红、有齿痕，苔薄白润，脉细无力。

西医诊断：特应性皮炎。

中医诊断：四弯风。

辨证：脾胃虚弱。

治法：健脾开胃，杀虫止痒。

药物组成：党参10 g，生白术8 g，茯神8 g，陈皮5 g，枳实5 g，荆芥5 g，蝉蜕5 g，莲子10 g，补骨脂5 g，鸡内金12 g，生麦芽12 g，三棱4 g，山药10 g，使君子仁8 g，甘草4 g。每日1剂，水煎2次混合后，早晚饭后分服。参苓白术片，每日2次，每次5片，口服。使君子仁6粒，山药10 g，莲子10 g，大枣1枚，煮粥食之。

外治法：①白及30 g，地骨皮30 g，鸡血藤30 g，生地黄30 g，制首乌

30 g，花椒 10 g，麻黄 10 g。水煎 2 次取汁待温后加醋 30 mL、淀粉 30 g 全身泡浴，每日 1 次，每次 20 分钟。②白及膏与芩连膏交替外涂，配合医用保湿霜外用。

二诊（2020 年 3 月 30 日）：以上综合方法治疗 2 周后，患者病情好转，无新发皮损，瘙痒减轻，纳食增加。时有腹痛，眼内有虫斑，上方使君子仁加量至 12 g，加槟榔 6 g，其他方法继续使用。

三诊（2020 年 4 月 18 日）：皮疹基本消失，遗留淡褐色色素沉着，睡眠饮食正常，便畅，不再遗尿，体重增加 1.5 kg，瘙痒消失。目前进入巩固期，上方去槟榔、补骨脂、蝉蜕，制成水丸，每次 2 g，每日 2 次，口服。外用医用保湿霜临床巩固疗效 3 个月。停用泡浴、参苓白术片及外涂软膏。观察 2 年余未再复发。

按语：本案患儿久患四弯风，皮疹泛发全身，剧烈瘙痒，严重影响食欲及睡眠，反复发作导致消瘦，病属四弯风合并疳积。四弯风引起疳积，疳积加重四弯风，形成恶性循环，治疗时标本兼顾，以健补脾胃、消积开胃杀虫为主，忌投滋腻碍胃之品，佐以补肾祛风止痒以图全功。使君子仁煮粥佐食，乃韩老治疗疳积之秘方，随诊时见常用其方，鲜有不效者。配合滋阴润燥止痒中药泡浴，药膏外涂。病情严重而顽固，治疗当内外结合，多途径给药，才能取效。婴幼儿畏苦且脏腑娇嫩，忌投龙胆草、苦参类大苦大寒之剂，也不能久进汤剂以防碍胃，待病去八九，改用丸剂巩固疗效。

王萍从"阳道实，阴道虚"理论辨治儿童特应性皮炎

王萍教授是主任医师，硕士生导师，著名中西医结合皮肤病专家张志礼教授的徒弟，首都名中医，第七批国家级名老中医指导老师。长期从事临床、教学、科研工作，对于儿童特应性皮炎的辨治有较为独到之处。王教授依据《黄帝内经》"阳道实，阴道虚"的理论，诊断上首辨阴阳，执简驭繁，治疗上从阴阳两端入手，阳证须从心胃论治，阴阳失调从心脾论治，阴证应从脾或者脾肾论治。对于"阳道实"多见心火旺盛、胃经湿滞证患儿，选用导赤散和小儿健肤合剂加减；对于"阳道实，阴道虚"并存多见心经有热、脾胃虚弱证患儿，选用导赤散和八生汤；对于"阴道虚"多见脾虚血燥、肌肤失养证患儿，可选用异功散、健脾润肤汤或小建中汤加减；若小儿先天禀赋不足，治疗当兼顾脾肾，以六味地黄丸加减。临床效果满意，体现了中医整体辨证以及病证结合的论治思想，也为提高儿童特异性皮炎等皮肤病论治水平提供新的思路。

特应性皮炎是一种慢性反复发作的炎症性皮肤病，以剧烈瘙痒和湿疹样损害为主要特征，好发于儿童，大多数婴儿期发病。中医古籍的"四弯风""奶癣""浸淫疮"等与本病类似。根据小儿"脏腑柔弱，易虚易实，易寒易热"及"三有余、四不足"的病理特点，王萍教授运用"阳道实，阴道虚"理论指导临证、诊治儿童特应性皮炎取得好的疗效。

一、从"阳道实，阴道虚"论治特应性皮炎的理论渊源

（一）"阳道实，阴道虚"之核心在于"实则阳明，虚则太阴"

《素问·太阴阳明论》："阳者，天气也，主外；阴者，地气也，主内，

故阳道实,阴道虚。"这是"阳道实,阴道虚"的理论渊源,后代医家对此多有注释,如明·张介宾注云:"阳刚阴柔也,有外邪多有余,故阳道实。内伤多不足,故阴道虚。"从"精气夺则虚,邪气盛则实"的病理角度,通过外感内伤发病的不同,阐明"阳道实,阴道虚"的含义。

王萍教授认为清代医学家柯韵伯提出"实则阳明,虚则太阴",最能反映本理论的核心。结合上文,这里"阳道实,阴道虚"当是从脾胃阴阳相合角度指出脾病多虚、胃病多实。实则阳明,虚则太阴。故阳道有余易成实、阴道不足易成虚。足阳明胃经、足太阴脾经为表里经。阳明之病,易伤津液,多热化、燥化,故以热证、实证多见。在临床上,阳明胃之病症则多见胃夹实的腹痛、腹胀、拒按、口干喜冷饮、反酸烧心、胃脘嘈杂、大便秘结等。太阴病多虚,寒湿不化,故以虚证、寒证多见。治疗上,脾病多虚,多采用补脾法;胃病多实,多用泻胃法。儿科著名医家万全在《幼科发挥》中指出:"胃主受纳,脾主运化,脾胃壮实,四肢安宁,脾胃虚弱,百病蜂起,故调脾胃者,医中之王道也。"

(二)儿童生理和病理体现"阳道实,阴道虚"

1. 儿童的生理特点符合"阳道实,阴道虚"

(1)脏腑娇嫩,形气未充:清代吴鞠通在《温病条辨·解儿难》中提出"小儿稚阳未充,稚阴未长者也",脏腑为有形之体,属阴,此与"阴道虚"性质一致。

(2)生机蓬勃,发育迅速:《颅囟经》指出"凡三岁以下,呼为纯阳",如同旭日之东升,草木之方萌,蒸蒸日上,欣欣向荣。这种生理特性与"阳道实"性质一致,为同气相求。

2. 儿童生理和病理特点"三有余、四不足"体现"阳道实,阴道虚"

根据儿童的生理和病理特点,万全提出了"三有余、四不足"之说,即肝常有余、心常有余、阳常有余,脾常不足、肺常不足、肾常虚、阴常不足。

(1)脾常不足:小儿乳食不知自节,择食不辨优劣,因此小儿脾胃功能易紊乱而出现脾胃病,称之为"脾常不足"。小儿病理上容易出现饮食停滞、脾胃虚弱的病证。

(2)肾常虚:小儿肾中精气尚未旺盛,各脏依赖肾阴的滋润、肾阳之温煦,肾之精不断被消耗;小儿"脾常不足",不能充养肾精,而且君火、相火消烁肾精。因此，明·万密斋在《育婴秘诀·五脏证治总论》中将此总结为"肾常虚"。小儿病理上容易出现湿疹、特应性皮炎、解颅等肾精不足之疾患。

（3）心常有余：心在五行中属火，火为阳，故心脏为阳脏，为阳中之阳，这些生理特性与"阳道实"性质一致。婴幼儿心火旺盛，阳多有余。病理上容易出现心火亢盛、心火上炎的证候。如小儿皮疹易红肿渗出；暑温证、疫毒痢等出现的壮热、惊搐、躁扰不宁等，均属"阳道实"的病理表现。

（4）阳常有余，阴常不足：小儿纯阳之体，活泼好动，心跳、脉息较数，得病从阳证、实证、热证转化，符合"阳道实"。小儿生长旺盛，营养物质相对不足，精、血、津、液等常因机体的需要及热证的消耗，而表现不足，符合"阴道虚"。故儿童心属阳，常有余，符合"阳道实"；脾肾属阴，常不足，符合"阴道虚"。

3. 儿童特应性皮炎临床演变过程体现"阳道实，阴道虚"理论

儿童特应性皮炎具有从婴儿期（0～2岁）、儿童期（2～12岁）到青少年期（≥12岁）的临床演变过程。不同年龄段的儿童特应性皮炎，其核心病机各有特点。婴儿期小儿纯阳之体，五脏有热，尤以心火旺盛。若父母遗热，或乳母及儿童之火，心热烦痒，加之感受六淫之邪而发。又因儿童饥饱不知、喂养不周，饮食失节，伤及胃，胃失和降，伤及于脾，脾失健运，脾为湿困，湿热搏结肌肤则发为本病。故婴儿期多见"阳道实"的表现，即心火旺，胃经滞，辨证为心火胃滞证；儿童期常出现虚实夹杂之心火脾虚证；因病情迁延，反复发作，耗伤气血，肌肤失养，青少年期常见"阴道虚"之脾虚血燥证。

4. 儿童特应性皮炎的治疗遵循"阳道实，阴道虚"理论

《黄帝内经·阴阳应象大论》云"阴阳者，天地之道也，万物之纲纪，变化之父母，生杀之本始，神明之府也。治病必求于本。"因此，治病必求于本，本于阴阳。"阳道实、阴道虚"，乃阴阳之两端，阴阳者一分为二，又合二为一，阴阳既对立统一，彼此消长，又相互依存，在一定条件下亦可相互转化。"首辨阴阳"的学术思想是赵炳南学术思想的重要组成部分和赵老辨治皮肤病的核心。从中医角度讲有"阴阳辨证"和"八纲辨证"。"八纲辨证"即"阴阳、表里、寒热、虚实"，其中阴阳为首，统领后六者：里、虚、寒为阴；表、实、热为阳。再具体到中医皮肤外科，需要通过临床

症状、局部皮疹特征等辨别是阳证，还是阴证，亦或是半阴半阳证。一般来说，阴证多虚多寒，治疗上宜用补法、温法和托法；阳证多实多热，治疗上宜用清法和消法。因此首辨阴阳能够执简驭繁，明确治病的方向。"阳道实，阴道虚"恰好是"首辨阴阳"的最好体现，"阳道实"，多为阳证；"阴道虚"，多为阴证。治疗方面，"阳道实"，邪气盛则实，采用泻法；"阴道虚"，精气夺则虚，采用补法。特应性皮炎婴儿期多见"阳道实"的表现，即心火旺盛，胃经湿滞，治疗采用泻法，以清心泻火、化湿导滞为法。儿童期常出现虚实夹杂之心火脾虚证，治疗攻补兼施，以清心泻火、健脾利湿为法。青少年期常见"阴道虚"之脾虚血燥证，治疗采用补法，以健脾益气、养血润肤为法。

二、从"阳道实，阴道虚"辨治特应性皮炎辨证分型

（一）"阳道实"——心火旺盛、胃肠湿滞证

【证候表现】多为急性期，发病急，病程短。常见于婴儿期体盛之肥胖儿，临床表现为皮疹色红、渗出、瘙痒剧烈、口渴、面赤、喜凉、夜不能寐、小便赤涩刺痛、大便干、舌质红或舌尖红绛、芒刺，苔黄或腻，脉滑数。

【治法】清心泻火、化湿导滞。

【方剂】小儿健肤合剂合导赤散加减。

【药物组成】生地黄 15 g，地骨皮 15 g，金银花 10 g，炒栀子 6 g，淡竹叶 6 g，灯心草 3 g，焦麦芽 10 g，炒莱菔子 10 g，生甘草 6 g。

【方解】王萍教授治疗该证喜用导师张志礼教授经验方小儿健肤合剂和钱乙治疗小儿心热的经典方导赤散加减作为基础方。方中生地黄、地骨皮凉血清热；金银花善于清心泻火解毒；炒栀子清心泻火，解毒除湿；淡竹叶、灯心草清心降火，使湿邪从小便而去；焦麦芽、炒莱菔子健胃消导，调理脾胃；生甘草调和药性。全方通过清心降火消导达到健脾之目的。

【病案举例】

患儿，男，5 岁零 10 个月。2021 年 11 月 10 日初诊。

主诉：面部、躯干、四肢红斑、丘疹、丘疱疹伴糜烂渗出、瘙痒 5 年，加重 1 个月。

现病史：患儿 5 年前无明显诱因面部、躯干、四肢逐步出现红斑、丘

特应性皮炎

疹、丘疱疹，糜烂渗出，瘙痒，经当地医院诊断为"特应性皮炎"，给予口服抗组胺药及外用激素药膏治疗有效，但停药复发。1月前因过食腥发食物后皮疹加重，瘙痒剧烈，遂来就诊。

查体：躯干、四肢泛发粟粒至钱币大小鲜红色丘疹、斑片，部分糜烂、渗出、皲裂，散在抓痕血痂，对称分布，尤以双手及前臂为著，舌尖红，苔白腻微黄，脉滑。

刻下症：躯干、四肢多发粟粒至硬币大小暗红色丘疹、斑片、丘疱疹，伴随糜烂、渗出，瘙痒剧烈，纳可，眠欠安，怕热，喜冷饮。二便调。

家族史：母亲患过敏性鼻炎。

西医诊断：特应性皮炎。

中医诊断：四弯风。

辨证：心经火旺、胃肠湿滞证。

治法：清心泻火，化湿导滞。

方剂：小儿健肤合剂导赤散加减。

药物组成：金银花10 g，炒栀子6 g，淡竹叶6 g，灯心草3 g，焦麦芽10 g，地骨皮15 g，茯苓10 g，马齿苋20 g，桑枝6 g，生地黄10 g，玄参10 g，生甘草3 g，7剂，水煎服。

同时给予甘草油调祛湿散外用，每日2次。

二诊：皮疹明显好转，瘙痒减轻，躯干、四肢散发粟粒至黄豆大小淡红色丘疹、斑片，无糜烂、渗出、皲裂，无抓痕血痂，舌尖红，苔白腻，脉滑。

处方：金银花10 g，炒栀子6 g，生地黄10 g，淡竹叶6 g，灯心草3 g，焦麦芽10 g，地骨皮10 g，茯苓10 g，马齿苋20 g，生龙骨（先煎）10 g，桑枝6 g，生甘草3 g，生牡蛎（先煎）10 g，7剂，水煎服。

三诊：皮疹基本消退，继服前方7剂巩固。

按语：本案患儿素体禀赋不耐，心火旺盛，过食肥甘厚味，伤及于胃，胃失和降，浊阴不降，湿浊内生，郁久化热，湿热搏结腠理，发于肌肤而成本病。患儿急性加重，全身泛发红斑、丘疱疹、糜烂渗出，尤以双手及前臂为著。瘙痒剧烈，影响睡眠，属于四弯风的急性期，从皮损辨证属阳、实、热；结合怕热，喜冷饮，舌尖红，苔白腻微黄，脉滑等全身症状，亦辨证属阳、实、热。皮损辨证和全身症状相符，故属纯阳实热证，辨为心经火旺、胃肠湿滞证，符合"阳道实"。治疗以清心泻火，化湿导滞为法，用张志礼教授经验方小儿健肤合剂合导赤散作为基础方加减。原方去绿豆衣，加茯苓甘淡，健脾利水渗湿，桑枝苦平，利水渗湿，为上肢的引经药；火热灼伤阴液，玄参、生地黄以清热护阴。马齿苋酸寒，清热解毒，现代药理研究有很好的抗过敏作用。生甘草调和诸药，顾护脾胃。全方清心泄火、除湿解毒。同时配合赵炳南教授经验方甘草油调祛湿散（大黄30 g，黄芩30 g，煅寒石30 g，青黛3 g）外用，清热解毒，收敛除湿，糜烂渗出明显好转。二诊时皮疹明显好转，瘙痒减轻，上方去玄参，加生龙骨、生牡蛎以加强重镇安神止痒之力。经治疗，患儿好转。

（二）"阳道实，阴道虚"并见——心经有热、脾胃虚弱证

【证候表现】多见于亚急性期儿童。皮疹为丘疹、丘疱疹及小水疱，皮肤轻度潮红、瘙痒、轻度糜烂。纳食不香，大便干，小便黄。舌质淡，或有齿痕，舌尖红，苔白或白腻，脉滑。

【治法】清心泻火、健脾利湿。

【方剂】八生汤合导赤散加减。

【药物组成】生白术10 g，生枳壳6 g，生薏苡仁10 g，生芡实10 g，茯苓皮10 g，冬瓜皮10 g，地骨皮10 g，地肤子10 g，生地黄15 g，淡竹叶6 g，生甘草6 g。

【方解】王萍教授分析此证病性病位多具有上焦实，中焦虚，即心火和脾虚并见的特点，常用导师张志礼教授经验方八生汤合导赤散加减组方。方中生白术、生枳壳即枳术丸运脾除湿；生薏苡仁、生芡实健脾利湿，培土以治本虚；地肤子清热解毒，燥湿止痒；茯苓皮、冬瓜皮利水消肿，疏导湿热之邪外出以治标实；生地黄、地骨皮既清热凉血，又能养阴生津，防止苦寒、利水消肿药伤阴；淡竹叶善于清心利尿，使湿邪从小便而去；生甘草调和药性，全方共奏健脾利湿，清热解毒，消肿止痒之功效。

（三）"阴道虚"——脾虚血燥、肌肤失养证

【证候表现】常见于反复发作的慢性期患儿，面色萎黄，身体瘦弱，纳食不香，皮损好发于面颈、肘窝、腘窝、躯干，部分呈苔藓样变。舌淡胖，边有齿痕，苔白或白腻，脉细。

【治法】健脾益气、养血润肤。

【方剂】异功散加当归、白芍加减。

特应性皮炎

【药物组成】太子参 10 g，茯苓 10 g，白术 10 g，陈皮 6 g，炙甘草 6 g，当归 6 g，白芍 10 g，地肤子 6 g。

【方解】王萍教授常用异功散加当归、白芍治疗脾虚血燥证儿童特应性皮炎，并将原方中的人参用太子参替代。太子参又名孩儿参，味甘，性平，药性比较平和，尤适合儿童服用。方中太子参、茯苓、白术、炙甘草组成"四君子汤"健脾益气，陈皮理气健脾，当归、白芍养血润肤，地肤子利湿止痒。共奏健脾益气，养血润肤止痒之效。

【加减应用】若病证迁延日久，反复搔抓导致皮损肥厚粗糙，宜选赵炳南教授的健脾润肤汤，常用党参、苍术、白术、茯苓、生地黄、白芍、陈皮、当归、丹参、鸡血藤等，以达健脾益气，养血润肤止痒之功。若患儿出现畏寒、腹痛之脾胃虚寒证，常用小建中汤加味，以健脾温阳，养血润肤。若患儿先天异禀，多有过敏体质，伴发哮喘或过敏性鼻炎，根源在于先天不足，治疗上宜酌选六味地黄丸加减；若脾肾不足，酌用山药、黄精等补益之品。

三、临证经验

王萍教授根据小儿的生理特点（脏腑娇嫩，形气未充）、病理特点（发病容易，传变迅速，易虚易实，易寒易热），所以用药轻灵，少用苦寒之药，多用甘寒之品，注意顾护脾胃。同时做到治疗与防护同等重要，提出"三分治、七分养"的观点，除用药之外，也应重视调养及护理问题。"要想小儿安，一分饥与寒"，日常护理上建议家长不要给患儿穿衣过多，不要过度洗涤，喂食易消化的食物，调护得当，则能缓缓奏效。

张志礼从脾胃辨治特应性皮炎经验

已故名医张志礼教授是中西医结合治疗皮肤病的开创者和引领者之一，是北京中医医院赵炳南教授的弟子，张教授在继承赵炳南教授"从湿论治"湿疹皮炎类疾病的基础上提出调理脾胃是治疗特应性皮炎的关键，注重"健脾、消导"的运用。

一、从脾胃论治特应性皮炎的理论渊源

特应性皮炎，又称特应性湿疹、体质性痒疹或遗传过敏性湿疹，是由遗传过敏引起的一种慢性、复发性、瘙痒性、变态反应性皮肤病。中医古籍中"四弯风""奶癣""浸淫疮""胎癥疮"等疾病与本病多有类似。如《外科证治全书》："奶癣，生婴儿头面，或生眉端，搔痒流脂成片，久则延及遍身。"再如《医宗金鉴·外科心法要诀》曰："癥疮始发头眉间，胎中血热受风缠，干痒白屑湿淫水，热极红晕类火丹"，并曰："四弯风生腿脚弯，每月一发最缠绵，形如风癣风邪袭，搔破成疮痒难堪。"形象地描述了发病部位、皮疹特点、自觉症状等。

皮肤病的发病与脾胃功能关系密切。《素问·灵兰秘典论》提出"脾胃者，仓廪之官，五味出焉"，《素问·经脉别论》提出"食气入胃，散精于肝，淫气于筋；食气入胃，浊气归心，淫精于脉，脉气流经，经气归于肺，肺朝百脉，输精于皮毛……饮入于胃，游溢精气，上输于脾，脾气散精，上归于肺，通调水道，下输膀胱，水精四布，五经并行"的理论，人体卫、气、营、血、津液的化生，都要依靠脾胃运化水谷精微来完成，而卫、气、营、血及津液的运行是否正常与皮肤病密切相关，正如《金匮要略》所说"四肢九窍，血脉相传，壅塞不通，为外皮肤所中也"，故知脾胃与皮肤病的关系非常密切，所以治疗皮肤病，应重视脾胃功能的调理。

张教授认为特应性皮炎的发病与脾胃功能关系密切，认为脾虚湿滞是本病的核心病机。婴儿期多因胎中遗热遗毒；儿童期多因饮食失调，脾失健运，湿热蕴蒸，致病情反复发作，缠绵不愈；进而脾虚血燥，肌肤失养，故青少年期和成年人患者多属此型。脾虚则湿盛，湿邪内蕴是主要病因，湿邪蕴久化热，湿热互结而成本病。婴幼儿皮肤娇嫩，湿热蕴于肌肤，始则红斑瘙痒，反复搔抓摩擦会造成粗糙脱屑或糜烂、渗出。湿邪偏盛，皮损表现为渗出、糜烂；热邪偏盛，表现为红肿、弥漫；风邪偏盛，表现为瘙痒难忍、发展迅速；病情日久伤津耗血，表现为皮疹肥厚、苔藓样变。湿邪重浊、下行，故下部皮疹多见；湿性黏腻，故本病缠绵难愈。故治疗多采用顾护脾胃治其本，祛风除湿、清热治其标，标本兼治。对于久治不愈致脾虚血燥，肌肤失养的患者，治以健脾益气、醒脾和胃、养血润肤之法。

二、从脾胃辨治论治特应性皮炎辨证分型

（一）湿热内蕴型

【证候表现】多见于婴儿期，四肢躯干散发丘疹、丘疱疹，部分糜烂、渗出，以四肢屈侧为多，纳呆，喜进零食，多食善饥，形体瘦。患儿大便燥结不通，不思饮食，哭闹不安，难以入睡。舌质红，苔腻，脉滑微数。

【治法】清热除湿，健脾消导。

【方剂】小儿健肤合剂加减。

【药物组成】黄芩 10 g，黄连 6 g，白鲜皮 10 g，焦栀子 10 g，生白术 6 g，淡竹叶 6 g，马齿苋 15 g，生枳壳 6 g，生薏苡仁 10 g，扁豆 6 g，焦槟榔 6 g，焦三仙 15 g，炒莱菔子 6 g。

渗出时用马齿苋煎敷患部，湿敷间隔时可外用祛湿散、甘草油调敷。连续 2 ~ 3 日渗出停止后，可外涂黄连膏（黄连 10 g，凡士林 90 g）。

【病案举例】

患儿，男，5 个月，1997 年 5 月 6 日初诊。

主诉：颈部、前胸、面部红色皮疹 4 个月，加重 1 个月。

现病史：患儿自出生后 1 个月余面颊、前额发生红色皮疹，时而加重，久治未愈，近 1 个月又因用肥皂洗患处后皮疹加重，发展至颈部、前胸、面部，皮损红肿流水，遂来我院诊治。患儿平素人工喂养，多食善饥、哭闹不安、大便干燥。

查体：头部、面颊、前额皮肤潮红、轻度水肿，表面有密集米粒大丘疹及水疱，部分糜烂、渗出不止；前胸及颈部、四肢也有散在红斑丘疹、水疱。舌质红，苔白腻，脉微数。

西医诊断：婴儿湿疹（急性期）。

中医诊断：奶癣。

辨证：脾虚湿滞，湿热内蕴。

治法：清热除湿，健脾消导。

药物组成：黄芩 6 g，白鲜皮 6 g，生地黄 10 g，马齿苋 10 g，白术 6 g，枳壳 6 g，焦栀子 6 g，鸡内金 3 g，炒莱菔子 6 g，淡竹叶 3 g，茯苓皮 10 g。水煎服，每日 1 剂。

外用马齿苋煎水湿敷面部，祛湿散 15 g，甘草油 30 g 调敷。颈部、前

胸、四肢皮疹用曲安西龙尿素乳膏加黄连膏混合外用，并给予氯苯那敏每晚服 2 mg。

二诊：服上药 7 剂，头面补水肿渐消，渗出停止，仍有潮红、丘疹、脱屑，大便已通。改用曲安西龙尿素乳膏加黄连膏混匀薄敷。内服药同前，去茯苓皮、生地黄，加牡丹皮 6 g，再服 7 剂。

三诊：服上药 7 剂，皮疹基本消退，残留轻度脱屑。继服小儿香橘丸、导赤丸调理，黄连膏外用治疗残留皮损。

按语：根据患儿的症状，如面颊、前额的红色皮疹，皮损红肿流水，以及舌质红、苔白腻、脉微数等，符合特应性皮炎的诊断，中医诊断为奶癣，辨证为脾虚湿滞，湿热内蕴。本病的发生主要与先天禀赋及后天喂养不当、脾胃功能失调、体内湿热蕴积有关，在治疗上采用了清热除湿、健脾消导的治法，考虑到小儿"脾常不足，胃常有余"，故在用药时虽用黄芩、白鲜皮、焦栀子、马齿苋清热除湿解毒，但配以白术、茯苓皮健脾利湿，以防伤脾，炒莱菔子、鸡内金健胃消导，脾胃同调。此外，小儿"心常有余"，且"诸痛痒疮皆属于心"，故在治疗小儿特应性皮炎时，要酌加清心泻火之品，考虑到小儿脾胃娇嫩，又不宜过用苦寒，故选甘寒之淡竹叶。此外，本病的治疗不仅包括内服药物，还有外用药物，如马齿苋煎水湿敷、曲安西龙霜加黄连膏外用等，体现了中西医内外兼治的治疗原则，能够更全面地针对症状进行治疗。整个治疗过程中，根据患儿的具体情况调整治疗方案，体现了中医个体化治疗的特点，取得了良好的治疗效果。

（二）脾虚湿盛型

【证候表现】此型多见于儿童期，多发生在 2~10 岁的儿童。临床表现常有 3 种情况，最多见的是四肢屈侧、肘窝、腘窝部起红斑、丘疹、小水疱，有轻度渗出结痂；或呈现慢性肥厚的色素沉着，表面苔藓样变化。另一种是头面部、躯干、四肢、口周有散在的不规则的斑块状皮损，呈亚急性或慢性变化，皮肤增厚，轻度苔藓化，抓后常有轻微的糜烂、渗出。也有在四肢伸侧发生小米至高粱大的丘疹、结节。大便常先干后稀或有溏便，饮食不规律，喜食零食。舌质淡、舌体胖有齿痕，苔白略腻，脉象多缓。

【治法】健脾除湿，消导止痒。

【药物组成】炒白术 6 g，茯苓 10 g，炒枳壳 6 g，炒薏苡仁 15 g，厚朴 6 g，白鲜皮 10 g，苦参 10 g，当归 10 g，赤芍 10 g，白芍 10 g，炒莱菔子 6 g。

特应性皮炎

对粗糙皮损者可用黄连膏加 5% 黑豆馏油软膏，对肥厚苔藓化者可加 5% 水杨酸软膏混匀外用。

【病案举例】

高某，女，5 岁，1997 年 8 月 12 日初诊。

主诉：颈部、四肢、躯干起散在皮疹 5 年。

现病史：患儿 1 岁时患湿疹，5 年来时轻时重，缠绵未愈。面部皮肤粗糙、不光泽、瘙痒不休，大便先干后稀，常不成形。纳食差，面黄。

查体：面部皮肤粗糙、双侧外耳结黄色痂皮，颈部、四肢、躯干均可见散在丘疹、血痂及融合成片的脱屑斑块，轻度肥厚。舌质淡，苔白，边有齿痕，脉缓。

西医诊断：特应性皮炎。

中医诊断：四弯风。

辨证：脾虚湿滞，肌肤失养。

治法：健脾除湿消导，润肤止痒。

药物组成：白术 6 g，枳壳 6 g，黄芩 6 g，马齿苋 10 g，白鲜皮 10 g，焦槟榔 6 g，炒莱菔子 6 g，薏苡仁 10 g，苦参 6 g，焦三仙 10 g，甘草 6 g，当归 6 g，赤芍 6 g。水煎服，每日 1 剂。

局部用 5% 黑豆馏油软膏、黄连膏各半混匀外用。

二诊：服上药 7 剂，皮疹大部分变平，四肢屈侧残留少数肥厚。皮损仍痒，面部已恢复正常，前方去黄芩、甘草，加当归 6 g，赤芍 6 g，再服 14 剂。

三诊：皮肤基本恢复正常，已不痒。再以小儿香橘丸调理，巩固疗效。

按语：从患儿皮损的特点及皮肤粗糙、瘙痒、纳食差、面黄、大便先干后稀等症状，西医诊断为特应性皮炎，中医辨证为脾虚湿滞，肌肤失养。长期慢性病程造成的"燥湿共存、燥湿互化"是本例患儿的核心病机。治疗上采用健脾除湿消导，润肤止痒的治法，健脾除湿消导有助于扶助正气，改善体内湿邪，润肤止痒则直接针对皮肤干燥、瘙痒等症状，除湿与润燥同用，逐个击破，以打破患儿的病机循环。药选白术、枳壳、薏苡仁、马齿苋，健脾除湿、清热解毒；白鲜皮、苦参、黄芩则有清热利湿止痒的作用；当归、赤芍有养血活血、润肤止痒的作用；焦三仙、焦槟榔、炒莱菔子消导健胃，脾胃同调。此外，本病治疗需要内外兼治，故用 5% 黑豆馏油软膏、黄连膏等。随诊中，虽然患儿皮肤基本恢复正常，已不痒，继续使用小儿香橘丸调理，这有助于巩固疗效，防止病情复发。通过中医辨证施治的个性化的治疗方案，取得了良好的治疗效果，不仅关注症状的缓解，还注重调整和改善患儿的整体健康状况，预防复发。

（三）脾虚血燥型

【证候表现】此型多见于青少年期或成年人。由于多年来湿疹缠绵，常见头面、四肢或躯干泛发皮肤干燥脱屑、色素加深，特别是四肢伸屈侧、颈项部呈对称性皮肤增厚，表面轻度苔藓化，可见抓痕及血痂，自觉不定时阵发性瘙痒，夜晚或入睡时更明显。面部常是一种特殊面容，口周略发白，前额、眉间脱屑明显，眉毛稀疏，皮肤可出现白色划痕征，大便不干，时有腹胀满。舌质淡、有齿痕，苔白或腻，脉沉细缓。女子常见白带清稀或有痛经等。

【治法】健脾养血，祛风除湿止痒。

【药物组成】白术 15 g，茯苓 15 g，薏苡仁 15 g，枳壳 10 g，厚朴 10 g，当归 10 g，首乌藤 10 g，赤芍 10 g，白芍 10 g，白蒺藜 15 g，白鲜皮 15 g，苦参 15 g，防风 10 g。

局部外用黄连膏。

【病案举例】

佟某，男，16 岁，1997 年 10 月 7 日初诊。

主诉：面部、四肢起皮疹 15 年。

现病史：患者面部、四肢起皮疹已 15 年。自 1 岁时开始患湿疹，时轻时重。15 年来，曾多次治疗，一直未愈，全身皮肤干燥，痒甚，素日心烦，口干，大便干燥，数日一行。

查体：面部、颈部皮肤粗糙，轻度脱屑；口周皮肤淡白有糠状脱屑；四肢伸屈侧均可见皮肤增厚，表面有干性丘疹及散在抓痕血痂。舌质淡、体胖有齿痕，苔白，脉沉缓。

西医诊断：特应性皮炎。

中医诊断：四弯风。

辨证：脾虚血燥，风湿蕴阻，肌肤失养。

治法：健脾消导，养血祛风，除湿止痒。

药物组成：白术 10 g，枳壳 10 g，焦槟榔 10 g，焦三仙 30 g，当归 10 g，赤芍 10 g，白芍 10 g，首乌藤 30 g，熟大黄 10 g，瓜蒌 15 g，白鲜皮

30 g，苦参 15 g，防风 10 g。水煎服，每日 1 剂，共服 14 剂。

每晚加服氯苯那敏 4 mg，局部外用黄连膏。

二诊：服药后症状明显减轻，大便仍干，隔日一行，面部皮肤稍光滑，四肢皮肤仍粗糙，舌质淡，仍有齿痕，脉沉缓。继服前方加减，去熟大黄、防风，加用炒莱菔子 10 g，川芎 10 g，再服 14 剂。

三诊：皮肤明显光滑，面部、颈部皮肤基本接近正常，自觉已不痒，饮食、二便正常。家长诉患者的皮肤一年余来从未见如此光滑。继续服前方加减调理，巩固疗效。

按语：本例患者属于青少年期特应性皮炎，皮肤干燥、痒甚、心烦、口干、大便干燥等症状，证属"风湿蕴阻，脾虚血燥，肌肤失养"。风湿蕴阻日久，脾胃受伤，气血生化乏源，导致血风燥、肌肤失养。治疗上宜祛风除湿、健脾润燥、消风止痒，方中白鲜皮、苦参、防风祛风除湿止痒；白术、枳壳、焦三仙、焦槟榔健脾和胃，脾胃同调；当归、赤芍、白芍、首乌藤养血活血、润肤止痒；熟大黄、瓜蒌润肠通便。全方攻补兼施，脾胃同调，养血祛风，起到了较好的临床效果。

三、临证经验

张教授治疗本病多以小儿健肤合剂、八生汤、止痒合剂等方剂为基础方加减，其中八生汤最为常用。湿热证以生白术、茯苓、薏苡仁健脾除湿；生枳壳、厚朴、槟榔、炒莱菔子、鸡内金、焦三仙健脾消导化滞；脾虚证以炒白术、炒枳壳、炒薏苡仁健脾除湿，并配合炒莱菔子、厚朴消食除胀，降气除满；血燥证以当归、赤芍、白芍、首乌藤养血和血润肤治其本，以马齿苋、白鲜皮、苦参、黄芩、防风等药清热祛风除湿治其标。在除湿药物的使用上，如皮损肿胀、渗出明显，加车前子、冬瓜皮、桑白皮、地骨皮、赤苓皮利水渗湿；红肿明显，加黄连、黄芩、龙胆草等苦寒燥湿。这样标本兼治，充分体现了"治病必求其本"和中医治疗的整体观念。强调婴幼儿为纯阳之体，用药时切忌大热大补之品，以免热其热；儿童期则久病缠绵，脾虚湿盛，肌肤失养，用药宜以甘寒药物为主，切忌大苦大寒之品，以免伤其阳，致使虚其虚，并应在健脾消导基础上辅以养血润肤之品。在中成药使用方面，常选用导赤丸、小儿香橘丸、化食丸、除湿丸、润肤丸等。外治可酌选甘草油、马齿苋湿敷、甘草油调祛湿散、黄连膏等。

白彦萍重视"调血"治疗特应性皮炎

白彦萍教授，中日友好医院皮肤科主任医师，岐黄学者，二级教授，博士研究生导师，致力于中西医结合治疗皮肤病的临床与研究。白教授在临床治疗特应性皮炎时结合自身数十年临床经验，认为特应性皮炎的病机不仅与风、湿、热相关，与血热、血虚、血燥、血瘀等血分病变也有密切的关系，故治疗特应性皮炎时除清热祛风除湿外，还应注重血分的调养。

一、特应性皮炎血分辨证论治分型

湿热蕴血证多因患者平素体质湿热或生活环境湿热之气过盛、过食肥甘厚味使脾胃运化失调致湿浊化热、情绪焦虑情志不畅郁而化热等多种内外因素导致湿热邪气侵袭人体，郁于血分。若湿热蕴血证治疗时过用清热除湿苦寒之品伤阴化燥，或因病程日久耗伤阴血，血虚不能荣养肌肤，生风化燥，则为血虚风燥证。若患者外感湿邪或素体湿重，湿邪郁久而致脾虚，脾虚无力运化水湿而致湿邪更胜，缠绵难愈，病程日久耗伤阴血，不能荣润肌肤，可致脾虚血燥证。此外，若病程日久，湿热内蕴可致血行瘀滞，如血瘀证同时合并素体湿热、外感湿热、瘀滞日久化热等，则为瘀热互结证。

（一）湿热蕴血证

【证候表现】多见于特应性皮炎急性期。皮损多见色红、瘙痒及渗出较重，全身症状可见口干、口苦、大便干、小便色黄，舌质红，苔黄腻，脉滑数。

【治法】清热利湿，凉血透热。

【方剂】犀角地黄汤合四妙丸加减。

【药物组成】水牛角 30 g，生地黄 30 g，赤芍 12 g，牡丹皮 12 g，苍术 15 g，牛膝 15 g，黄柏 15 g，生薏苡仁 30 g，荆芥穗 15 g，蝉蜕 6 g。

【方解】此证湿热较重，当以清热利湿为主，但考虑湿热郁于血分，故应同时兼以凉血透热。方中水牛角凉血清心解毒，生地黄凉血滋阴生津，与水牛角配伍清热凉血止血，并复已失之阴血；赤芍、牡丹皮清热凉血、活血

特应性皮炎

散瘀；黄柏清热燥湿，生薏苡仁、苍术健脾除湿，牛膝活血通经；蝉蜕、荆芥穗助湿热之邪由血分向外透散。诸药合用共奏清热利湿、凉血透热之功。

【加减应用】湿热较重者可加黄连、苦参清热燥湿；瘙痒重者加苦参、地肤子燥湿止痒；手足心热、口渴心烦者可加芦根、白茅根清热凉血生津。

（二）血虚风燥证

【证候表现】多见于特应性皮炎慢性期。皮损发病部位不固定，以皲裂、肥厚、干燥脱屑为主，瘙痒较甚，常伴唇甲色白、头晕乏力等全身症状，舌淡或暗，苔白，脉细弱。

【治法】养血润燥，祛风止痒。

【方剂】当归饮子加减。

【药物组成】当归 15 g，白芍 15 g，川芎 15 g，生地黄 15 g，荆芥穗 15 g，防风 15 g，黄芪 15 g，白蒺藜 15 g，制首乌 15 g，鸡血藤 30 g。

【方解】此证特点为阴血已伤，生风化燥，白教授认为治疗应以养血润燥为主，兼以祛风止痒。方中当归配伍生地黄、白芍、川芎、制首乌补益肝肾、养血活血；荆芥穗、防风、白蒺藜疏风止痒；黄芪益气升阳，并引药达表，驱邪外出；鸡血藤可养血润燥。诸药合用，补中有通，共奏养血润燥、祛风止痒之功。

【加减应用】阴虚有热者可加玄参、鳖甲等以清热散结，养阴生津；瘙痒严重影响睡眠者可加珍珠母、生牡蛎重镇安神。

（三）脾虚血燥证

【证候表现】多见于特应性皮炎的慢性期或亚急性期。病程较长，皮损色暗，皮肤粗糙、肥厚为主，瘙痒较重，多伴疲乏无力、纳差腹胀、便溏等全身症状，舌淡胖，苔白，脉沉缓或滑。

【治法】健脾除湿，养血润燥。

【方剂】参苓白术散合四物汤加减。

【药物组成】炒白术 15 g，炒苍术 15 g，茯苓 30 g，陈皮 15 g，薏苡仁 30 g，白芍 15 g，当归 15 g，生地黄 15 g，丹参 15 g，鸡血藤 30 g。

【方解】此证湿邪与脾虚同在，且久病耗伤阴血，如一味渗利或燥湿或更有伤阴之嫌，此时应以健脾除湿为主，同时兼以养血润燥。方中炒白术、炒苍术、陈皮健脾燥湿，茯苓、薏苡仁健脾渗湿，白芍、丹参、生地黄养血补血，当归、鸡血藤养血润燥。诸药合用共奏健脾除湿、养血润燥之效。

【加减应用】 气虚甚者可加党参、黄芪健脾益气，伴阴血虚可加山药、大枣益气养血；纳差者加藿香、佩兰、焦三仙健脾开胃；瘙痒甚者可加阿胶、制首乌、苦参养血润燥止痒。

【病案举例】

患者，女，59 岁。2019 年 1 月 11 日初诊。

主诉：双下肢暗红色斑片、丘疹，少量脱屑伴瘙痒 2 年，加重 1 周。

现病史：患者于 2 年前无明显诱因双下肢出现散在丘疹、丘疱疹，伴瘙痒，搔抓后有糜烂、渗出等，自行外用"皮炎平"后皮损可有好转，但仍反复发作。1 周前洗澡后受风致瘙痒及皮损加重。

查体：双下肢胫前可见对称性手掌大小暗红斑、苔藓化及皲裂，上覆少量鳞屑，双下肢泛发丘疹，可见抓痕、糜烂。双足背部亦可见暗红斑，皮损肥厚、苔藓化。

刻下症：纳可，眠差，入睡困难，小便可，大便黏，舌暗红，苔厚腻略黄，脉濡。

既往史：无特殊。

西医诊断：慢性特应性皮炎急性发作。

中医诊断：脾虚血燥型湿疮。

治法：清热健脾除湿，养血祛风润燥。

药物组成：生白术 30 g，炒苍术 30 g，陈皮 15 g，生甘草 10 g，当归 15 g，鸡血藤 30 g，黄柏 15 g，苦参 15 g，怀牛膝 30 g，生鳖甲 30 g，姜厚朴 15 g，柴胡 15 g，炒枳壳 12 g，黄连 12 g，木瓜 15 g，地肤子 15 g，炙乌蛇 10 g。

上方连服 7 剂后，患者诉瘙痒较前减轻，皮损无新发，可见红斑、丘疹及结痂，大便较干、入睡困难较前略有好转，舌质暗红、苔厚腻较前好转。上方去黄连，生白术减为 20 g，加茵陈 15 g，桃仁 15 g，火麻仁 30 g。

服 14 剂后，患者诉瘙痒较前明显好转，双下肢未见新发丘疹，苔藓化较前好转，鳞屑较前减少，可见色素沉着，二便可，入睡困难较前无明显好转，舌暗红，苔薄略腻。上方去苦参，加半夏 15 g，路路通 15 g，泽泻 30 g，煅牡蛎 40 g。

服 14 剂后，患者诉双下肢皮损较前明显好转，仅可见暗红斑及色素沉着，瘙痒基本已缓解，纳眠可，二便正常。上方加桂枝 9 g，服 7 剂，巩固疗效。

1个月后随访未复发，嘱注意皮肤保湿，忌烫洗、频繁洗澡等，注意均衡饮食。

按语：本案患者双下肢暗红色斑丘疹，少量脱屑伴瘙痒，糜烂渗出，病情迁延难愈，反复发作，病属四弯风脾虚血燥症。久病脾虚蕴湿，壅遏气机，气机运转不畅，津液生化失司不得正常输布，肌肤失去濡润而致干燥脱屑；湿久化热，发为暗红斑；湿郁日久，伤阴化燥，复感风邪，血虚风燥致瘙痒加剧；最终呈现出"内湿外燥，缠绵难愈"的状态。治以清热健脾除湿，养血祛风润燥。方以生白术、炒苍术、姜厚朴、陈皮、木瓜、生甘草健脾益气、燥湿利水；"治湿不治气，非其治也"，柴胡、炒枳壳调畅气机以助津液运行；《汤液本草》所言"黄连泻心经之火……诸疮须用之"用以泻心火以补脾土；黄柏、苦参、生鳖甲等凉药以滋阴清热；当归、鸡血藤养血润燥；炙乌蛇、怀牛膝活血通络，使补血不留瘀；地肤子祛湿兼祛风止痒。服7剂后诉皮损好转、大便干，考虑燥湿力过，耗伤阴液，故白术减量，去黄连，加茵陈稍减燥湿之力，加桃仁、火麻仁以润肠通便。服14剂后诉皮损进一步好转，睡眠困难无好转，去苦参，防久食苦寒损伤脾胃，加半夏、泽泻以祛除余湿，路路通祛风以加强止痒之功，予煅牡蛎安神以改善睡眠。服14剂后加桂枝以固表，稳固疗效。

（四）瘀热互结证

【证候表现】多见于特应性皮炎的慢性期。皮损颜色暗红，以干燥、肥厚、苔藓化、鳞屑等为主。全身症状可见头痛头胀、心烦不宁、急躁易怒、便干溲黄，舌紫红，苔黄，脉细数或涩。

【治法】活血祛瘀，清热凉血，理气通络。

【方剂】桃核承气汤合柴胡疏肝散加减。

【药物组成】桃仁12 g，大黄15 g，鲜地黄30 g，牡丹皮15 g，桂枝15 g，柴胡15 g，陈皮15 g，枳壳15 g，川芎15 g，生甘草15 g。

【方解】桃仁、大黄瘀热并治，逐瘀泄热；桂枝、川芎活血通络，以助瘀热下行；柴胡、陈皮、枳壳疏肝理气导滞，取"气行则血行"之意；鲜地黄、牡丹皮清热凉血；生甘草调和诸药。全方共奏活血祛瘀、清热凉血、理气通络之效。

【加减应用】瘙痒甚者可加乌蛇、全蝎祛风通络止痒；瘀热伤阴者可加麦冬、玄参、天花粉等养阴生津；血虚者可加丹参、当归尾、鸡血藤养血活血。

二、特应性皮炎的中医特色外治法

（一）中药泡洗

中药泡洗是在中医理论指导下选药组方，将中药煎汤后泡洗全身或浸泡局部患处的一种中药外治法。通过浸泡可使角质软化，药液直接作用于皮损部位，并可透皮吸收入血，从而更好地发挥功效作用。湿热较重、渗出较多者，可用黄柏30 g，苍术30 g，地肤子30 g，马齿苋30 g，煎汤晾至温凉后外洗；病程较长、皮损肥厚粗糙者，可用侧柏叶20 g，苦参30 g，地肤子30 g，当归20 g，煎汤晾至温凉后外洗。

（二）放血疗法

对于湿热较重、热象明显的特应性皮炎，可应用耳背静脉割治放血的方法凉血泄热；对于素体湿热，外感风邪的患者可采用大椎血点刺放血的方式祛风清热。

（三）皮内针治疗

皮内针是通过皮下埋置留针的方式对相应穴位进行持续的微小刺激，可通过辨证选择合适的穴位进行整体调治。白教授在应用皮内针治疗特应性皮炎时常用的穴位有：三阴交、足三里、阴陵泉、血海、肺俞、脾俞、合谷、神门、内关、曲池等穴位，以及内分泌、肺、脾、心、神门、交感等耳穴。不同部位的穴位可对应选取不同规格的皮内针，耳穴埋针规格一般为0.5 mm，四肢部位埋针规格一般为1.3 mm，躯干部位埋针规格一般为2.0 mm。

（四）火针治疗

对于皮损肥厚粗糙、苔藓化的特应性皮炎患者，白教授认为此类型皮损多为瘀滞所致，故常应用火针进行局部点刺，以通畅皮损局部气血，治疗后也可于针刺处外用药物，能更好地吸收。

三、特应性皮炎患者的皮肤健康管理

（一）饮食方面

日常饮食应搭配充足的蔬菜、水果，增加纤维素、维生素摄入；限制动物脂肪的摄入，可食用谷物、植物油等富含脂肪酸的食物；急性期应忌食牛羊肉、狗肉、卤肉、鱼虾、生姜、生葱、生蒜、芥末、咖啡、酒等食物及保健酒、冬虫夏草等补品；缓解期可适当进食少量牛肉、深海鱼类等以补充蛋白质。

（二）清洁方面

每日最多洗澡 1 次（急性期尽量避免洗澡），使用温水，水温 36 ℃左右；洗发及沐浴产品尽量使用无香料、无防腐剂、无色素产品；忌搓澡、搔抓皮肤；愈后皮损部位可拍干或蘸干，及时使用适合自己的保湿润肤品或遵医嘱用药，防止皮肤干燥和瘙痒。

（三）其他方面

吸烟患者宜戒烟；适当锻炼身体、听放松音乐、打太极拳、做五禽戏、做瑜伽等有助于缓解紧张、焦虑情绪，降低特应性皮炎复发概率；充足、高质量的睡眠有益于特应性皮炎的康复；家人的支持和关爱对患者的生活质量及特应性皮炎的康复具有积极影响。

李秀敏标本兼治辨治特应性皮炎

李秀敏教授，1965 年起在北京中医药大学东直门医院从事中医皮肤科临床、教学、科研工作。曾师从施今墨、赵炳南、王光超、陈集舟、马海德、郭英年等多位中西医学泰斗。中国中西医结合学会皮肤性病专业委员会委员，中华中医药学会中医美容分会委员，第五、第六届北京市政府专家顾问团顾问，日本富山医药大学客座研究员，《中医杂志》特聘编审，国家卫健委国际保健俱乐部医学专家委员会委员，北京市医疗事故鉴定委员会专家库成员。她指出特应性皮炎相当于中医的"四弯风""奶癣"病的范畴，临

床上应根据特应性皮炎反复发作的疾病特点，采取分阶段论治的方法，在辨证上应重视全身与局部的关系；在治疗上宜采用标本兼顾、扶正祛邪的方法，方可取得较好的疗效。

一、以标本兼治之法辨治特应性皮炎

李秀敏教授认为特应性皮炎的发病主要责之内外两方面的因素。其中，内因也可称之为"体质因素"，是疾病发生的根本原因，患者发病主要是由于先天禀赋不耐，脾胃失调，肌疏表虚；外因则是指本病发生的"诱发因素"，如外感风热之邪、食用鱼腥发物等。故特应性皮炎的根本病机在于：患者素体脾虚肌疏，运化失司，以致湿邪内生，兼外感风热之邪，内外合邪，发于肌肤；又因疾病缠绵反复，湿邪久稽，生风化燥。治疗上应遵循"急则治其标，缓则治其本"的原则，急性发作期以清热除湿、祛风止痒为法；慢性期以健脾除湿、养血润燥为法。

（一）湿热蕴肤证

【证候表现】多见于儿童和成人特应性皮炎的急性发作期。皮疹主要表现为丘疹、斑丘疹、水疱或丘疱疹，颜色淡红色或鲜红，局部皮肤灼热作痒，抓破后出现皮肤破溃，局部滋水浸淫或糜烂结痂；并伴有身热、心烦、口渴、大便干燥、小便黄赤等全身症状，舌质红，苔薄黄或黄腻，脉滑数或濡滑。

【治法】清热利湿。

【方剂】儿童：消风导赤汤加减；成年人：龙胆泻肝汤加减。

【药物组成】儿童：生地黄 15 g，黄芩 6 g，通草 5 g，茯苓 10 g，泽泻 10 g，车前子 6 g，金银花 10 g，白鲜皮 10 g，甘草 6 g。

成年人：龙胆草 6 g，柴胡 10 g，黄芩 12 g，生栀子 6 g，白鲜皮 15 g，白术 15 g，泽泻 15 g，苦参 10 g，甘草 6 g。

【方解】儿童方中，以生地黄、金银花清热凉血，黄芩燥湿解毒，通草、泽泻、茯苓淡渗利湿，白鲜皮疏风清热止痒；成年人方中，以龙胆草、柴胡、黄芩、生栀子、泽泻清利肝胆湿热，以白术健脾燥湿，以苦参燥湿杀虫止痒，白鲜皮疏风清热止痒，方中诸药相合共奏清热利湿之功。

【加减应用】痒甚不能安眠者，可加珍珠母、磁石；胃纳欠佳者，可加藿香、佩兰；大便干者，可加大青叶、火麻仁、熟大黄；皮疹局部继发感染出现脓疱者，可加蒲公英、野菊花。

（二）脾虚湿蕴证

【证候表现】多见于体质瘦弱的婴幼儿特应性皮炎患者。皮损主要表现为丘疹、丘疱疹，颜色暗淡，皮疹搔抓后可有少量清稀渗液，或有淡黄色结痂，往往反复发作，时轻时重，经久不愈；常伴有神疲肢乏、脘腹胀满、纳呆便溏、口中黏腻等全身症状，舌质淡，苔白腻，脉濡缓或滑。

【治法】健脾利湿，润燥止痒。

【方剂】健脾除湿汤或除湿胃苓汤加减。

【药物组成】炒白术 10 g，炒苍术 10 g，厚朴 10 g，陈皮 10 g，玄参 15 g，白鲜皮 12 g，白蒺藜 10 g，蝉蜕 6 g。

【方解】方中炒白术、炒苍术益气健脾燥湿，厚朴、陈皮行气除满消胀，玄参滋阴解毒，白鲜皮、白蒺藜、蝉蜕清热疏风止痒，共奏健脾利湿、润燥止痒之功。

【加减应用】腹胀、腹痛者，可加大腹皮。当用汤剂治疗患者症状基本缓解后，可予以参苓白术散、人参健脾丸等中成药进行善后调理。

（三）阴虚血燥证

【证候表现】多见于儿童或成人特应性皮炎病程较久者。皮损主要表现为肥厚浸润性斑片，常呈暗红色或暗褐色，瘙痒剧烈，经久不退，患处散布丘疹、抓痕、血痂等；舌质暗红少津，苔少，脉沉弦。

【治法】滋阴润燥止痒。

【方剂】养血润肤饮或滋阴除湿汤加减。

【组成】当归 10 g，熟地黄 15 g，生地黄 30 g，黄芪 10 g，天冬 10 g，麦冬 10 g，天花粉 10 g，桃仁 10 g，红花 10 g，丹参 10 g，白鲜皮 15 g。

【方解】方中桃仁、红花活血化瘀通络，当归、熟地黄、生地黄、丹参凉血养血活血，黄芪、天冬、麦冬、天花粉益气滋阴，白鲜皮清热疏风止痒，共奏滋阴润燥止痒之功。

【加减应用】皮疹肥厚、苔藓化明显者，可酌加王不留行、泽兰；夜卧不安而痒甚者，轻可加酸枣仁、合欢皮、夜交藤、远志等安神止痒，重则用龙骨、代赭石、牡蛎、磁石以重镇安神止痒。

【病案举例】

王某，女，4 岁。

主诉：肘窝、腘窝、腋窝间断起皮疹瘙痒3年。

现病史：3年前，无明显诱因四弯部起红疹，瘙痒重，就诊于北京某医院，口服抗组胺药、外用含激素药膏后症状好转，后每年入冬时节皮疹反复发作，逐渐增厚，遇热瘙痒加重。本次患者因皮疹急性发作前来诊。患儿有过敏性鼻炎、变应性支气管炎病史。平素患者遇冷热刺激咳嗽发作，食欲不佳，大便干、1~2日一行，眠可。

查体：面色萎黄，双侧肘窝、腘窝、腋下鸡蛋大小水肿性淡褐色斑丘疹，肥厚浸润，局部因搔抓破溃，上有黄色浆痂及细碎脱屑，舌质淡红，苔根白腻，脉滑。

西医诊断：特应性皮炎。

中医辨证：脾肺气虚，风热蕴肤。

治法：健脾补气，疏风止痒。

处方：荆芥8g，防风8g，藿香6g，佩兰6g，黄芩10g，生地黄10g，金银花10g，茯苓10g，南沙参10g，北沙参10g，玄参10g，丹参10g，地龙8g，紫菀10g，法半夏6g，瓜蒌12g。同时以复方黄连膏、硅油氧化锌膏混合外用。

上方服7剂，患者双腋下皮疹基本消退，仅余色素沉着，四弯部皮疹明显变薄，瘙痒减轻，皮肤干燥，眠差，遇冷热刺激仍有咳嗽发作，但频率减少，近2日遇冷腹痛，大便干，日行1次。前方改金银花为12g，瓜蒌16g，加百合10g，生白术6g，炒白术6g，大腹皮4g。

上方服14剂后，患者四弯部皮疹较前变薄，右侧好于左侧，咳嗽较前减少，食欲佳，纳眠可，腹痛发作次数减少。调整处方：白鲜皮12g，当归10g，丹参10g，天冬8g，麦冬8g，辛夷6g，苍耳子6g，桔梗8g，紫菀8g，百合8g，蔻仁6g，砂仁6g，鸡内金10g，生甘草6g。

上方服14剂，患者四弯部皮疹消退，仅余淡褐色色素沉着斑，偶有瘙痒感，面色红润，已无腹痛发作，纳眠可，二便调。建议患者平素服参苓白术丸及玉屏风颗粒以巩固疗效，预防疾病复发。

按语：本案患儿久病不愈，耗伤阴血，损伤脾胃；又小儿为稚阴稚阳之体，病久阴血更亏，以致血虚生风化燥，肌肤失于濡养所致。本案患者皮疹自幼发作，乃先天不足，外受风邪，又兼有肺气虚弱之症状，面色萎黄，患有过敏性鼻炎、支气管炎，为脾肺两虚之侯。患者此次前来求诊，恰逢慢性病程急性发作，故治疗初期急则治其标，以除风止痒、清热利湿为法；待皮疹渗出消失，瘙痒肥厚减轻，再在治疗后期缓则致其本，以健脾化湿、滋阴润燥为法。李秀敏教授特别指出，小儿因发育不全，气血未充，脾胃易虚易实，切忌选用大苦大寒药物，以虚其虚，以实其实；且瘙痒是本病最重要、最痛苦的症状，不论何时，均应加息风止痒安神药物。

二、特应性皮炎外治方法

（一）中药软膏

1. 复方黄连膏，组成：黄连面 10 g，黄芩面 10 g，黄柏面 10 g，凡士林 100 g，可清热燥湿止痒消斑，适用于肥厚苔藓样特应性皮炎。

2. 硅油氧化锌软膏，组成：15% 氧化锌、硅油，具有消炎、保湿、润肤的功效，适用于特应性皮炎急性期的面部和褶皱部位皮肤以及缓解期的皮肤保湿。

（二）中药泡洗方

1. 金银花 20 g，野菊花 20 g，马齿苋 30 g，生地榆 30 g，布包水煎 400 mL，待温时洗患处，每日 2 次，每次约 10 分钟。本方用于特应性皮炎患者皮损急性期热重于湿者，表现为皮损鲜红，无或仅有少量渗出，或伴脓疱等皮肤感染者。方中金银花、野菊花、马齿苋均可清热解毒，生地榆凉血止血、解毒敛疮，四药同用功能清热解毒、渗湿止痒。

2. 苦参 30 g，黄柏 30 g，土茯苓 30 g，蛇床子 30 g，白鲜皮 30 g，布包水煎 400 mL，待温时洗患处，每日 2 次，每次约 10 分钟。本方用于特应性皮炎患者皮损急性期湿重于湿热者，表现为皮损色淡红或淡褐，局部有大量渗液，糜烂结痂者。方中苦参、黄柏、白鲜皮长于清热燥湿，土茯苓具有解毒利湿、通利关节之功效，苦参、蛇床子兼善杀虫止痒，五药同用功能清热燥湿、杀虫止痒。

三、预防特应性皮炎复发的常用中成药

由于本病患者多因禀赋不耐、脾虚肌疏而发病，故待患者皮损消退后，李秀敏教授常嘱患者定期服用参苓白术丸、人参健脾丸、玉屏风颗粒等中成药善后调理，以预防疾病复发。

李元文"从脾论治"特应性皮炎

李元文教授，就职于北京中医药大学东方医院，长期从事皮肤病医、教、研工作，擅长治疗慢性难治性皮肤病、性病，如银屑病、痤疮、湿疹、特应性皮炎、慢性荨麻疹、脱发等皮肤病及支原体感染、衣原体感染、生殖器疱疹等性病。针对特应性皮炎，李元文教授提出从脾论治特应性皮炎的思路，重视寒热错杂、久病入络等复杂病机的辨识，尤其在儿童特应性皮炎、配方颗粒调配外治等方面经验丰富。

一、病证结合，辨病为先

病即疾病，是指在一定病因和条件作用下，机体正邪相争，阴阳、气血津液、脏腑经络等发生病理变化的全过程。证即证候，是指对人体疾病发展过程中某一阶段的病理概括。中医学是以"辨证论治"为基本特点的学科，但在实际的临床实践中，也离不开"辨病论治"的指导。辨病是了解疾病的发生发展规律，是一种纵向思维的概括；辨证是通过四诊收集患者信息得到刻下的全身状态，是一种横向思维的概括。因此，在皮肤病的诊治过程中，辨病应当与辨证相结合，纵横交错形成全面的认知网络。先辨病，可以对疾病有一个基本的掌握，再辨证，进行有针对性的个体治疗。心理因素（如精神紧张、焦虑、抑郁等）在特应性皮炎的发病中发挥一定作用，在中医角度常认为是"肝郁"的表现，临床上还可伴见胸胁胀满疼痛、善太息等表现。特应性皮炎的发病与遗传因素关系密切，家族中常有过敏性疾病史，儿童常见食物过敏现象，常见的食物过敏原有牛奶、鸡蛋、小麦等，先天的特禀性体质加上由于过敏对食物的营养摄取不足，极易造成"脾虚"，临床表现为纳呆、腹胀、便溏等。"肝郁脾虚"是特应性皮炎的主要证型，临床李元文教授常用自拟方——加味过敏煎作为主方，加减变化后进行治疗。方中柴胡、乌梅、防风取自祝堪予方过敏煎，有祛风疏肝理脾之功效。本方在其基础上加白术、茯苓健脾化湿，体现了慢性病从肝脾论治的思想。加入徐长卿、丝瓜络通经祛风，当归、赤芍、鸡血藤养血活血，体现了治风先治血的思想。全方共奏疏肝健脾、养血息风之功。

二、心脾论治，辅以消导

特应性皮炎通常初发于婴儿期，1岁前发病者约占全部患者的50%，对于儿童特应性皮炎患者的治疗占有很大比重。叶天士《幼科要略》说："襁褓小儿，体属纯阳，元气未散"，指出小儿患病以热性病最多。小儿"心有余"，临床上观察到患儿多情绪急躁，舌尖红，有点刺，都反映了心火上炎的病机。因此李元文教授常用清心降火的中药进行治疗，如栀子、百合、莲子心等。同时心与小肠相表里，亢盛的心火可从小便利出，可配合灯心草、通草、白茅根、芦根等药共同使用。

小儿的生理特点是"脏腑娇嫩，形气未充"，脾常不足，脾胃的运化功能未发育完全，容易为饮食所伤，出现积滞、呕吐、腹泻等疾病。脾主运化水液，《素问·厥论》："脾主为胃行其津液者也"，脾胃虚弱，津液内滞，变生内湿，正如《素问·至真要大论》所说："诸湿肿满，皆属于脾。"湿性黏滞，因此病变过程长，多缠绵难愈。李元文教授在治疗特应性皮炎的过程中以祛湿为重，总结出"治湿八法"。①健脾除湿法：代表药物有苍术、白术、黄芪、党参等。②宣表化湿法："肺为水之上源"，调畅肺气湿邪随化，代表药物有杏仁、桔梗、枳壳等。③风能胜湿法：风药温燥，可以胜湿，代表药物有荆芥、防风、蝉蜕等。④芳香化湿法：芳香之品能醒脾化湿，代表药物有藿香、佩兰、石菖蒲等。⑤清热燥湿法：适用于邪在中焦，热重于湿，代表药物有黄芩、黄连、黄柏等。⑥淡渗利湿法："湿性趋下"，适用于湿在下焦，代表药物有猪苓、薏苡仁、冬瓜皮等。⑦清热利湿法：适用于邪在下焦，热邪较重，代表药物有通草、虎杖、竹叶等。⑧温阳化湿法：湿为阴邪，损伤阳气，阳虚可表现为四肢末梢冰凉、舌嫩、苔水滑、脉沉细等，代表药物有附子、干姜、肉桂等。

脾胃互为表里，李元文教授认为可以通过调整肠胃来健脾。脾属五脏，"藏精气而不泻"，"满而不实"；胃属六腑，"传化物而不藏"，"实而不满"。唐代王冰说："精气为满，水谷为实"，因此脾贮藏精气，胃传化水谷。脏属阴，腑属阳；脏为里，腑为表；脏多虚，腑多实。腑病较脏病易治，因为腑病实证居多，以通为顺，而脏病多虚证，精气的匮乏难以一时得以补充。临床上常用消食导滞的方法，常用焦三仙消导，即焦山楂、焦神曲、焦麦芽。其中焦山楂是消化油腻肉食积滞的要药，焦神曲利于消化米面食物，焦麦芽尤其促进淀粉性食物的消化，三者合用可以起到很好的消导作用。对于食积较重者，可以加用鸡内金，鸡内金是家鸡的干燥砂囊内壁，本品消食化积作用较强，且广泛用于米面、薯芋、乳肉等各种食积证。

三、久病入络，重视活血

特应性皮炎是一种慢性、复发性、炎症性皮肤病，常反复发作，迁延日久，中医学上认为久病入络，瘀血内生，化瘀通络是慢性皮肤病的基本治疗大法。湿邪是特应性皮炎常见的致病因素。《血证论》言"水病而不离乎血，血病而不离乎水"，《金匮要略》言"经为血，血不利则为水，名曰血分"，描述了血与水（湿）相互为用、相互转化的关系，也佐证了特应性皮炎的治疗中需要重视活血之法的应用，常用桃红四物汤、血府逐瘀汤、桂枝茯苓丸等活血通络。对于瘀血之象明显者，可加入莪术、三棱等破血消癥之品。但一味活血化瘀，络病并不能痊愈，还应仔细分清寒热虚实。如风寒之邪阻络，可用桂枝汤、麻黄桂枝各半汤等；风热之邪阻络，可用金銮消风散、银翘散等；风湿之邪阻络，可用独活寄生汤、藿香正气散等。明辨寒热虚实后对证治疗，才能使邪去正安。

四、瘙痒明显，辨证止痒

瘙痒是特应性皮炎患者的最主要症状，可引起睡眠障碍甚至身心问题，影响生活质量，由于瘙痒引起的反复搔抓也会导致皮肤炎症加重和持续，形成"瘙痒－搔抓"恶性循环。中医有"风盛则痒""无风不作痒"的说法，因此风邪是导致瘙痒的主要原因之一。李元文教授常用的止痒方法有：①祛风止痒法：适用于外风所致、肌肤营卫失和导致的瘙痒，常用药物有荆芥、防风等，其中外感风寒的可用麻黄、桂枝、细辛等，外感风热的可用牛蒡子、菊花、蝉蜕等，外感风湿的可用威灵仙、徐长卿、木瓜等；②息风止痒法：适用于内风所致、气血运行失衡导致的瘙痒，常用药物有天麻、钩藤等，其中辨证属血热生风的可用凉血消风散等，属血虚生风的可用当归饮子、养血消风散等；③搜风止痒法：适用于病情日久、风邪入络导致的瘙痒，常用药物有地龙、全蝎、僵蚕、蜂房、乌梢蛇等。此外还有除湿止痒法，常用药物有白鲜皮、地肤子、苦参等；养血润燥止痒法，常用药物有鸡血藤、首乌藤等；重镇安神止痒法，常用药物有生龙骨、生牡蛎、珍珠母等；杀虫止痒法，常用药物有百部、蛇床子等。特应性皮炎皮损和外观正常皮肤常伴有以金黄色葡萄球菌定植增加和菌群多样性下降为主要表现的皮肤菌群紊乱，杀虫止痒法可用于特应性皮炎合并细菌和（或）真菌感染的患者。

中医中使用对药有协同治疗的作用，且可以减轻彼此的不良反应。李元文教授常用治疗皮肤瘙痒的对药有：荆芥、防风以疏风止痒；全蝎、地龙以搜风止痒；苦参、白鲜皮以清热燥湿止痒，尤适用于头面部、上肢皮疹；苦参、地肤子以清热利湿止痒，尤适用于下肢皮疹；生龙骨、生牡蛎以重镇安神止痒。

五、内外结合，疗效显著

《医学源流论》有云："外科之法，最重外治"，《理瀹骈文》指出："外治之理即内治之理，外治之药亦即内治之药，所异者，法耳。"外治在中医皮肤科的治疗中具有举足轻重的地位。李元文教授在临床中不断摸索，总结出治疗特应性皮炎行之有效的外治方法。对于证属肝郁化火、脾虚夹湿的患者，外用青石止痒软膏。方中煅炉甘石收湿止痒、敛疮生肌为君；青黛清肝泻火、燥湿解毒、凉血消斑，煅石膏辅助君药增强燥湿敛疮生肌，二者共为臣药；黄柏、苦参清热燥湿止痒，共为佐药；冰片清热解毒、疗疮消肿，为使药。对于证属血虚风燥的患者，外用二白散。方中白及消肿生肌，白鲜皮祛风胜湿止痒，三七活血化瘀生肌。以上药物兑入凡士林搅拌均匀后即可外涂患处，涂药后可用保鲜膜封包患处以增强疗效。

六、其他注意事项

1. 中病即止，顾护正气：在特应性皮炎的遣方用药中，要注意不可过量，使体质偏颇，应时时注意顾护正气。如应用苦寒泻火药时，注意顾护脾胃与阴液，常用药物有生姜、大枣、炙甘草、百合等；应用辛香温燥化湿药时，注意补气与滋阴，常用药有生黄芪、刺五加、西洋参、五味子等；应用利水渗湿药时，注意滋养阴津，常用药有麦冬、天冬、石斛等。

2. 虫类药物的使用：在应用虫类药物时，应注意特应性皮炎与变态反应密切相关，而动物蛋白往往是过敏原，应当随时关注患者的用药表现，一旦发现过敏及时停药。

3. 兼顾兼症的治疗：部分特应性皮炎患者可同时有其他过敏性疾病，如过敏性鼻炎、过敏性哮喘、过敏性结膜炎等。过敏性鼻炎可配合使用通窍药，如细辛、苍耳子等；过敏性哮喘可配合使用平喘药，如麻黄、川贝母等；过敏性结膜炎可配合使用清肝明目药，如桑叶、菊花等。

4. 强调患者教育：由于特应性皮炎是一种慢性皮肤病，且容易反复，因此要重视对患者的教育，避免诱发和加重疾病。建议患者积极寻找其发病病因和诱发加重因素，进行针对性的回避，如环境及食物中的致敏物质。合理洗浴，建议水温在 32 ~ 37 ℃，时间为 5 ~ 10 分钟，使用低敏无刺激的洁肤用品。选择合适自己的保湿润肤剂，足量多次使用，在沐浴后应该立即使用。避免各种环境刺激，如摩擦、酸性物质等。良好的患者依从性有利于疾病的尽快向好。

七、病案举例

患儿，女，6 岁。2022 年 3 月 14 日初诊。

主诉：患者因面部及四肢伸侧皮疹伴瘙痒 4 年加重 1 个月就诊。

现病史：患者 4 年前先于面部出现皮疹，逐渐蔓延到四肢伸侧，伴有瘙痒剧烈，先后于多家医院就诊，口服多种抗组织胺药物和外用多种糖皮质激素药膏后病情未见缓解，病情反复发作，时轻时重。1 个月前患者面部皮疹明显加重，瘙痒剧烈难以入睡。

刻下症：面部及四肢伸侧皮疹伴瘙痒，情绪急躁，心烦，纳呆，时腹胀，大便黏腻，日 1 行。

查体：面部潮红肿胀，渗出结痂。四肢伸侧散在分布红色丘疹、苔藓样变及抓痕。舌边尖红有点刺，苔白腻，脉滑数。

辅助检查：外周血嗜酸性粒细胞计数为 6.5×10^9/L；皮肤点刺试验检测患者对屋尘、尘螨、霉菌、牛奶、鸡蛋等均有过敏反应。

西医诊断：特应性皮炎。

中医诊断：四弯风。

辨证：心肝有热，脾虚湿盛。

治法：清泻心肝，健脾燥湿。

方剂：加味过敏煎加减。

药物组成：柴胡 10 g，乌梅 15 g，防风 5 g，金银花 10 g，焦神曲 5 g，栀子 5 g，苍术 10 g，香附 5 g，地龙 10 g，炙甘草 5 g，拳参 10 g，生牡蛎 5 g，白术 5 g，茯苓 10 g，猪苓 5 g，厚朴 5 g，莲子心 3 g，生姜 10 g，大枣 10 g。配方颗粒 7 剂，水冲服，早晚分服。

外治法：青石止痒软膏涂于患处，每日 2 次。

二诊：仍有新发红色丘疹，瘙痒遇热加重。上方加牡丹皮 10 g，7 剂，服法及外用同前。

三诊：患儿皮疹颜色变淡，瘙痒减轻，纳呆腹胀好转。上方去拳参、牡丹皮、焦神曲，加泽泻 10 g，14 剂。药后皮疹逐渐消退，大便调畅。后加减用药 2 个月，临床基本痊愈。

按语：本例患儿特应性病史 4 年，病情逐渐加重，皮疹色红，剧烈瘙痒，情绪急躁，心烦，属心肝火旺的表现，又纳呆、腹胀、便溏等，病机虚实寒热错杂。患儿性情急躁，心肝火旺，故皮疹红肿；脾虚不能运化水湿，故腹胀、便溏。舌边尖红有点刺，苔白腻，脉滑数均为心肝有热、脾虚湿盛的表现。治以清泻心肝，健脾燥湿，处方选加味过敏煎加减，方中柴胡、乌梅、防风祛风疏肝理脾，金银花、拳参清热解毒，焦神曲消食导滞，栀子、莲子心清心泻火，苍术、白术、香附理气健脾，厚朴下气燥湿，茯苓、猪苓健脾利水，地龙搜风止痒，生牡蛎重镇安神，生姜、大枣顾护脾胃，炙甘草调和诸药。

朱仁康"皮损辨证为主，结合整体辨证"治疗特应性皮炎

名医朱仁康（1908—2000 年）为北京广安皮科流派奠基人，首批全国老中医药专家学术经验继承工作指导老师。学承江南外科名医章治康，为外科"心得派"传人。朱老钻研中医皮肤科近 80 年，临床经验丰富，在临床实践中，遵循中医理论，衷中参西，开拓皮损辨证先河，拟订经验方治疗特应性皮炎，临床疗效显著。

一、以皮损辨证为主辨治特应性皮炎

朱老总结出了一套有别于内科"望闻问切"四诊合参的诊断模式，以皮损的不同表现、特点为主，以舌苔、脉象为辅，即审疹论治、辨病为先来进行辨证论治。如《朱仁康临床经验集》中曾指出："辨皮损主要是根据局部皮肤皮疹形态来进行辨证治疗，是中医皮肤外科临床施治的主要依据。"在特应性皮炎的辨证论治过程中，他同样强调皮损辨证的重要性，从辨斑、疹、水疱、鳞屑及苔藓化等不同的皮损形态进行辨证论治。

针对特应性皮炎的不同皮疹表现，朱老创立了不同的经验方，疗效显著。临床经验如下：特应性皮炎皮疹多见干燥、鳞屑、皲裂、抓痕、苔藓样变为主。①如皮疹色淡，舌红苔光或舌根腻，脉细滑，多辨为阴伤证，治以滋阴除湿汤加减；②如皮疹色鲜红，瘙痒极甚，搔破有渗出，舌质红，苔薄白，脉弦滑，多辨为血热证，可用凉血除湿汤加减；③如皮疹有瘙痒伴有渗出倾向，或可见浮肿性红斑、丘疹、丘疱疹，多伴形体消瘦、面色萎黄、纳呆便溏、便黏或便不成形、口臭、夜卧不安、乏力、磨牙等表现，舌淡胖或齿痕，苔多腻，脉虚，多辨为脾虚证，此证如发于儿童，常用小儿化湿汤化裁，发于成年人多用除湿胃苓汤加减；④如皮损主要表现为水疱、丘疱疹、脓疱、浸渍、糜烂、溃疡等有渗出倾向和水肿者，多辨为湿热证，此证多见于特应性皮炎急性发作，常用龙胆泻肝汤加减治疗。具体如下。

（一）阴伤证

【证候表现】病程久，皮肤浸润，干燥脱屑，基底淡，瘙痒剧烈，可见少量渗出，可伴口干、喜饮、尿黄、便干等，舌红，苔光或舌根腻，脉细滑。

【辨证】湿邪留恋，伤阴耗血。

【治法】滋阴养血，除湿止痒。

【方剂】滋阴除湿汤。

【药物组成】生地黄30 g，元参9 g，当归9 g，丹参12 g，茯苓9 g，泽泻9 g，白鲜皮6 g，蛇床子9 g。

【方解】方中生地黄、元参滋阴清热；当归、丹参养血和营，使血活则水活，气血流畅而湿邪易祛，四味合用，以补阴血之不足，又可防渗利诸药伤阴之弊；茯苓、泽泻健脾利湿，除湿而不伤阴；白鲜皮清热解毒、除湿止痒，蛇床子燥湿、祛风止痒，祛湿邪之有余，制滋补诸品之腻滞。诸药合用，标本兼顾，滋渗并施，养阴与除湿并行不悖，使湿去而无伤阴之弊，阴复而无助湿之嫌。用以治疗特应性皮炎反复不愈，日久伤阴耗血，舌淡苔净或光之证，颇为契合。诸药合而为剂，有滋阴养血、祛湿止痒功能。

【加减应用】瘙痒严重者，可加荆芥、防风、薄荷等散风止痒之药；瘙痒甚烈者，可加乌梢蛇；渗出严重者，可加苍术；伴有大便干燥者，可加酒大黄、芒硝、厚朴、枳实等，泻下存阴；尿黄者可加滑石、茵陈、栀子清利内热；皮损色红明显者，加生地黄、牡丹皮、赤芍；气虚明显者，加生黄芪；苔藓样变明显者，加桃仁、红花。

（二）血热证

【证候表现】皮疹色红，瘙痒极甚，搔破有渗出，舌质红，苔薄白，脉弦滑。

【辨证】血热挟湿，热重于湿。

【治法】凉血清热，兼以除湿。

【方剂】凉血除湿汤。

【药物组成】生地黄30 g，牡丹皮9 g，赤芍9 g，豨莶草9 g，海桐皮9 g，苦参9 g，白鲜皮9 g，地肤子9 g，六一散（包煎）9 g。

【方解】本方重用生地黄、牡丹皮、赤芍以清热凉血，同时以豨莶草、海桐皮、白鲜皮、地肤子以祛风除湿，并加苦参以苦寒燥湿，六一散以淡渗利湿。诸药合用，有凉血除湿功能，用于血分有热，血热与风、湿邪互结，热重于湿，蕴于肌肤而发病者。

【加减应用】皮损红肿者加龙胆草、车前草、马齿苋；局部渗出多者，加泽泻、冬瓜皮。

（三）脾虚证（儿童型）

【证候表现】皮疹有瘙痒，伴有渗出倾向，或可见浮肿性红斑、丘疹、丘疱疹，多伴形体消瘦、面色萎黄、纳呆、便溏、便黏、夜卧不安、乏力、磨牙，舌淡胖或边有齿痕，苔多腻，脉虚。

【辨证】脾虚湿盛。

【治法】健脾化湿。

【方剂】小儿化湿汤。

【药物组成】苍术6 g，陈皮6 g，茯苓6 g，泽泻6 g，炒麦芽9 g，六一散（包煎）6 g。

【方解】方中苍术燥而化湿；茯苓利水渗湿、健脾；陈皮理气健脾、燥湿化痰，与苍术同用，用于中焦寒湿脾胃气滞者，脘腹胀痛、恶心呕吐、便溏；炒麦芽行气消食，健脾开胃；泽泻为利水治痰饮之药，令水邪去而脾胃自健；六一散淡能渗湿，寒能清热，重能下降，滑能利窍，故能上清水源，下利膀胱水道，除三焦内蕴之热，使从小便而出，以解暑湿之邪；少佐甘草和其中气，并可缓和滑石寒性，二药相配，共奏清热利湿之效。此方诸药相合以祛湿为法则，湿去则脾健，脾健则气血津液化生正常，而少有湿邪为患。

【加减应用】 食积明显者可加焦山楂、焦稻芽、焦神曲；瘙痒甚烈者，可加防风、乌梢蛇；皮损肥厚、颜色较红者，可加白鲜皮、牡丹皮；伴有大便干燥者，可加牵牛子、莪术；胃呆纳差者，加焦山楂、陈皮；苔腻明显者加藿香、佩兰芳香化湿；腹胀者加川朴、大腹皮；夜间蹬被、睡眠不安者加焦山楂、连翘。

（四）脾虚证（成年人型）

【证候表现】 皮肤起水窠，色暗淡不红，瘙痒出水。或有胃脘疼，饮食不多，面色萎黄，腿脚浮肿，大便溏，小便微黄，舌淡苔白或腻，脉缓。

【辨证】 脾运失健，湿邪泛滥。

【治法】 健脾除湿。

【方剂】 除湿胃苓汤。

【药物组成】 苍术 9 g，陈皮 9 g，川朴 9 g，猪苓 9 g，茯苓 9 g，泽泻 9 g，六一散（包煎）9 g，白鲜皮 9 g，地肤子 9 g。

【方解】 本方为平胃散、五苓散相合，去掉桂枝、白术，加入滑石、白鲜皮、地肤子而成。方中苍术、川朴、陈皮燥湿运脾，猪苓、茯苓、泽泻、六一散淡渗利湿；白鲜皮、地肤子清热利湿止痒，并去桂枝、白术等温燥助热之弊，诸药合用，共奏健脾利湿清热的功效。"诸湿肿满，皆属于脾"，脾主湿而恶湿，脾虚则水湿不化，泛滥皮肤而发为特应性皮炎。脾虚湿胜，热象不显，治以健脾利湿为主。此方补脾未用健脾益气的黄芪、白术、党参，而以苍术、陈皮燥湿运脾；此方燥湿未用苦寒燥湿的黄芩、黄连、黄柏，而用淡渗利湿之茯苓、泽泻，明确健脾运化水湿，重在运化，除湿重在淡渗利湿而不伤脾、碍脾。全方合用，看似平淡，却清扬精妙。

【加减应用】 胃纳不馨、头重如裹者加藿香、佩兰以芳香化湿；乏力倦怠者加黄芪、党参；皮肤肿胀者加冬瓜皮、大腹皮。

（五）湿热证

【证候表现】 多见于特应性皮炎急性发作期。皮肤起红斑水疱，瘙痒极甚，黄水淋漓，或结黄痂、糜烂、蜕皮；大便干，小便黄赤，舌红苔黄或腻，脉滑数或濡滑。

特应性皮炎

【**辨证**】湿热互结，浸淫肌肤。

【**治法**】清热凉血，除湿利水。

【**方剂**】龙胆泻肝汤。

【**药物组成**】生地黄30 g，牡丹皮9 g，赤芍9 g，龙胆草9 g，黄芩9 g，黑山栀9 g，茯苓皮9 g，泽泻9 g，川木通6 g，车前子9 g，六一散（包煎）9 g。

【**方解**】本方虽为龙胆泻肝汤加减，并不为单纯清肝胆湿热而设。去原方中柴胡、当归，重用生地黄、牡丹皮、赤芍以清热凉血，六一散清心利小便，多用于特应性皮炎慢性病程中急性发作，皮损红肿渗出明显。朱老认为此证多由心肝火旺，脾失健运，湿热内生，而发为皮疹，故亦常将此证称为血热内湿或心火脾湿证，治疗以清心利小便、清肝利湿热、健脾淡渗利湿为主。他引古人之言："治湿不利小便，非其治也。"治疗时尤其注重利小便而给湿邪以出路。此外，他治疗此证鲜用大剂苦寒之品，恐其冰伏中焦，湿遏热阻，更难化解。

【**加减应用**】如因搔抓感染起脓疱时，加蒲公英、金银花、连翘；如发于四弯，可加秦艽、桑枝、牛膝、忍冬藤。

二、外治法

"良医不废外治"，外用药物作用于局部皮损，直达病所，便于局部渗透、吸收，加快皮损消退、减轻自觉症状。外治法主要依据皮损的形态进行分型治疗。

（一）溻渍法（湿敷）

皮损干燥瘙痒者，治以养血润肤、疏通腠理。常用药物：艾叶、透骨草、红花、丹参、荆芥、防风等各30 g，加水煎煮30分钟，放温凉后泡洗患处（水温不宜高）。每次15～20分钟，每日1～2次。

皮损角化肥厚或鳞屑多者，治以养血疏风通络。常用药物：王不留行、透骨草、五倍子、荷叶、丁香、当归、红花，加水煎煮30分钟，放温凉后泡洗患处（水温不宜高）。每次15～20分钟，每日1～2次。皮损肥厚皲裂者，可加白及、黄精等；瘙痒剧烈者，加苦参、白鲜皮、蛇床子等；皮损色红者，加牡丹皮、生地黄；皮肤肥厚色暗者，加当归、桃仁、红花。

渗水多者，用黄柏或马齿苋或生地榆，选用一种。每用30 g煎水取汁，置于盆中，待凉，用纱布6～7层或小厚毛巾浸汁，稍拧，然后湿敷于皮损上，每 5 分钟重复一次，每次 20 ~ 30 分钟，每日 3 ~ 5 次。可达到收敛、清热、解毒的作用。

（二）药膏（包括软膏或糊剂）

皮损肥厚浸润、渗水不多者，泡洗后可外用复方五倍子膏；皲裂者外用玉红膏；亦可用湿疹膏、湿毒膏、加味五石膏等交替使用。

三、病案举例

病例 1：郭某，男，1 岁半。1972 年 5 月 11 日初诊。

现病史：其父称患儿皮疹已 1 年多，患儿出生后 2 个月，面部即起红斑、丘疹，经常消化不良，喂奶期间大便溏泄，长大后食量大，但食后不久即便出，完谷不化，常哭闹不安。

查体：身体消瘦，面色㿠白，头皮、面部可见成片丘疱疹，皮色正常，腹部及两腿亦起同样皮疹，呈淡褐色，渗出不多，舌苔薄白。

西医诊断：特应性皮炎。

中医诊断：四弯风。

辨证：胃强脾弱，运化不健，水湿内生，浸淫肌肤。

治法：健脾利湿。

方剂：小儿化湿汤加减。

药物组成：苍术 4.5 g，陈皮 4.5 g，炒麦芽 9 g，茯苓 4.5 g，泽泻 4.5 g，六一散（包煎）6 g，5 剂，水煎服，每次煎 100 mL，2 ~ 3 次分服。

外治法：收湿粉（《朱仁康临床经验集》）香油调敷。

二诊（1972 年 5 月 16 日）：药后大便稍稀，皮疹渐消，痒轻，晚睡渐安，继服前方 5 剂。

三诊（1972 年 5 月 23 日）：1 周后复诊，皮疹基本消退，未见新起之损害。大便成形。嘱服"健脾片"以资巩固。

按语：婴幼儿多因禀赋不足，或饮食自倍，出现脾胃失和，津液运化失司，湿邪外泛皮肤，发为特应性皮炎。患儿常伴形体消瘦、面色萎黄、纳呆便溏、舌淡苔腻等症，属脾虚湿盛证，当以治脾为本，以健脾除湿为大法。本方针对脾胃虚弱而出现湿邪凝滞的皮肤病，临床方证要点如下：服药时乳母和患儿应忌食荤腥海味、生冷油腻、辛辣动风的食物，趁热服药，忌用热水、肥皂洗澡。宜选择宽松、纯棉质地的衣物，避免选择羊毛化纤衣物，同时注意皮肤保湿。阴虚血燥之人要慎重使用。

病例2：章某，男，8岁。1973年1月8日初诊。

现病史：其父代诉周身起皮疹已3年，1970年春先在左小腿出现小片红疙瘩，抓破流水渐成钱币样，不久又在右小腿出现同样皮损，逐渐波及肛门、阴茎，泛发全身，瘙痒甚剧，影响睡眠。3年来曾服中西药，疗效不显。

查体：全身可见散在钱币状集簇之丘疱疹，部分糜烂、渗出、鳞屑，搔痕累累，尤以两腿、肛门、会阴、阴茎等处为重，舌质淡，苔净，脉细滑。

西医诊断：特应性皮炎。

中医诊断：湿毒疮。

辨证：阴虚湿恋。

治法：滋阴养血，除湿润燥。

方剂：滋阴除湿汤加减。

药物组成：生地黄15 g，元参9 g，丹参9 g，当归9 g，茯苓9 g，泽泻9 g，白鲜皮9 g，蛇床子9 g，六一散（包煎）9 g。

外治法：祛湿膏（《朱仁康临床经验集》）。

二诊（1973年1月27日）：服上方5剂后隔多日来诊，称药后瘙痒明显减轻，皮损亦渐趋退。嘱服上方加地肤子15 g，5剂，水煎服。

三诊（1973年4月2日）：药后复诊，躯干、阴茎、肛门等处皮损已消，两腿皮损尚留3~4片未消。仍嘱服上方7剂，外用药同前。

四诊（1973年4月14日）：称近日吃了一些鱼腥发物，小腿皮损反复，又见瘙痒渗水。舌质红，苔薄黄，脉滑。拟利湿清热药5剂：生地黄30 g，黄芩6 g，赤茯苓9 g，泽泻9 g，车前子（包煎）6 g，木通3 g，六一散（包煎）9 g。外治法：生地榆15 g，水煎湿敷。

服药后未再复诊，1976年5月其父来院称，治愈后2年未发。半月前因饮牛奶，小腿出现小片丘疱疹，予内服除湿丸，外用生石膏30 g，调祛湿散9 g，治愈。

按语：特应性皮炎属"湿疮""四弯风"等范畴，病因以湿风热为主，皮损鲜红，严重瘙痒，渗出明显，日久耗液伤阴，皮损肥厚，干燥脱屑等，兼见他症。常表现为阴虚与湿邪共存。治疗阴虚，法当滋阴培本，但纯用滋阴则有助湿之虞。湿邪偏盛，蕴郁肌肤，邪盛为标，应当祛湿治标祛邪，但单祛湿又容易伤阴化燥。朱老圆机活法，以滋阴除湿立论，创立滋阴除湿汤，治疗湿盛而有阴伤的湿疹，将滋阴和除湿这两个看似矛盾的治则整合到一起，是朱老的创举。本方中生地黄、元参、当归、丹参滋阴养血不致助湿，茯苓、泽泻除湿而不伤阴。湿邪和阴津都属于阴性物质，津液产生于脾胃运化的水谷精微，过度消耗则出现阴虚，而湿邪因人体阴津无法正常运化而形成，因此临床表现为既有阴伤，又有湿邪停滞，所以治疗时应滋阴以固本，同时应化湿以祛邪，滋阴扶正可以驱邪外出，除湿祛邪亦有利于正复，并行不悖，使湿去阴复，病安而愈。

庄国康 "以脾肾为先，滋阴除湿为主" 治疗特应性皮炎

庄国康，主任医师，研究员，教授，博士研究生导师，著名中西医结合皮肤病学专家。从事皮肤科临床 60 年。庄教授曾在英国进行中医皮肤学的研究与临床工作长达 10 年，并致力于中医药在国外的推广。历任中国中西医结合研究会皮肤科学组副组长、中国中西医结合学会皮肤性病专业委员会第一至第五届副主任委员、顾问，国家卫健委药品审评委员会第二、第三、第四届委员、中医研究院专家委员会及学位委员会委员、北京市中西医结合研究会皮肤性病学会副主任委员、伦敦中医药中心医学顾问。第三届首都国医名师，第五批全国老中医药专家学术经验继承工作指导老师。庄教授虽为西医院校毕业，但中医学功底非常深厚。他认为，中医重于辨证，西医着重辨病，辨证与辨病必须结合起来，强调中西医结合，优势互补；其次，皮肤病表现与内科病不同，具有独特的外在表现，辨证施治时应当突出审证论治的观点；因皮损表现与脏腑、气血等密切相关，施治时还要有整体观点，内外结合，审证求因，临床才能获得好的疗效。

特应性皮炎的典型皮疹为局限性的干燥性红斑丘疹和浸润性斑片，颜色暗红，上有白色细小鳞屑，通常局限在肘窝、腘窝、前额、眶周、颈部、手背、足背等处，也可泛发全身，但以屈侧为重，当急性发作或受到刺激时可伴有渗出及结痂。本病在婴、幼儿期即表现为婴儿湿疹，儿童期皮疹与寻常湿疹类似，但易局限在上述特征性部位，不同时期均伴有剧烈瘙痒。因患者易对多种异体蛋白质过敏，本病病程较长，易反复发作或突然加重，但可有数年甚至十余年的缓解期，一般进入中年期后症状会逐步缓解。

特应性皮炎

一、内治法

庄教授在国内外治疗了大量的特应性皮炎患者，积累了丰富的临床经验。他认为，相较于一般湿疹，特应性皮炎患者主要有以下两方面的特点：其一为患者先天禀赋不足，脾肾两虚，故发病较早，体质极敏感，轻微刺激即可加重症状，病程迁延难愈；其二为本病患者大都皮损局部或周身皮肤干燥，且多伴有瘙痒夜甚或伴有鱼鳞病等症状，中医辨证属阴虚证。

据此，庄教授临证中特别重视调理脾肾法与滋阴法的运用，常用滋阴除湿法同时配伍调脾气、益肾精类药物进行治疗；再根据患者具体皮损表现，分别施予健脾除湿、清热利湿等治法。结合患者全身情况比如瘙痒、瘀血、心神浮越等，随证灵活佐以止痒、活血、安神等治法。

庄教授认为，滋阴即滋养正气，辅佐正气，除湿即去除湿邪，祛邪气，是扶正祛邪治疗疾病的一个基本原则。扶正，即扶助正气，增强体质，提高机体的抗邪及康复能力。适用于各种虚证，即所谓"虚则补之"。而益气、养血、滋阴、温阳、填精、补津以及补养各脏的精气阴阳等，均是扶正治则下确立的具体治疗方法；祛邪即去除邪气，消除病邪的侵袭和损害，抑制亢奋有余的病理反应，适用于各种实证，即所谓"实则泻之。"而发汗、涌吐、攻下、消导、化痰、活血、散寒、清热、祛湿等，均是祛邪治则下确立的具体治疗方法。扶正与祛邪两者相互为用，相辅相成，即所谓"正胜邪自去""邪去正自安"。扶正祛邪就是要改变邪正双方力量的对比，正如《黄帝内经》所说"谨察阴阳所在而调之，以平为期""疏其血气，令其调达，而致和平。"

（一）湿热伤阴证

【证候表现】亚急性及部分慢性湿疹、大部分特应性皮炎。皮疹表现为干燥、脱屑，并可见少量渗出、结痂，瘙痒剧烈，夜间更甚，口干，舌质红或裂纹舌，苔少津或花剥苔，脉细。

【辨证】阴伤湿恋。

【治法】滋阴除湿。

【方剂】自拟滋阴除湿汤。

【药物组成】炙黄芪9 g，黄精9 g，太子参15 g，生地黄15 g，玄参9 g，天冬9 g，麦冬9 g，玉竹9 g，石斛9 g，龙胆草6 g，炒栀子6 g，黄芩

9 g，柴胡 6 g，通草 6 g，泽泻 9 g，车前子 15 g，甘草 6 g。

【方解】庄教授认为，湿邪凝聚于肌肤，滋水渗液，伤阴耗血，肌腠不得精微濡养；湿邪作痒，患者多搔抓不休，则阴津耗伤加倍，湿病缠绵难愈，反复发作，日久则成阴虚之证，症见肌肤干燥，脱屑明显。然则湿邪留恋不去，则仍可见皮损少量渗出、结痂，瘙痒剧烈。舌质红或裂纹舌，苔少津或花剥苔，脉细。乃邪盛伤正，阴液受损，属湿热伤阴之证。湿热者属邪盛，阴伤者属正虚，是特应性皮炎病程中常见的类型。

庄教授认为，阴伤湿恋证属虚实夹杂。既有阴分不足，又有湿邪未尽。若仅治以滋阴，则恐助湿邪缠绵不去，渗出、瘙痒加重；若仅予除湿法，则阴伤更重，皮损愈发干燥，皲裂不愈。故治当以扶正祛邪和滋阴除湿同时进行。方中黄精不仅能补益肺肾之阴，而且能补益脾气、脾阴，有补土生金、补后天以养先天之效，多与沙参、麦冬、生地黄等药同用。《日华子本草》云黄精"补五劳七伤，助筋骨，生肌，耐寒暑，益脾胃，润心肺"。现代研究证实，本品含黄精多糖、低聚糖及多种氨基酸等成分，具有提高机体免疫功能和促进蛋白质的合成及淋巴细胞转化等作用；太子参能补脾肺之气，兼能养阴生津，多用于脾肺气阴两虚证。《江苏药材志》记载太子参"补肺阴、健脾胃。治肺虚咳嗽，心悸，精神疲乏等症"。现代研究表明，本品含氨基酸、多糖、皂苷、黄酮、鞣质、三萜及多种微量元素等，对淋巴细胞有明显的刺激作用。黄芪、太子参、党参、天冬、麦冬、玉竹、石斛、黄精等的水提取物，可以提高细胞免疫和非特异性免疫，提高免疫功能，增强机体适应能力。

方中以龙胆草、通草、炒栀子、黄芩纯苦泻肝为君，然火旺者阴必虚，故又臣以生地黄、甘草，甘凉润燥，缓中而不伤肠胃，救肝阴以缓肝急；佐以柴胡轻清疏气；使以泽泻、车前子咸润达下，引肝胆实火从小便而去。此为凉肝泻火、导赤救阴之良方。

【加减应用】临床上特应性皮炎病程日久，皮疹干燥色暗，庄教授常用自拟养阴活血汤（炙黄芪、黄精、生地黄、玄参、二冬、玉竹、石斛、丹参、当归尾、鸡血藤）滋养阴血、活血润肤。若患者因皮疹瘙痒严重，心神不宁，伴焦虑、失眠，庄教授常采用自拟重镇汤（代赭石、灵磁石、生龙骨、生牡蛎、珍珠母、生石决明、紫贝齿、瓦楞子、鸡内金、炒麦芽）重镇潜阳、搜风止痒。

（二）脾虚湿滞证

【证候表现】大部分皮疹以干性丘疹为主，散在个别丘疱疹或小水疱，伴有少量渗出，食少倦怠，头身困重，舌淡苔白滑或厚，脉缓滑。

【辨证】脾虚湿滞。

【治法】健脾利湿。

【方剂】除湿胃苓汤。

【药物组成】白术 10 g，苍术 10 g，猪苓 10 g，茯苓 10 g，陈皮 9 g，厚朴 6 g，泽泻 6 g，桂枝 3 g，炙甘草 6 g。

【方解】本证湿邪内滞主要责之于脾，"诸湿肿满皆属于脾"。由于脾虚失健，水湿内停，化生湿邪，蕴结于肌肤，则见丘疹、小水疱等，热象不显，临床上见食少倦怠、舌淡、苔白等全身症状。除湿胃苓汤来源于《医宗金鉴·外科心法要诀》。本方由除湿胃苓汤去苦寒的栀子、木通、滑石、防风等化裁而来。方中白术、茯苓、甘草（四君子去党参）为主，益气健脾扶正，能运化水液，利湿祛邪；以苍术、厚朴、陈皮、炙甘草（平胃散），可以燥湿健脾，行气和胃，改善患者饮食。方中白术、猪苓、茯苓、泽泻、桂枝（五苓散）健脾利湿，化气行水；苍术性温，除具有芳香燥湿作用外，还兼有透表的作用；桂枝温通化气，利水走表，解表散邪。全方配伍共奏健脾利湿、扶正祛邪之效，适用于脾湿型诸证、湿邪内生、湿重于热的特应性皮炎。

【加减应用】若湿邪化热，皮损色红，肌肤痒甚可采用除湿胃苓汤原方，或加清热泻火、祛湿止痒之品，如炒栀子、木通、白鲜皮。若皮损搔抓不止，心烦易怒，寝食难安，可佐加清肝泻火、安神止痒之品，如黄芩、牡丹皮、知母。

本型特应性皮炎常见于儿童患者。因贪凉或饮食失节、过食肥甘；或偏食、摄入新鲜蔬果不够等，导致后天脾胃失调，脾失健运，湿邪内生从而发病。庄教授在临床施治时方中常加入炒麦芽、炒谷芽、炒神曲、炒山楂等健脾消食和中之品。

（三）肝胆湿热证

【证候表现】皮疹泛发四肢躯干屈侧，乳房、腋窝、阴囊、会阴多见，皮疹发红，瘙痒灼热，伴有烦躁易怒，口干苦，喜冷饮，诸症遇热加重，舌红苔黄，脉数。

【辨证】肝胆湿热。

【治法】泻肝胆火，利湿清热。

【方剂】龙胆泻肝汤。

【药物组成】龙胆草 6 g，黄芩 9 g，炒山栀 9 g，生地黄 30 g，车前子（包煎）15 g，木通 6 g，六一散（包煎）9 g，当归 9 g，柴胡 6 g，甘草 6 g。

【方解】本证皮损色红痒重，累及乳房、腋窝及阴囊会阴。口干苦、烦躁易怒为湿热邪气客于肝、胆二经之表现，热象重于湿象，故辨证属肝胆湿热证。方中龙胆草、黄芩、炒山栀苦寒清肝泻火、利湿清热；少量柴胡疏肝泻火，又可起到引经药的作用；车前子、木通、六一散导湿热下行；生地黄凉血清热，又可防龙胆草、炒山栀苦寒伤阴。

【加减应用】若因皮损搔抓过度，导致溃水渗出或结黄痂，方中可加金银花、蒲公英、白鲜皮加强清热解毒止痒的作用；若肝气郁结，胸胁胀痛明显，可佐加郁金、牡丹皮、香附加强疏肝解郁的功效；如瘙痒严重影响睡眠，可加石决明、珍珠母、灵磁石重镇安神止痒。

二、外治法

（一）外洗湿敷方

1. 自拟多花汤。功效：凉血清热。组成：玫瑰花 15 g，红鸡冠花 15 g，凌霄花 15 g，生侧柏叶 15 g。加水 1600 mL，煎取 1200 mL，去渣，湿敷或洗浴脸部，用于治疗颜面部轻度红斑皮炎。

2. 自拟燥湿汤。功效：燥湿杀虫。组成：苦参 30 g，蛇床子 15 g，川椒 6 g，白矾 6 g，皂荚 15 g，冰片（后下）适量。水煎外洗，用于治疗头皮、外阴点状红斑疹、细屑瘙痒。

3. 自拟清热敛湿汤。功效：清热敛湿。组成：黄柏 60 g，马齿苋 15 g，菊花 10 g。水煎放冷湿敷，用于治疗唇炎、颜面皮炎。

（二）药膏

皮损肥厚浸润者，可配合口服苍术膏（苍术 1000 g，当归 90 g，上药加水连熬 3 次，取汁，慢火煎成浓膏，加蜂蜜 250 g，调和成膏，每日 2 次，每次服 1 匙，开水冲化服），外用复方苯甲酸软膏、复方五倍子膏，皲裂者外用玉红膏，亦可用湿疹膏、湿毒膏、加味五石膏等交替使用。

三、病案举例

病例 1：李某，男，20 岁。2013 年 8 月 12 日初诊。

现病史：患者从出生几个月即有"婴儿湿疹"，后渐加重，以双肘及腘窝部、口周、皮肤发红粗糙，全身皮肤粗糙，无明显喘息，皮肤划痕试验（＋＋），有过敏史，舌质暗红，苔净，脉弦细。

西医诊断：特应性皮炎。

中医辨证：气阴两虚，湿热留恋。

治法：益气健脾，滋阴除湿。

方剂：滋阴除湿汤加减。

药物组成：炙黄芪 10 g，酒黄精 10 g，太子参 10 g，生地黄 30 g，玄参 10 g，天冬 10 g，麦冬 10 g，玉竹 10 g，石斛 10 g，龙胆草 10 g，炒栀子 10 g，黄芩 10 g，柴胡 6 g，通草 10 g，泽泻 10 g，车前子 10 g，冬瓜皮 15 g，当归 10 g。14 剂，水煎服。

二诊（2013 年 8 月 26 日）：药后全身皮损痒减轻，口干，舌质淡红，苔净，脉细弦。前方改龙胆草 6 g，去冬瓜皮。继服 14 剂。

三诊（2013 年 9 月 10 日）：皮损基本不痒，皮肤稍干，舌质淡红，苔净，脉弦细。前方改通草 6 g，加桑白皮 10 g。14 剂，口服，后痊愈。

按语：中医认为，特异性皮炎属于先天禀赋不足，腠理不密，易受外邪侵袭。后天脾胃失养，饮食不节，损伤脾胃，致脾失健运，湿浊内停，蕴久化热，内蕴血分，外搏肌肤而发病。临床施治时，庄教授考虑到采用益气养阴的方法来扶正，以提高患者的抗病能力。黄芪、太子参、天冬、麦冬、玉竹、石斛、黄精等水提取物，可以提高细胞免疫和非特异性免疫功能，增强机体适应能力。由于皮损表现瘙痒，部分渗出，少许结痂，故辨证仍有湿邪，余邪未尽，在滋养阴津的同时，也要清利湿热，使湿邪从病患体内排除。故常用茯苓、白术、龙胆草、通草、泽泻、车前子、冬瓜皮、六一散、滑石、芡实、生薏苡仁、莲子肉等健脾除湿或清热利湿、苦寒燥湿的药物。

病例 2：霍某，女，9 岁。2013 年 11 月 11 日初诊。

主诉：面颈部及四肢红斑痒反复发作 8 年。

现病史：患者自 1 岁即有幼儿湿疹，皮损局限于面部、口周、颈部，可见浸润性斑片、肥厚、脱屑，予药物口服、外用西药治疗疗效不佳。

刻下症：面部、口周、颈部及双肘部、腘窝部浸润性红斑、干燥、脱屑，瘙痒较明显，部分苔藓化，白色划痕征（＋），一般情况可，无过敏性哮喘史，舌质红，苔净，脉弦细。

西医诊断：特应性皮炎。

中医辨证：湿热伤阴，脾虚湿盛。

治法：滋阴润燥，健脾祛湿。

方剂：滋阴除湿汤合除湿胃苓汤加减。

药物组成：炙黄芪10 g，黄精10 g，太子参6 g，生地黄15 g，元参10 g，天冬10 g，麦冬10 g，玉竹10 g，石斛10 g，冬瓜皮10 g，茯苓皮10 g，陈皮10 g，苍术6 g，炙甘草10 g，水煎服，14 剂。

二诊（2013 年11 月25 日）：皮损头面减轻，双肘窝部可见小片苔藓样变，入夜后皮损色红，瘙痒加重，尤以眶周、口周为重，一般情况可。舌质暗，苔少，脉弦细。治法：健脾益气，滋阴润燥。前方加白茅根6 g，牡丹皮10 g，大青叶6 g，水煎服，28 剂（因患儿家住外地）。

三诊（2014 年1 月10 日）：服用1 个月后皮损大部好转，遂停药。近2 周因饮食不节，皮损反复，现口周红斑、脱屑痒，皮损色红，双肘窝皮肤粗糙。大便偏干，小便黄。舌质红，苔洁，脉细数。首诊方加焦三仙（焦山楂10 g，焦神曲10 g，焦麦芽10 g），水煎服，14 剂。

按语：庄教授认为本病大多属于先天禀赋不耐，后天失养。治当补益脾气，培土生金为法。本例患者病程日久，皮损干燥，浸润脱屑，瘙痒剧烈。中医属于病久伤及营血津液，致阴液不足，故立法以滋阴润燥、健脾除湿为主，以炙黄芪、黄精、太子参、生地黄、元参、天冬、麦冬、玉竹、石斛等，益气健脾，养阴润燥，培土生金，再根据患者具体情况，配合清热利湿、除湿消导等法来治疗获效。

边天羽分期辨治特应性皮炎

名医边天羽（1923—2000 年）是天津市中西医结合医院皮肤病专家，享受国务院政府级特殊津贴，是我国中西医结合诊治皮肤病的奠基人之一，擅长用中医、中西医结合方法治疗常见及疑难性皮肤病。

边教授在继承前辈学术经验的基础上，对特应性皮炎的治疗进行了进一步探索，分别从发病的不同时期做出了不同的辨证治疗。

一、分期辨治特应性皮炎

（一）婴儿期

婴儿期的特应性皮炎患者常以颜面部红斑、丘疹、融合成片、糜烂、渗液伴瘙痒等多形皮损为表现，中医称"奶癣"，多发生在2岁以内的小儿。中医认为其为"母食五辛，遗热于儿"或"胎中血热，落草受风"的遗热、遗毒、血热受风等所致。婴儿期特应性皮炎通常以面颊部瘙痒性红斑为主，继而在红斑基础上出现针尖大小的丘疹、丘疱疹，密集成片，皮损呈多形性，境界不清，搔抓、摩擦后很快形成糜烂、渗出和结痂等，皮损可迅速扩展至其他部位。边教授通过大量的临床经验，总结了常见的3种较为严重的婴儿期特应性皮炎的内外治法。

1. 内治法1

【证候表现】全身泛发渗出型或急性干燥型红斑、丘疹，舌质红，苔黄，脉滑数。

【治法】清热凉血祛风。

【方剂】凉血消风汤。

【药物组成】生地黄、白茅根、生石膏各30 g，金银花、白芍各12 g，知母、元参、牛蒡子、荆芥、防风各9 g，升麻3 g，甘草6 g。

【方解】重用生地黄、元参、白芍、白茅根清血热，生石膏、知母清气分热，牛蒡子清热利咽，荆芥、防风祛风解表，升麻解毒透疹，甘草和中。此方为清热凉血之峻剂，脾胃虚寒者忌用。

【加减应用】重症者加广角或水牛角粉1 g冲服，热毒重者加五味消毒饮或三黄汤，舌苔黄燥带刺、便秘者加川军10 g。

2. 内治法2

【证候表现】皮疹为较局限的红斑、丘疹、鳞屑，往往只局限于面部或四肢的屈侧，舌尖红，苔黄白，脉浮滑。

【治法】祛风清热，理湿透疹。

【方剂】荆防汤。

【药物组成】生石膏 30 g，荆芥、防风、白鲜皮、黄芩、黄柏、苦参各 9 g，连翘 12 g，升麻 3 g，蝉蜕、甘草各 6 g。

【方解】荆芥、防风、蝉蜕祛风解毒，黄芩、连翘清上焦热，生石膏清中焦热，黄柏清下焦热，苦参、白鲜皮清肌肤湿热，升麻解毒透疹，甘草和中。黄芩、黄柏苦寒，生石膏辛凉，脾胃虚者慎用。

【加减应用】便秘、舌苔黄燥者加川军 9 g；舌质绛红或脉弦滑，或皮疹潮红明显者加生地黄 30 g。

3. 内治法 3

【证候表现】皮损常红肿，炎症较轻，而呈苔藓样改变，舌胖淡，脉弱，同时兼具脾胃虚弱，身体瘦弱。

【治法】健脾利湿。

【方剂】胃苓汤。

【药物组成】黄芩 15 g，桂枝、苍术、白术、半夏、陈皮、泽泻、茯苓、猪苓、栀子各 9 g，甘草 6 g。

【方解】桂枝温中通阳，苍术、白术、半夏、陈皮健脾燥湿，泽泻、猪苓、茯苓淡渗利湿，甘草和中，黄芩、栀子以防温燥太过。

【加减应用】畏寒重、手足厥冷者加附子。

4. 外治法

对有小片渗出或亚急性皮炎的患儿，可将陀柏散、复方陀柏散等粉剂用花生油调敷，也可用 30% 的黄连膏外涂；有大片渗出糜烂时，可用大黄、黄连或金银花、连翘、苦参、马齿苋等清热解毒利湿药煎液湿敷。

（二）儿童期

儿童期以四肢屈侧皮损如肘窝、腘窝暗红斑、少量渗出为主症。中医认为属于"四弯风"等病，《医宗金鉴·外科心法要诀·四弯风》云："四弯风生腿脚弯，每月一发最缠绵，形如风癣风邪袭，搔破成疮痒难堪。"儿童期以心火脾虚交织互见为主因，心火扰神，脾虚失运，湿热蕴结肌肤而致。通常临床表现为面部、颈部、肘窝、腘窝或躯干等部位反复发作的红斑、水肿或丘疱疹、水疱或有渗液，瘙痒明显，烦躁不安，眠差，纳果，舌尖红，脉偏数。边教授在前人的基础上，继承发展，辨证论治，找到了许多对症治疗的有效办法。

全身泛发型患儿往往采用中药内服治疗有效，红斑、丘疹、水疱、渗出

特应性皮炎

严重者，多属血热有风湿，治以清热凉血、祛风理湿为法，选用凉血消风汤治疗，药选生地黄、白茅根、生石膏、金银花、白芍、知母、元参、牛蒡子、荆芥、防风、升麻、甘草等，重症加广角或水牛角粉。方中重用生地黄、元参、白芍、白茅根清血热，生石膏、知母清气分热，牛蒡子清热利咽，荆芥、防风祛风解表，升麻解毒透疹，甘草和中，为清热凉血之峻剂。

患儿呈慢性紫暗色剥蚀结痂片块者，皮疹多在四肢伸侧为重，舌胖淡，脉象浮滑少力，属于寒湿之证，有怕风、腹胀、纳少之症，可用胃苓汤加减治疗，药选黄芩、桂枝、苍术、白术、半夏、陈皮、泽泻、茯苓、猪苓、栀子、甘草等。方中桂枝温中通阳，苍术、白术、半夏、陈皮健脾燥湿，泽泻、猪苓、茯苓淡渗利湿，甘草和中，黄芩、栀子防温燥太过。

四肢屈侧分布较多皮疹者往往属风热证，治以清热祛风、理湿透疹为法，选用荆防汤，药选荆芥、防风、白鲜皮、黄芩、黄柏、苦参、连翘、生石膏、升麻、蝉蜕、甘草等。方中荆芥、防风、蝉蜕祛风解毒，黄芩、连翘清上焦热，生石膏清中焦热，黄柏清下焦热，苦参、白鲜皮清肌肤湿热，升麻解毒透疹，甘草和中。黄芩、黄柏苦寒，生石膏辛凉，脾胃虚者慎用。

慢性苔藓化皮疹、瘙痒无度、多血痂与鳞屑、舌淡红、脉细者属血虚生风证，治以养血润燥，祛风止痒。选用养血祛风汤，药选生地黄、当归、川芎、白芍、荆芥、防风、苍术、黄柏、甘草。当归、川芎、白芍、生地黄养血润燥，荆芥、防风祛风止痒，苍术、黄柏燥脾清热祛湿，甘草和中。

（三）青少年及成人期

青少年及成人期以肘窝、腘窝、四肢及躯干皮损干燥，局限性苔藓样变为特征，中医治疗效果显著。青少年及成人期的患者通常病程日久，气血易耗伤，肘窝、腘窝常见苔藓样变，躯干、四肢可见结节性痒疹，继发抓痕，瘙痒剧烈，伴面色苍白，形态偏瘦，睡眠差。对此边教授也总结出不同的辨证治疗方法。

1. 内治法 1

【证候表现】急性发作期，口干，心烦不安，瘙痒剧烈，舌红苔薄，脉浮滑。

【治法】清热解毒，祛风利湿。

【方剂】荆防汤加生地黄。

【药物组成】荆芥、防风、白鲜皮、黄芩、黄柏、苦参各 9 g，生地黄、生石膏各 30 g，连翘 12 g，升麻 3 g，蝉蜕、甘草各 6 g。

【方解】边教授认为，"风为百病之长"，易于他邪合而致病，与热邪相合郁于肌肤，营卫失和而发疹，表现为红斑；"风善行而数变"，故起病较急，发无定处，此起彼伏。本方祛风与清热解毒并重。方中荆芥、防风、蝉蜕祛风解毒，黄芩、连翘清上焦热，生石膏清中焦热，黄柏清下焦热，苦参、白鲜皮清肌肤湿热，升麻解毒透疹，甘草和中。芩、柏苦寒，生石膏辛凉，脾胃虚者慎用。

【加减应用】便秘、舌苔黄燥者加大黄 9 g，舌质绛红或脉弦滑或皮疹潮红明显者加生地黄 30 g。

2. 内治法 2

【证候表现】皮疹红肿，渗出糜烂，舌质红绛，苔黄，脉弦滑有力。

【治法】清热凉血，祛风透疹。

【方剂】凉血消风汤。

【药物组成】生地黄、白茅根、生石膏各 30 g，金银花、白芍各 12 g，知母、元参、牛蒡子、荆芥、防风各 9 g，升麻 3 g，甘草 6 g。

【方解】重用生地黄、元参、白芍、白茅根清血热，生石膏、知母清气分热，牛蒡子清热利咽，荆芥、防风祛风解表，升麻解毒透疹，甘草和中。此方为清热凉血之峻剂，多用于泛发性红斑皮炎类皮肤病，脾胃虚寒者忌用。

【加减应用】重症加广角或水牛角粉 1 g 冲服，毒热重者加五味消毒饮或三黄汤，舌苔黄燥带刺、便秘者加大黄 10 g。

3. 内治法 3

【证候表现】慢性迁徙不愈者，怕冷，腹胀，纳差，脉弱，舌质胖淡。

【治法】健脾利湿。

【方剂】胃苓汤或小青龙汤。

【药物组成】黄芩 15 g，桂枝、苍术、白术、半夏、陈皮、泽泻、茯苓、猪苓、栀子各 9 g，甘草 6 g。

【方解】桂枝温中通阳，苍术、白术、半夏、陈皮健脾燥湿，泽泻、猪苓、茯苓淡渗利湿，甘草和中，黄芩、栀子防温燥太过。

【加减应用】畏寒重、手足厥冷者加附子；如有血瘀者，可用活血化瘀的药物辨证治疗，如疏肝活血汤或痒疹方等。

外用药可予激素类、抗生素类治疗，少数局限性片块可用局部皮下注射曲安奈德注射液或糠酸莫米松注射液，每周 1 次。

吴自勤教授治疗特应性皮炎经验总结

吴自勤教授，出身中医世家，行医数十载，在中医药治疗皮肤病领域积累了丰富的临床经验，尤其对特应性皮炎的治疗有独特见解。针对心、脾两脏的功能特点，结合特应性皮炎的临床症状，吴教授总结其致病的病因病机为"心火脾虚"，脾胃虚弱贯穿特应性皮炎发生发展始终，只有脾胃纳化相依，升降相因，燥湿相济，运化功能正常，湿邪得除，才会肌肤自安，疾病自愈。吴教授认为其发病与心、脾两脏关系密切，提出从心火脾虚论治特应性皮炎，重用清心、健脾药物治疗本病，并将健脾利湿贯彻于疾病发生的始终，获得了良好的临床疗效。

一、从心论治——清心泻火，疏风止痒

钱乙提出小儿正常生理状态素有"心常有余"，又因心为火脏，小儿本身为纯阳之躯，婴儿时复因胎毒遗热，使得心火易亢，心旺之火入血使血分积热，火热之邪随血行于周身，壅遏肌肤，则出现斑疹。明代陈实功《外科正宗》中"奶癣"部分提到"母食五辛，父餐炙搏，遗热于儿"，清代吴谦认为胎敛疮的病机是"胎中血热受风"，可见心火为婴幼儿阶段的核心病机。

吴教授认为，婴幼儿体为纯阳，心火炽盛，加之喂养不当所致湿滞化热，引发皮疹、瘙痒，故心火脾湿为婴儿特应性皮炎的病机。症见红斑、鳞屑，形如癣疥，或生丘疹、丘疱疹，黄水浸淫、糜烂、结痂，瘙痒无度，啼吵不安，烦躁不宁，溺黄短少。治疗时可选用清心解毒、养血止痒的药物，如连翘心、栀子心、莲子心、生地黄、玄参、车前子、淡竹叶、蝉蜕、茯苓等，共奏清心导湿、解毒止痒之功。此法常用于婴儿期特应性皮炎的治疗。

二、从脾论治——健脾和胃，祛湿止痒

幼儿及儿童阶段，因饮食不节，嗜食肥甘厚味，或父母喂养不当，恣食伤及脾胃，运化无权，湿浊内生，与热相搏则蒸于肌肤，发为湿疹等；青少年至成人期，湿热久羁，耗伤阴津，伤及阴血，阴血不足，化燥生风，则出现皮屑、瘙痒，严重者可影响美观、睡眠及生活质量。

因此，特应性皮炎的治疗上强调最根本的是顾护脾胃，小儿控制力差，容易过饥过饱，造成脾胃功能紊乱失调，脾失健运，湿从内生，日久化热，湿热内蕴，外发肌肤形成红斑、渗出。

湿邪是贯穿特应性皮炎发病始终的关键致病因素，也是导致本病反复发作、缠绵难愈的根源所在，而湿邪的产生与脾密切相关，正如《素问·至真要大论》云："诸湿肿满，皆属于脾。"《素问·经脉别论》提到："饮入于胃，游溢精气，上输于脾，脾气散精，上归于肺，通调水道，下输膀胱"，脾胃为后天之本，气血生化之源，脾胃既虚，水液运化失司，风湿热邪易与内湿相互搏结，浸淫肌肤，继而出现水疱、斑丘疹、浸渍糜烂、瘙痒难耐；若久病，气血生化进一步乏源，阴血不足，肌肤失养，可出现皮肤干燥、脱屑、肥厚等症。

小儿生机蓬勃，发育迅速，然其脏腑娇嫩"脾常不足"，加上喂养不当，脾脏易为饮食所伤，失于健运，而致脾虚湿蕴泛溢肌肤，出现多种皮肤损害。

脾虚为本病主要病机，因此顾护脾胃、健脾除湿是本病治疗关键。方药可用参苓白术散或四君子汤加减，或在辨证论治的基础上加苍术、白术、茯苓、泽泻、陈皮、山药、薏苡仁等，小儿"脾常虚"，此法多用于儿童期反复发作的湿疹，症见红斑、丘疹、糜烂、渗液，常伴有纳呆、倦怠乏力、大便稀溏，舌胖有齿痕、苔白腻。

内湿多易与风湿热邪相搏，若夹风邪，皮损多泛发，善行数变，瘙痒明显，《医宗金鉴·外科心法要诀》中指出"四弯风"的病因为"风邪袭入腠理而成"，结合本病具有阵发性瘙痒的风性特点，吴教授强调治疗时需配合祛风之品，可加防风、白鲜皮、地肤子、蒺藜等疏风止痒之药。

湿重于热，常表现为皮疹色淡、抓后糜烂渗出较多，小儿常伴有面黄肌瘦、神疲乏力、纳呆等症状，治以健脾利湿为主，多采用小儿化湿汤，包括苍术、陈皮、六一散等药物；也可酌加车前草、泽泻、淡竹叶、冬瓜皮等利湿不伤阴之品。热重于湿，则见皮损潮红焮热，轻度肿胀，继而粟疹成片或水疱密集，渗液流滋，以治标为主，可用皮炎汤加减。

湿热并重，常表现为四弯部位出现红斑、水疱、瘙痒、渗出，治疗采用导赤散加黄连、车前子，若伴有食积者可用焦三仙、莱菔子等。

湿蕴日久不解者，皮肤出现肥厚、粗糙，干燥苔藓化，伴干燥、脱屑，多见于青少年及成人期，可酌加祛风止痒或养血润肤之品，可采用健脾润肤汤加减。

171

张虹亚教授"从脾论治"儿童特应性皮炎

张虹亚教授，江淮名医，安徽省名中医，安徽省中医药大学第一附属医院皮肤科学术带头人，硕士研究生导师。从事临床、科研工作 40 年，治学严谨，医术精湛，在治疗各类常见及顽固性皮肤病方面有自己独到的见解。针对特应性皮炎，尤其是儿童特应性皮炎，张教授认为脾脏在其发病过程中起着重要的作用。因此，尤为注重从脾论治，对特应性皮炎患儿采用中西医结合及内外同治，疗效颇佳。

一、从脾论治，重用参苓白术散

特应性皮炎在中医属"四弯风""湿疮"范畴。临床表现为皮肤干燥、慢性湿疹样皮炎和剧烈的瘙痒，现代医学认为特应性皮炎病因病机复杂，涉及复杂的环境和遗传因素之间相互作用，最终导致表皮屏障功能的破坏及免疫系统功能的紊乱。《黄帝内经》："有诸内必形诸外。"明代申斗垣在《外科启玄》中说过："言疮虽生于肌肤之外，而其根本原集予脏腑之内。"张教授认为本病多发于儿童，先天禀赋不足，脾胃功能失常，脾失健运而致脾虚湿盛，或后天饮食失衡，过食肥甘厚腻之物，导致湿热积聚。脾虚不能运化水湿，湿邪聚集不散上泛于肌肤；湿性黏腻，因此其发病具有长期性和反复性的特点，久而久之肌肤失去濡养，易发生慢性瘙痒性皮肤病。外因风、湿、热为致病条件，内因则归脾失健运。因此，张教授在治疗此类疾病时，立足于中医病证结合、整体辨证与局部辨证结合的思路，主抓疾病的"共性"和兼顾"个性"，将"健脾法"贯穿治疗始终，以参苓白术散为基础方，创立健脾祛湿汤。

健脾祛湿汤药物组成：太子参 10 g，白术 10 g，茯苓 10 g，山药 10 g，白鲜皮 10 g，薏苡仁 15 g，徐长卿 10 g，地肤子 10 g，蝉蜕 6 g，甘草 3 g。方以健脾祛湿止痒为法，因原方中人参大补元气，恐会伤及小儿娇嫩之体，临床上多改用性味平和的太子参代替，以健脾补肺、益气生津；太子参、白术、茯苓、山药共奏健脾益气之功；薏苡仁健脾渗湿，为祛湿之良药；风盛则痒，痒必挟风，白鲜皮、徐长卿、地肤子祛风止痒，善治风疹、湿疹等瘙痒性疾病；蝉蜕为虫药，以皮达皮而透疹止痒；甘草健脾和中，调和诸药。现代药理学研究表明，主方参苓白术散在大量的临床和基础研究中均表明具有很好的免疫调节、抗炎的作用，同时体外研究表明，参苓白术散具有良好的修复皮肤屏障作用，对脾虚证的皮肤机械屏障功能损伤的小鼠，参苓白术散干预后，可明显降低 TEWL 值和 pH，升高表皮神经酰胺的含量、升高调控 Filaggrin 蛋白和基因表达量；地肤子中所含的皂苷、徐长卿中所含的丹皮酚成分均有良好的抗炎及止痒作用；蝉蜕中含大量蛋白质、氨基酸及微量元素，具有镇静、抗炎、抗过敏、免疫抑制等作用；甘草中的活性成分异甘草素可以抑制 IgE 及 Th2 细胞因子，下调 IL-4、TNF-a 发挥抗炎抗过敏的作用，同时甘草中黄酮、二苯乙烯、游离酚类化合物，可参与到体内代谢之中，具有肝脏保护活性的作用。综上，健脾祛湿方各单味中药的"协同"作用可通过调节免疫、抗炎、修复皮肤屏障等多个环节对特应性皮炎的治疗发挥作用。

临床加减：①瘙痒明显者加皂角刺、僵蚕。"痒自风来，止痒必先疏风"，僵蚕，性平味辛，祛风化痰，与方中蝉蜕配伍散风止痒；"治风先治血，血行风自灭"，皂角刺入肝、胃经，活血消肿。②皮肤浸润明显者加鸡血藤、当归。病位深入血分，血不利则为水，当归、鸡血藤活血养血，以助水利。③皮肤干燥者加生地黄、麦冬。生地黄甘寒味苦，入肝、脾、肾经，滋阴清热凉血；麦冬甘寒味苦，入胃、心、肺经，养阴生津清心，共奏滋养阴液、上濡肌肤之效。④纳差者加鸡内金。该病多为小儿，脾虚夹积。鸡内金性平味甘，入胃、脾经，健胃消食除积，是治疗小儿疳积的要药。⑤睡眠不佳者加远志、茯神。"诸痛痒疮，皆属于心"，远志、茯神除宁心安神的功效外，一者化痰，二者除湿，恰和病机。

二、中西医结合，增强疗效

特应性皮炎是一种高度异质性疾病。新近研究揭示，特应性皮炎从非皮损期到急性期、慢性期，Th1/Th2/Th17/Th22 细胞出现量化的激活增加，且在不同年龄、不同种族出现不同程度的激活，因此特应性皮炎发病机制被认为是一个"炎症连续体"。西医主张阶梯式的治疗模式，对于外用糖皮质激素及钙调磷酸酶抑制剂治疗反应差的难治性特应性皮炎，可选择系统口服糖皮质激素及免疫抑制剂，但不可避免对儿童患者来说风险效益比较高。新的生物制剂及 JAK 抑制剂是近年来有望治疗中重度特应性皮炎患者的新选择，但具体治疗疗程、远期疗效及对儿童的安全性仍缺乏大规模临床数据的支持。

中药因其安全性高，且可发挥多靶点治疗模式优势，在治疗慢性疾病方面有其独特的优势。张虹亚教授认为控制炎症、减轻瘙痒是治疗的首要目标。考虑到特应性皮炎治疗的长期性，患者对象多为儿童，因此在系统用药方面，多采用中药健脾祛湿汤联合不良反应相对较小的抗组胺药以达到更好的抗炎止痒、调节免疫的"协同"治疗作用。多项研究证实，特应性皮炎患者发作期血清组胺水平升高，抗组胺药可以明显缓解瘙痒症状，降低血清组胺水平。2018 年欧洲特应性皮炎治疗指南及《中国特应性皮炎诊疗指南（2020 版）》均推荐抗组胺药用于控制瘙痒、辅助抗炎。考虑儿童用药的长期性及安全性，因一代 H_1 受体拮抗剂药物潜在的不良反应如降低学习认知能力及影响睡眠质量，所以首选二代抗组胺药。12 周岁以下的儿童，尽量选择滴剂、口服液、干混悬剂，而对于不足 6 个月的患儿，必须使用时需权衡利弊、经家长知情同意后可酌情使用氯苯那敏。需特别强调在规范治疗过程中，当病情稳定时，需告知患者逐渐减量抗组胺药。中西医结合治疗模式安全性高，患儿和家长的依从性强，前期临床研究成果表明，在同时使用保湿剂的基础上，与单一使用抗组胺药地氯雷他定糖浆比较，中药加减参苓白术散联合地氯雷他定糖浆治疗脾虚湿蕴型特应性皮炎的疗效稳定性好，可以更好地缓解患者的瘙痒症状，降低患者的 SCORAD 评分。

三、内外同治，重视日常调护

皮肤屏障功能的受损是特应性皮炎发病中至关重要的环节。特应性皮炎患者由于先天的遗传因素丝聚蛋白基因的突变导致皮肤屏障功能的障碍，当皮肤屏障功能障碍时，表皮的角蛋白、中间丝相关蛋白及神经酰胺分泌异常。外在的过敏原、微生物可以通过受损的皮肤屏障穿过表皮，刺激 TSLP 及 IL-33 等细胞因子，增强 Th2 为主的 II 型免疫反应，进一步加重皮肤的炎症。内部环境中，皮肤锁水功能减弱，水分流失增加，TEWL 值升高，水合度降低，pH 升高甚至呈现弱碱性，皮肤增厚。

中医学对皮肤屏障功能的认识最早可追溯到《黄帝内经》。《素问·调经论》曰："风雨伤人也，先客于皮肤。"《素问·五脏生成》曰："多食苦，则皮槁而毛拔。"脾虚与皮肤屏障功能障碍可能存在某种内在的联系，脾虚固摄无力而津液外泄，经皮失水增加，脾虚不运则清阳不升，皮肤难以得到足够气血津液的润泽，导致皮肤干燥脱屑、瘙痒剧烈等表现。一项体外试验研究表明，在对皮肤机械屏障功能障碍的小鼠模型基础上，加上脾虚模型干预，发现小鼠表皮的神经酰胺含量再降低，皮肤屏障功能破坏更严重，提示脾虚证可能引起皮肤屏障功能破坏的一系列疾病。同时中药组参苓白术散干预后的脾虚证小鼠 TEWL 值明显降低，pH 降低，且表皮神经酰胺的含量升高、调控 Filaggrin 的蛋白和基因表达量升高、调控 ABCA12 的基因表达量升高。表明健脾益气的基础方参苓白术散具有修复皮肤机械屏障功能的作用。

因此，张教授主张通过内服健脾中药和外用保湿润肤剂共同修复皮肤屏障，从而达到内养外护。张教授认为外用保湿剂的选择非常重要，理想的皮肤屏障护肤产品应首选成分简单、无香料、无色素，且最好含有生理性脂质、天然保湿因子及活性成分组成的产品。临床常用保湿剂包括甘油、尿素、神经酰胺、透明质酸等。外用尿素作为保湿因子可增强丝聚蛋白表达、脂质合成及抗菌肽的产生，增强皮肤屏障功能；含神经酰胺、生理性脂质的皮肤屏障修复制剂可明显减轻特应性皮炎症状和瘙痒程度。另外，张教授针对儿童特应性皮炎患者的皮肤管理要点提出，建议特应性皮炎患者无论有无临床症状都规律使用润肤剂，皮肤护理前适当沐浴清洁皮肤，推荐使用低敏无刺激的中性或弱酸性（pH 5.0~6.0）沐浴产品，每日 1 次或 2 日 1 次，每次 10~15 分钟，水温可控制在 36~38 ℃，沐浴有助于清除或减少表皮污垢、微生物和残留的药物，水化皮肤，提高皮肤的含水量，促进药物的吸收。沐浴后 3 分钟内积极使用吸收能力强且安全性好的保湿润肤剂，每天规律使用 1~2 次，可使皮肤达到最佳水合状态。另外，对于中重度特应性皮炎患者，张教授指出保湿剂和外用药物需考虑联合使用，处于亚急性或慢性期的皮损可在外用保湿剂后再使用药物，若为急性渗出期，需收敛后再外用保湿剂。张教授特别强调，外用糖皮质激素及钙调磷酸酶抑制剂是特应性皮炎患者常用的一线用药。0.03% 的他克莫司与弱效糖皮质激素相当，0.1% 的他克莫司与中效糖皮质激素相当，考虑到糖皮质激素种类、效力、活性分

特应性皮炎

子的浓度和配方方面有所不同，将其分为超强效、强效、中效、弱效4个等级。用药强度应根据患者的年龄、皮损的部位及疾病的严重程度决定，一般不推荐使用强效糖皮质激素，避免皮肤长期药物吸收后发生不良反应及停药后的疾病反跳现象。张教授在临床中常选用中药制剂如老鹳草软膏、除湿止痒软膏、肤痔清软膏等作为特应性皮炎患者的常规用药，在临床中显示了有较好的止痒和清除皮损的作用，且不良反应小，患儿和家长的可接受程度高，依从性好。

四、病案举例

患儿，男，7岁。2021年7月3日初诊。

主诉：家长代诉全身皮疹伴瘙痒反复发作2年，加重1周。

查体：四肢、颈背部可见红色斑丘疹及抓痕，皮肤干燥脱屑，肘窝、腘窝可见近对称性暗褐色苔藓样变，舌质淡，苔白腻，脉缓。患儿素有过敏性鼻炎病史，饮食欠佳。

根据张氏诊断特应性皮炎标准（①病程大于6个月的对称性湿疹；②特应性个人史）。

西医诊断：特应性皮炎。

中医诊断：四弯风。

辨证：脾虚蕴湿证。

方剂：健脾祛湿汤加减。

药物组成：太子参15 g，白鲜皮10 g，薏苡仁15 g、白术10 g，茯苓10 g、山药10 g，徐长卿10 g，地肤子10 g，皂角刺10 g，蝉蜕6 g，当归6 g，鸡内金6 g，甘草3 g。

单味颗粒制剂每日1剂，加入100 mL水，早晚饭后半小时分服。同时口服地氯雷他定糖浆，每晚1次，每次5 mL，并早晚各外用1次皮肤保湿剂。

二诊：皮肤瘙痒症状稍缓解，肘窝、腘窝皮损改善，皮肤仍较干燥。中药按上方继服2周，地氯雷他定糖浆改每晚3.5 mL口服，皮肤保湿剂继用。

三诊：颈背部皮疹好转，皮损处可见色素沉着，诉瘙痒症状明显减轻，纳食可。上方去皂角刺、当归、鸡内金，继服3周；地氯雷他定糖浆减至每晚2 mL。

随访：患儿四肢、颈背部遗留色素沉着，四弯风未再复发。

按语：《素问·至真要大论》："诸湿肿满，皆属于脾"，意在各种湿邪而致的疾病，多与脾脏密切相关，病位在脾。脾为后天之本，气血生化之源。结合儿童"脾常不足"的生理特点，依据五行相生原理，燥土脆金，母病及子，脾胃失健，湿热内生，或感受风湿热邪、郁于肌腠而发病。由于反复发作，缠绵不已，致使脾虚血燥，肌肤失养而成本病。患儿舌质淡，苔白腻，脉缓为脾虚见证，饮食欠佳，故而健脾祛湿汤为基本方，加用鸡内金健脾和胃。病情日久，脾虚血燥加用活血的皂角刺、当归养血活血达到润泽肌肤，以竟痊功。同时联合抗组胺药口服及外用身体乳修复皮肤屏障，提高了有效率，同时缩短治疗疗程及延长了复发间隔。因此，张虹亚教授在中医治疗慢性病的优势基础上，采用中西医结合的联合治疗方案，内外同治来达到抑制炎症、修复皮肤屏障功能的作用，阻断了皮肤屏障和免疫反应之间的免疫炎性反应进程。

肖定远"从风湿热论治"特应性皮炎

肖定远教授，全国名中医，福州萧氏外科第七代传人，闽山昙石萧氏皮科流派代表，博采闽医大家之长，结合闽山地理特点，树闽医皮科辨治特色，在治疗特应性皮炎、慢性溃疡、脱发性疾病、银屑病等皮肤病方面经验丰富，收效良好。针对特应性皮炎，肖定远教授提出治疗特应性皮炎应当抓住"风、湿、热"3个病机要点，辨证时应分清三者孰轻孰重，同时重视其他常见证型及兼夹证的辨治，治疗过程中还应注重调理脾胃，控制瘙痒，配合中医特色外治疗法，方可事半功倍。

一、从风、湿、热辨治特应性皮炎

在多代家传及自身临床经验融汇的基础上，肖定远教授提出特应性皮炎的发生和风、湿、热邪侵袭密切相关，多为机体禀赋不耐，加之风、湿、热邪相互搏结，毒邪蕴于肌肤，发为本病。风、湿、热邪贯穿本病的发病过程，但在每个阶段风、湿、热邪的轻重不同，治疗方法各异。从临床特点来看，风邪甚者，皮损游行善变，发展迅速，皮损多表现为丘疹且泛发，渗出较少，容易发生在躯体上部；湿邪甚者，病情多缠绵难愈，皮损往往肥厚，

特应性皮炎

色泽暗红或晦暗，渗出较多，位置相对固定，易发生在躯体下部；热邪甚者，皮损色泽鲜红，斑疹、斑片常见，容易继发感染。风邪重者，治以疏风清热为主；湿邪重者，治以祛湿清热解毒为主；热邪重者，治以清热凉血祛湿为主。同时，还需重视其他常见证型及兼夹证的辨治，以及注重调理脾胃，控制瘙痒，配合中医特色外治疗法及畲医特色疗法等治疗。

（一）风邪甚者

【证候表现】周身散在淡红色斑丘疹，皮损多泛发，发展迅速，渗出较少，容易发生在躯体上部；可伴口干、鼻塞流涕、喷嚏，舌红苔薄白或黄，脉浮数。

【治法】疏风清热解毒。

【方剂】自拟皮炎合剂。

【药物组成】金银花 15 g，连翘 12 g，紫草 9 g，赤小豆 15 g，板蓝根 15 g，木贼 12 g，辛夷 9 g，苍耳子 9 g，苍术 9 g，蝉蜕 5 g。

【方解】方中以金银花、连翘辛凉解表，与木贼皆可疏散风热；紫草、板蓝根、赤小豆清热凉血，利湿解毒；苍术健脾燥湿，辛夷、苍耳子驱散风邪，宣通鼻窍；蝉蜕亦可疏散风热，宣通鼻窍，并能引药上达病所。全方共奏疏风清热、解毒通窍之功。

【加减应用】瘙痒明显者，加地肤子、蒺藜、白鲜皮加强消疹止痒之力；咽哑者，加木蝴蝶、胖大海利咽开音；畏风汗出者，加玉屏风散固表止汗；全身酸痛者，加川芎、防风、乌梅、续断祛风止痛，生津健骨。

【病案举例】

张某，女，9岁。

主诉：周身散在淡红斑、丘疹1周。

现病史：1周前因外出后出现周身散在淡红斑、丘疹，发展迅速，瘙痒明显，搔抓后有少量渗出。伴咳嗽，鼻塞流清涕，纳可，寐安，小便黄，大便尚可。家长诉患儿既往湿疹反复发作，且有过敏性鼻炎病史。

查体：周身散在淡红色斑丘疹，约黄豆至蚕豆大小，皮肤偏干，可见少量鳞屑、抓痕渗出。舌质红，苔薄黄，脉浮数。

西医诊断：特应性皮炎。

中医诊断：四弯风（风湿热证）。

治法：疏风清热，解毒通窍。

药物组成：金银花6g，连翘6g，紫草5g，赤小豆12g，板蓝根9g，木贼6g，桑叶6g，菊花6g，辛夷5g，苍耳子5g，苍术5g，蝉蜕3g，漏芦5g，白芷3g，冬瓜皮6g，蒺藜5g，白鲜皮5g，甘草2g。日2次。

7剂后，斑丘疹及瘙痒均较前减轻，咳嗽好转，仍有少量清涕，于上方去桑叶、菊花，加生地黄、赤芍加强清热凉血养阴之功。又7剂后，皮损基本消退。

按语：本例患者属四弯风风湿热证，风邪偏盛，且病程较短，外感症状明显。四弯风患者多素体禀赋不耐，多伴有鼻渊等过敏性疾病，感受风热邪气后易诱发，故予本方祛风清热解毒，利湿通窍，既可祛除风湿热邪，缓解皮疹，又可利湿通窍，改善外感症状，双管齐下，缓解多重症状。

（二）热邪甚者

【证候表现】皮损散在分布，潮红灼热，以斑疹、斑片多见，瘙痒无休，甚者湿水淋漓，浸淫成片，易继发感染；可伴身热，心烦，口渴，大便干，尿短赤，舌红，苔黄或腻，脉滑数。

【治法】清热凉血祛湿。

【方剂】自拟清热凉血解毒汤。

【药物组成】板蓝根15g，马齿苋12g，薏苡仁30g，蒲公英15g，赤芍12g，丹参9g，紫草30g。

【方解】板蓝根、马齿苋清热凉血解毒，薏苡仁健脾除湿，蒲公英清热利湿解毒，赤芍、丹参清热凉血，紫草凉血解毒，全方共奏清热凉血、祛湿解毒之功。

【加减应用】热象更甚者，加虎杖、龙葵加强清热利湿之效；热毒甚者，加土茯苓、槐花、紫草清热解毒；胸中烦热者，予凉膈散加减；口渴者，加石斛、葛根生津止渴。

【病案举例】

谢某，男，54岁。

主诉：双下肢散在红斑、丘疹伴瘙痒3个月余。

现病史：3个月前进食牛肉后，出现双下肢皮肤潮红，见成片针尖至米粒大的鲜红色斑疹、丘疹，搔抓后见湿水淋漓，浸淫成片，瘙痒无度。口苦口臭，纳食可，夜寐安，大便欠畅，小便自调。自诉从幼年起便反复发作，双手肘及腘窝部亦常累及。

特应性皮炎

查体：双下肢可见成片针尖至米粒大的鲜红色斑疹、丘疹，渗出明显、部分皮损糜烂，搔痕结痂。舌质红，苔黄腻，脉弦滑。

西医诊断：特应性皮炎。

中医诊断：四弯风（风湿热证）。

治法：清热凉血，祛湿止痒。

药物组成：板蓝根 15 g，马齿苋 12 g，薏苡仁 30 g，蒲公英 15 g，赤芍 12 g，丹参 9 g，紫草 30 g，川牛膝 9 g，土茯苓 15 g，绵萆薢 12 g，黄柏 9 g，苍术 12 g，白鲜皮 12 g，蒺藜 12 g，地肤子 15 g，茵陈 12 g，苦参 6 g，徐长卿 15 g。日 2 次。

7 剂后，患者红斑转暗，渗出稍减，但丘疹仍质坚难消，瘙痒明显，胃脘闷胀，口干口臭、大便欠畅较前明显改善，热势已减，去板蓝根、马齿苋、蒲公英，加益母草、鸡血藤活血通络散结，建曲健脾消食。

又 7 剂后，渗出亦明显改善，予上方去黄柏、苍术，加丹参、海桐皮加强活血通络之效。

再 7 剂后，患者皮损均明显消退。

按语：本例患者属四弯风风湿热证，热邪偏盛，为素体内蕴湿热，复由腥膻之品诱发所致。湿热邪气往往混杂为病，分清湿、热孰轻孰重直接关系到临床疗效。本例患者皮损鲜红，热重于湿，故予本方清热凉血为主，祛湿止痒为辅，热势减退后，考虑其病程日久，丘疹难消，故予益母草、鸡血藤、丹参等活血通络，以消散坚厚皮损。

（三）湿邪甚者

【证候表现】四肢或其他部位反复发作的丘疹、丘疱疹、水疱，色泽暗红或晦暗，渗液流汁，瘙痒无休，皮损多肥厚，四弯及躯体下部尤甚，病情多缠绵难愈；可伴有纳少，神疲，腹胀便溏。舌质胖，边有齿痕，苔白或腻，脉缓。

【治法】祛湿清热解毒。

【方剂】加减萆薢渗湿汤。

【药物组成】土茯苓 15 g，萆薢 12 g，茵陈 12 g，当归 5 g，赤芍 9 g，黄柏 9 g，苍术 9 g，太子参 30 g。

【方解】土茯苓祛湿解毒、萆薢利湿祛浊、茵陈利湿清热、当归补血活血，血盈畅流，肌肤得养、赤芍清热凉血散瘀、黄柏清热燥湿解毒、太子参健脾益气、苍术健脾燥湿。全方共奏祛湿清热解毒之功。

【加减应用】脾胃闷胀不舒者，加白术、枳壳、赤小豆、砂仁健脾祛湿，行气除胀；大便稀软、不成形者，加佛手、麦芽、薏苡仁健脾利湿行气；面肢浮肿者，加薏苡仁、泽泻祛湿消肿；瘙痒难止者，加海桐皮、徐长卿、豨莶草祛风除湿，通络止痒。

【病案举例】

游某，女，39岁。

主诉：反复双小腿斑丘疹、渗出伴瘙痒20年余。

现病史：20年余前涉水后出现双小腿红斑、丘疹，伴瘙痒感，搔抓后渗出明显，反复发作至今，皮损肥厚，甚则累及腘窝。口中和，纳寐可，偶有腹胀，大便黏腻不爽，小便自如。既往有过敏性鼻炎病史。

查体：双小腿散在黄豆至硬币大小暗红色斑丘疹，部分融合成片，糜烂、渗出明显，可见结节性痒疹样皮损改变及抓痕结痂。舌质红胖大，边有齿痕，苔薄黄而腻，脉弦滑。

西医诊断：特应性皮炎。

中医诊断：四弯风（风湿热证）。

治法：祛湿清热解毒。

药物组成：土茯苓15 g，萆薢12 g，茵陈12 g，当归3 g，赤芍9 g，川牛膝9 g，黄柏9 g，太子参30 g，苍术12 g，白鲜皮9 g，蒺藜9 g，地肤子15 g，豨莶草12 g，徐长卿15 g，土鳖虫6 g，虎杖9 g，龙葵9 g，草果仁6 g，马鞭草9 g。

外治法：复方黄柏液湿敷，日2次。

7日后，患者诉渗出明显减少，瘙痒减少，胃脘时泛酸作痛，黄柏、苍术减量，去草果仁、马鞭草，加桑螵蛸、甘草制酸止痛。改用疯油膏外涂。

又7日后，患者诉红斑、丘疹均较前改善，渗出已收涩，且近日大便偏干，舌苔黄腻，改萆薢、茵陈为槐花、紫草以加强清热解毒之功。

14日后，患者症状明显改善。

按语：本例患者属四弯风风湿热证，湿邪偏盛，素体湿热内蕴，涉水后，外湿引动内湿，湿热蕴蒸，复感风热邪毒，浸淫肌肤而成。湿性重浊黏腻，其病情日久，湿浊凝聚于肌肤，故肥厚难消，因此，遣药中加入徐长卿、豨莶草祛风清热除湿，并配合土鳖虫荡涤筋骨肌腠之间的邪气。而随着治疗，患者体内湿邪明显减轻，而热邪相对较甚，故而根据其病情变化及时进行用药加减。

二、其他常见证型的辨证论治

(一)心火脾虚证

【证候表现】面部红斑、丘疹、脱屑及结痂,伴糜烂渗出,可延及躯干四肢,多见于小儿;可伴纳少,腹胀,躁扰不安,大便欠畅,小便偏黄,舌红,或有点刺,苔薄白或黄,指纹色紫或脉数。

【治法】清心健脾。

【方剂】自拟清心健脾汤。

【药物组成】灯心草 3 g,连翘 6 g,莲子心 3 g,郁金 6 g,川芎 6 g,生地黄 15 g,当归 9 g,鸡血藤 9 g,白芍 9 g,白术 9 g,太子参 18 g。

【方解】方中灯心草、连翘、莲子心清泻心火,白术、太子参健脾益气,郁金、川芎疏肝行气,生地黄、当归、鸡血藤、白芍滋阴养血。

【加减应用】尿黄、尿痛者,加车前草、泽泻清热通淋;心烦不得眠者,加栀子、淡豆豉、莲子心清心除烦;口中溃疡者,加玄参、蜂房、蚕沙、骨碎补清热凉血滋阴;积食不消者,加陈皮、茯苓、鸡内金、佛手健脾化痰消食;小儿肝热所致夜啼、磨牙等夜寐不宁者,加夏枯草、水牛角清肝凉血。

【病案举例】

蔡某,男,11 岁。

主诉:反复周身散在红色丘疹 10 年余。

现病史:10 年前无明显诱因出现面颈部散在红色丘疹,后逐渐蔓延至躯干、四肢。曾于外院诊断为"特应性皮炎",口服抗过敏及外用激素药治疗后可好转,但仍反复至今,半月前皮损再发,现周身散在红色丘疹,伴见渗出,瘙痒夜间尤甚,口干,干咳无痰,纳可,夜寐不安,二便尚可。

查体:周身散在针尖至黄豆大小红色丘疹,部分可见渗出、抓痕及结痂。舌边尖红,苔薄黄,脉滑。

西医诊断:特应性皮炎。

中医诊断:四弯风(心火脾虚证)。

治法:清心健脾,祛风养血。

药物组成:灯心草 3 g,连翘 6 g,莲子心 3 g,灵芝 9 g,生牡蛎 12 g,白术 9 g,太子参 18 g,茯苓 9 g,生地黄 15 g,当归 9 g,鸡血藤 9 g,白芍

9 g，玉竹 9 g，苦杏仁 9 g，蒺藜 9 g，金银花 15 g。日 2 次。

7 剂后，患儿皮疹较前减少，干咳好转，但诉腹胀、胃口欠佳，上方去苦杏仁、玉竹、金银花，加鸡内金、建曲健脾消食，并加用紫草凉血活血。

又 7 剂后，皮疹明显改善，予原方 7 剂加以巩固。

按语：本例患者属四弯风心火脾虚证，小儿四弯风多为禀赋不耐，心火积热，脾虚不运所致。小儿"心常有余""肝常有余"，临床治疗除了清心火，对于夜寐不安、躁扰不宁的患儿亦须注意疏肝行气；小儿"脾常不足"，则气血乏源，肌肤失养，易感邪气，故而治疗时应当注意健脾益气养血以固本。此外儿童用药应注意减量，避免运用过多苦寒药伤及脾阳。

（二）血虚风燥证

【证候表现】病程迁延日久，反复发作，皮损色暗干燥粗厚，可见苔藓样变或结节性痒疹样皮损，剧痒；可伴口干不欲饮，寐差，大便偏干。舌淡，苔白，脉细缓。

【治法】养血祛风润燥。

【方剂】养血祛风止痒汤加减。

【药物组成】生地黄 12 g，赤芍 12 g，熟地黄 12 g，白芍 12 g，麦冬 12 g，丹参 9 g，益母草 9 g，鸡血藤 9 g。

【方解】本方乃四物汤合生脉饮加减而成。方中以熟地黄、生地黄、赤芍、白芍、麦冬滋阴养血，清热凉血，生津润燥；丹参、益母草、鸡血藤养血活血止痒，使粗糙肥厚之皮损得以润薄软柔，并共奏"治风先治血，血行风自灭"之效。合方共奏养血润燥、祛风止痒之功。

【加减应用】口干者，加太子参、五味子益气养阴；寐差者，加夜交藤、酸枣仁养血安神止痒；气血不足致大便欠畅者，重用生地黄并加白术、升麻，补益中焦，升清降浊，以达提壶揭盖之效。

【病案举例】

肖某，女，60 岁。

主诉：周身散在暗红色丘疹伴瘙痒 6 年余。

现病史：6 年余前无明显诱因发现周身散在红色丘疹伴瘙痒，反复发作至今。周身散在暗红色丘疹，部分呈苔藓样改变，痒剧夜间尤甚，皮肤干燥脱屑，纳可，夜寐欠安，二便尚可。既往有过敏性哮喘及湿疹病史。

查体：周身皮肤干燥脱细屑，散在绿豆至黄豆大小暗红色丘疹，部分融合成片，呈苔藓样改变。舌质红，苔薄白，脉弦缓。

西医诊断：特应性皮炎。

中医诊断：四弯风（血虚风燥证）。

治法：养血祛风润燥。

药物组成：生地黄12 g，赤芍12 g，熟地黄12 g，白芍12 g，麦冬12 g，丹参9 g，益母草9 g，鸡血藤9 g，白鲜皮12 g，蒺藜12 g，地肤子15 g，海桐皮12 g，徐长卿15 g，酸枣仁15 g，合欢皮15 g，虎杖9 g，龙葵9 g，仙鹤草15 g。配合白玉膏、疯油膏外用，日2次。

7剂后，患者瘙痒较前改善，丘疹较前减少，但感近日排便乏力，去虎杖、龙葵、仙鹤草，加用白术、升麻健脾升阳，以达提壶揭盖之效。

再7剂后，患者皮疹减轻，睡眠及大便情况均有改善，续上方。

按语：本例患者属四弯风血虚风燥证，为患者年老体衰，肝肾功能衰退，精血乏源，兼之外感风邪，肌肤失于濡养所致。予本方精血双补，攻补兼施，又因其病久皮损较厚，酌加搜风散结之品佐助。

三、兼夹证的辨治

肖定远教授在临床治疗中亦指出四弯风证候多变，不拘一格，临证时还需细心辨别其是否存在兼夹证，兼夹证的治疗往往是决定成功的关键细节。

兼阳虚者，所谓"邪之所凑，其气必虚"，正气不足，御邪无力，其病情多缠绵难愈，且可见腰膝酸软、手足冰凉、大便溏稀、小便清长等症状。此时，宜予阳和汤为基础短疗程用药，补养精血，充其阳气，扶正而后攻邪方能事半功倍。

夹肝热者，风湿热邪常循肝经上延下注，可见头部、胸胁、臀部等肝经循行部位皮疹明显，且患者脾性急躁易怒，伴口苦咽干、胸胁胀满等症状。宜予龙胆泻肝汤加减治疗，或原方基础上加予龙胆、鱼腥草、夏枯草、僵蚕等清利肝经。

夹肠热者，大便多长期欠畅，故邪热内生，熏蒸肌肤为患，故宜用内疏黄连汤加减治疗，以清热解毒，行气通肠。

四、特应性皮炎特色外治方法

（一）中药软膏

1. 疯油膏，组成：轻粉 4.5 g，广丹 3 g，辰砂 3 g，松香 6 g，麻油 120 g，黄蜡 30 g。功用：润燥杀虫止痒。用法：薄涂于患处皮肤上，轻轻揉擦促进其吸收，每日 2 次。

2. 紫草油，组成：紫草 45 g，当归 18 g，白芷 15 g，僵蚕 3 g。功用：消炎退肿，清热解毒，止痒燥湿。用法：将药油涂抹于患处皮肤。

（二）中药泡洗方

1. 急性湿疹洗方，组成：土槿皮 60 g，蛇床子 15 g，苦参 45 g，白鲜皮 30 g，黄柏 30 g，地榆 45 g，马齿苋 60 g，徐长卿 30 g，透骨草 50 g。煎水外洗或温敷患处，每日 2 次。适用于急性期。

2. 复方刘寄奴洗方，组成：刘寄奴 45 g，龙胆草 45 g，地榆 45 g，艾叶 15 g，花椒 12 g，蒜秸 5 根，百部 18 g，苦参 45 g。煎水外洗患处，每日 2 次。适用于慢性期。

五、畲医特色疗法

福建是全国最大的畲族聚居地，畲医在治疗特应性皮炎方面亦有着独特的见解及用药。畲医亦认为特应性皮炎的病因病机为禀赋不足，肝神、脾神失司，风、湿、热阻于肌肤所致。认为本病急性发作以清利湿热为主，慢性发作则需配合养血祛风治疗。其治疗用药亦独具畲药特色，常用验方如下。

1. 牛尾菜 10 g，樟树上的尖叶墙络 10 g，黄叶老 10 g，山茵陈 10 g，山韭菜全草 10 g，水煎服。

2. 牛尾菜 10 g，络石藤 10 g，黄叶志 10 g，土茵陈 10 g，山韭菜全草 10 g，水煎服。

3. 石吊兰 30 g，瘦猪肉 12 g，水煎服。可另加白英适量水煎外洗，可治外阴瘙痒。

4. 金银花、黄泥闸全草各 30 g，水煎外洗，可治小儿四弯风。

谭城教授基于"调候"理论治疗特应性皮炎

谭城教授，江苏省中医院皮肤科学科带头人，江苏省中医重点专科学科带头人，国家中医药管理局"十二五"重点建设学科后备学科带头人，江苏省中医药学会皮肤科分会主任委员。学贯中西，擅长从"调候、化泄、取象比类"等多个角度调治常见及难治性皮肤病，如特应性皮炎、银屑病、湿疹、色素病等。临证多年，谭城教授基于"天人合一"理论，发现人体过寒、过暖、过燥、过湿均易致疾病状态，需施以"调候"。调候者即调控自身环境以适应自然界的万千气象，以图生存发展。

一、论"夏、冬"调候

从古至今，各位医家皆认识到特应性皮炎的发病条件由先天基础和后天环境相互作用产生。自然界中有循环不断的春夏秋冬的气候，流行于天地之间，万物随之而有生、长、化、收、藏等变化。根据自然界事物发展特点，木火土金水五行欲求长期稳定发展，必须拥有其适合生长的小环境，四季气候不同，五行寒暖燥湿生理及病理特点亦不同。

人秉天地之气，受四时之化，太虚气化不仅影响人体，且作为孕育人体时的生命参数而赋予人体，出生时间为人体沟通天地的重要时间点，这一时间点的生命信息烙印在人体上，影响生命生长化老已的整个过程。如出生于立冬—大寒之间者，多寒水当令，土冻柴少火微，体质偏阳虚阴盛；出生于立夏—大暑之间者，多属火土当令，五行火重水死，偏阴虚火旺。根据自然界气候特点，结合人体五行特点，综合疾病表现，调理人之内在气候，使得人体五行平衡，病乃悉除。调候总法为"寒用暖治，暖用寒治，湿者燥之，燥者润之"，达到水火相济、燥湿平衡。

临证中可适当询问患者出生节令，结合四诊判断其体质有无寒暖燥湿偏颇。2020年10月至2021年10月，谭教授临床观察50例特应性皮炎患者，发现50%的患者中夏秋季节出生的患者存在季节性变化，其中21%于夏季加重，31%于冬季减轻。另外，约28%的患者于冬季出生，人数相对较多，且秋冬季节发病率较高，约30%。

二、证型分类

（一）"火炎土焦证"

【证候表现】生于炎夏（巳、午、未月）；皮损表现为血痂、糜烂，鳞屑较多较厚，瘙痒以热痒为主，疼痛偏热痛；伴有油脂分泌旺盛，语声洪亮，语速较快，多言，口臭，多梦，便秘，尿色黄赤，唇色偏红，裂纹舌、舌苔偏黄腻，脉数等表现。

【治法】甘寒调候，泻火滋阴。

【方剂】坎离方加减。

【药物组成】栀子10 g，知母10 g，生地黄10 g，酸枣仁（炒）10 g，百合10 g，黄柏10 g，山萸肉10 g，南沙参10 g，夏枯草10 g，北沙参10 g。

【加减应用】瘙痒明显者，可加荆芥、防风、乌梢蛇等祛风止痒。

【方解】时值盛夏，烈日炎阳，火旺土焦，稼禾俱旱。必须以调候解炎为先，用水为尊，以成水火既济之势。以水制火，以水润土，以土生金，以金生水，以水养金，以水生木，生生不息，相互为用。万物受四时春温、夏热、秋凉、冬寒影响，形成了春生、夏长、秋收、冬藏规律，人与自然相通，人体疾病易感亦与季节变化相关，即为"天人相应"。五运六气是"天人相应"思想的集中体现，系统论述了天时气候的变化规律对自然界物候和人体疾病的影响，长期以来一直指导着中医临床的辨证。皮肤病是由内因而发于外，很多皮肤病的辨证可与自然气候特点相通，例如火炎土焦型银屑病表现为红斑丘疹、白色鳞屑，如炎夏燥裂之土，需雨露甘霖洒落，大地可重新恢复生机，以水调候。因此，皮肤科临床辨证可综合上法，判断患者阴阳五行、寒暖燥湿属性，治疗上施以"调候"。

谭教授自拟之"坎离方"用药轻灵，且多甘寒质润，质润之药属水之性，可"调候"以制火之燥气；此外，甘味可化苦助辛，"化泄"旺火以生肺金，助五行流通，皮损自愈矣。方中知母、黄柏、生地黄滋阴泻火；酸枣仁、山萸肉、夏枯草养阴、清热、生津；南沙参强金，金生水，水克火，泻火；栀子、百合入心经盗泻旺火。

【病案举例】

患者，男，14岁，出生于2008年7月22日。2021年12月17日初诊。

主诉：全身红斑丘疹鳞屑伴瘙痒2年。

187

特应性皮炎

现病史：患者 2 年前无明显诱因下出现全身红斑、丘疹、鳞屑，瘙痒明显，曾于外院就诊，予口服及外用药物治疗（具体不详），效果不佳，遂于我科就诊。合并有过敏性鼻炎，否认其他慢性病病史。

查体：全身泛发红斑、丘疹、脱屑、苔藓样变，颈部、肘窝、腘窝皮疹较重。纳可，夜寐欠佳，二便调；舌红、苔黄少津，脉弦细数。

西医诊断：特应性皮炎（中－重度）；（SCORAD 评分：52 分）。

中医诊断：四弯风（火炎土焦证）。

治法：清热养阴，甘寒调候。

药物组成：酸枣仁 10 g，百合 10 g，知母 10 g，黄柏 10 g，生地黄 10 g，山萸肉 10 g，南沙参 10 g，栀子 10 g，夏枯草 10 g（水煎服，每日 1 剂，每日 2 次）；辅以黄芩油膏外用。

共复诊 4 次，疗程为 2 个月余。患者现皮损基本治愈，遗留少许色素沉着（SCORAD 评分：23 分）。2 个月后随访，患者自述皮损稳定，瘙痒不显。

按语：该患者出生于夏月，盛夏酷暑，五行火旺。患者皮损燥裂、脱屑、苔藓样变，状如旱土板结、干涸。正值火旺之时，土随火旺，气势燥烈，燥烈之土，不能生金，只能脆金；夏令金衰，母弱不能生子，故不仅不能生水，反有熔金之危，水无源失势，自然枯竭。故皮肤起红斑、丘疹，且其上附干燥皮屑。综上，该患者火燔、水竭、土焦、金脆，证属"火炎土焦"，治以滋阴降火、甘寒调候之法。

（二）"水寒土冻证"

【证候表现】生于严冬（亥、子、丑月），皮损表现为暗红色的斑片、糜烂，鳞屑偏薄，瘙痒偏湿痒；伴有精神萎靡，面色晦暗，头身困重，怕冷，腰部不适，语声低微，健忘，饮水较多，渴喜热饮，唇色淡白，小便频数，尿色清长，大便黏滞不爽，舌质嫩、舌色淡白，脉沉等。

【治法】温阳祛寒、培土制水。

【方剂】除湿胃苓汤加减。

【药物组成】炒苍术 10 g，炒陈皮 10 g，泽泻 10 g，茯苓 10 g，冬瓜皮 10 g，桂枝 5 g，苦参 9 g，荆芥 10 g，炒僵蚕 10 g。

【加减应用】瘙痒剧烈者加乌梢蛇、徐长卿等。

【方解】此证多见于生于严冬季节的特应性皮炎患者，同时伴有失眠、畏寒、喜热饮等寒证。生于冬月，天寒气冷，枝枯叶凋，必须有火调候暖局，日照大地，土解冻而冰融水，生机万象。如寒冷性荨麻疹患者，冬季加重，表现为水肿性风团，鲜红不显，病理表现为真皮上部高度水肿，胶原纤维分离，犹如冻土凝结之象。方中桂枝温阳解冻，苍术燥湿健脾，茯苓、泽泻淡渗利湿，炒陈皮、冬瓜皮行气利湿，荆芥、炒僵蚕祛风止痒，全方起温阳祛寒、培土制水之效。

三、辅以"取象比类"之法

类象法是中医临床常用取象类比方法，灵活运用可产生创新理论或经验。皮肤病学是一门直观性较强的学科，其辨证有着独特的规律。

风为百病之长，终岁常在。邪风袭表，玄府开阖失司，湿、热、燥等邪气乘虚而入。特应性皮炎患者皮肤屏障功能薄弱，外界环境中的金黄色葡萄球菌、尘螨等过敏原，穿入表皮，诱发炎症反应。与中医学"风性开泄"导致外邪入侵发病的观点相吻合。故临证之际，适当佐以祛风之品疏风止痒。

四、临证经验小结

临证中可适当询问患者出生节令，结合四诊判断其体质有无寒暖燥湿偏颇。若遇夏季出生，且皮损夏季加重，伴有阴虚火旺证候，则需坎离方泄火滋阴、甘寒调候；若遇冬季出生，伴有阴盛阳虚证候，则需胜湿汤加减温阳祛寒、培土制水；二方皆需兼顾祛风止痒之品。临证需辨证明确，不可拘泥。

张晓杰教授治疗特应性皮炎经验

张晓杰教授，山东省名中医，教授，博士研究生导师，近年来师从顾植山教授和李树森老师。系统学习并潜心研究《黄帝内经》五运六气理论、伤寒六经三阴三阳理论及伤寒脉法、长桑君脉法和中医皮肤病非药物疗法。张教授临床辨治特应性皮炎的思路是首辨阴阳，遵循"天人相应"的原则。临床治疗中，常以脉诊为抓手判定治疗方向，辨明病因病机，以伤寒理论为

特应性皮炎

依据辨脉证并治，善于运用经方及"三因司天方"治疗特应性皮炎，临床取得显著疗效。

一、先别阴阳，判断少气、脉躁与平人

张教授临证治疗疾病，必先依据长桑君脉法（李氏）脉息术测脉息以确定基本用方。

疾病看似复杂，但不外乎阴阳两字，"万物负阴抱阳，冲气以为和"，持一守中非常重要。"阴阳失衡之谓病"。如何识别人体阴阳偏颇的问题，长桑君脉法（李氏）脉息术就是一个"金标准"，一个简单易行的客观指标。长桑君脉法（李氏）脉息术属于《素问·平人气象论》的"脉躁、少气、平人"范畴，为李树森老师研究《黄帝内经》《难经》，从中挖掘、进一步阐明并在继承先祖脉法的基础上结合临床实践加以总结创新，从而确立的一种以脉息比值辨证论治、凭脉息比值选方取穴的脉诊方法。

"脉"即脉搏，指的是患者每分钟的脉搏次数，而非浮、沉、迟、数等具体脉象；"息"即气息，一呼一吸为一息，指的是患者每分钟的呼吸次数；脉息比值即脉搏与呼吸次数之间的比值。脉息在 4～5 次为平人，大于 5 为脉躁，少于 4 为少气。

少气用药：需建中补之以甘，可用小建中汤及类方。基本方：小建中汤（女性用当归建中汤，男性用黄芪建中汤）。

脉躁用药：脉躁为阳在外，阴不为之守，则阳动无常。脉躁首选大柴胡汤，大柴胡善治二阳合病故可首选，次选白虎汤以解阳明之急。

平人用药：小建中汤合大柴胡汤方药。

二、运用五运六气理论，善用三因司天方

特应性是一种易患变应性疾病的体质或全身状态，称为过敏体质，或全身致敏状态。体质的形成除了与遗传因素相关，也与患者出生时禀赋的自然之气有关。因此，可以根据五运六气理论对患者先天体质进行调整，应用于特应性皮炎的临床治疗中。

五运六气学说是古人基于天人相应的"六气六律"和"五气更立"的周期变化理论，探讨自然变化周期性规律及其对人体健康和疾病影响的一门学问，是《黄帝内经》中医学理论的核心，是"天人相应"思想在医学应用方面的最高体现。张教授师从顾植山老师学习运气学说，在临床治疗特应

性皮炎的过程中，当疾病符合运气辨证时，善于应用三因司天方，获得了很好的疗效。

三因司天方由宋代陈无择创制，陈氏以五运六气理论为指导，天干配五运，地支配六气，制五运时气民病证治方十方，六气时行民病证治方六方，计十六方。

五运时气民病证治方，五运论天干十个方：六甲岁（岁土太过）用附子山茱萸汤以补水御土，六乙年（岁金不及）用紫菀汤以泻火扶金，六丙年（岁水太过）用黄连茯苓汤通阳利水，六丁岁（岁木不及）用苁蓉牛膝汤以滋水涵木，六戊岁（岁火太过）用麦门冬汤以强金抑火，六己岁（岁土不及）用白术厚朴汤以补土泻木，六庚岁（岁金太过）淫牛膝木瓜汤以强木抗金，六辛岁（岁水不及）用五味子汤以制土滋水，六壬岁（岁木太过）用苓术汤以实土泻木，六癸岁（岁火不及）用黄芪茯神汤以实土益火。

六气时行民病证治方，六气论地支六个方：子午年（少阴君火司天，阳明燥金在泉）用正阳汤泄热和寒，丑未年（太阴湿土司天，太阳寒水在泉）用备化汤逐湿除寒，寅申年（少阳相火司天，厥阴风木在泉）用升明汤泻火平肝，卯酉年（阳明燥金司天，少阴君火在泉）用审平汤抑火降金，辰戌年（太阳寒水司天，太阴湿土在泉）用静顺汤温肾醒脾，己亥年（厥阴风木司天，少阳相火在泉）用敷和汤泻火平木。

五运六气理论应用的基本要点是根据患者的出生时间、疾病的初发时间、加重时间、就诊时间，结合脉症，选方用药，所选方剂以岁运与司天十六方为主，也常使用符合患者运气特点的其他方剂。

三、以伤寒理论为指导辨脉证并治，善用经方

脉法是伤寒论中辨证的核心之一，通过对脉象的精准把控，可以对中医辨证起到关键性的指导作用。在临床切脉过程中，应注重把握浮沉迟数的不同脉象表现，依脉定方。

（一）小儿特应性皮炎

1. 急性湿疹样皮损

若患者处于发作期，皮损表现为急性湿疹样皮损，可结合患儿脉象，脉浮尺数者，可以五苓散为主，温阳化气、利水渗湿；若患者热象较重，舌红、小便黄、脉数者，可以导赤散加减，以达清热利小便之功；特应性皮炎

特应性皮炎

患儿常常伴有脾气性格急躁的表现，严重者可以引起胸腹胀满、大便不畅等气机郁闭的表现，可应用五磨饮子加减，解郁降气。

2. 慢性湿疹样皮损

小儿为特应性皮炎的最好发人群，小儿为纯阳之体，多具有"阳有余、阴不足"的体质特点，特应性皮炎表现为皮肤干燥、慢性湿疹样皮损和明显瘙痒，症状表现属于阴虚风燥的中医证候特点。故治疗应以养阴清热为主。

小儿平异汤：当归9 g，连翘9 g，白鲜皮12 g，甘草6 g，黄芩6 g，麦冬12 g，玄参9 g，知母9 g，生石膏18 g，牡丹皮9 g，生地黄9 g，沙参15 g。成年人药量可根据病情酌情加减。

（二）成人特应性皮炎

脉细数、口渴、舌红、少苔等阴虚火旺表现较重者，可以用导赤清营汤（生地黄15 g，玄参15 g，竹叶心9 g，麦冬12 g，丹参15 g，黄连6 g，金银花15 g，连翘15 g，通草12 g）；瘙痒剧烈引起情绪焦虑急躁，伴有口苦咽干、脉弦者，可用小柴胡汤等柴胡剂治疗，疏肝理气；若患者表现为渗出为主的皮损，舌淡、边有齿痕，脉濡数，可以合用五苓散类等利水又不伤阴之品。

四、中药外洗治疗特应性皮炎

根据各期不同的皮损特点，选用不同的外用药剂型。在急性期仅有红斑、丘疹时可以选用粉剂或洗剂，可以起到干燥、消炎、止痒、保护等作用；当出现糜烂渗出时，宜选用溶液、油剂，或者是糊膏，它们有清洁、保护、抗炎及吸收水分等作用；当皮损表现为慢性期的苔藓、肥厚时，霜剂、软膏、硬膏等则是较为恰当的选择；对于仅有瘙痒症状而没有皮损的患者，则可以选择有止痒作用的霜剂和洗剂。注意皮肤日常保湿。

1. 急性发作期：通常表现为急性发作，皮肤红斑充血，可见丘疱疹、水疱或糜烂渗出，通常瘙痒比较剧烈。

燥湿洗药：苦参60 g，地肤子30 g，白鲜皮30 g，五倍子30 g，黄柏30 g，枯矾30 g，生地榆50 g，马齿苋30 g，蒲公英60 g，苍术30 g，胆草30 g。

2. 慢性干燥期：主要表现为局部皮肤干燥、鳞屑，可伴见继发性的抓痕、血痂等。

黑豆洗方：黑豆 60 g，大风子 30 g，白及 30 g，大胡麻 15 g，地骨皮 15 g，桃仁 15 g，红花 15 g，马齿苋 30 g，黄柏 30 g，硼砂 15 g，白鲜皮 30 g，甘草 15 g。

五、病案举例

患者，男，21 岁。

主诉：周身泛发红斑伴瘙痒脱屑 20 年，加重 1 年。

现病史：自出生即有广泛干燥性红斑，遇热出汗后及食用海鲜、辛辣刺激食物后瘙痒明显。近 1 年无明显诱因加重。皮损主要分布于面颈部及双上肢。口苦明显。纳眠可，二便调。舌红，苔薄白。脉弦滑数。脉息比为 3.25。

药物组成：柴胡 9 g，黄芩 9 g，党参 9 g，清半夏 9 g，通草 12 g，淡竹叶 12 g，生地黄 12 g，金银花 15 g，连翘 15 g，玄参 15 g，丹参 15 g，麦冬 12 g，黄连（后下）6 g，瓜蒌 15 g，北沙参 30 g，白芍 18 g，桂枝 9 g，炙甘草 6 g，生姜 6 g，大枣 2 枚。

服药 1 周后复诊，患者诉效果佳，瘙痒明显减轻，皮损好转。后给予上方加减 2 周，患者皮肤基本恢复正常，瘙痒不明显。

按语：患者脉息比为 3.25，属于少气，故选用建中类方，患者偏于阴虚体质，故选用沙参建中汤。患者总体为阴虚有热的表现，故用导赤清营汤清热滋阴泄热。口苦、脉弦滑数，结合舌象，合用小柴胡汤疏解少阳气机、小陷胸汤清热化痰。本病案先通过脉息比判别阴阳，再根据患者体质、皮损表现归纳病机设立主方，结合脉象、舌象进行方药加减，收获显著疗效。

杜锡贤治疗儿童特应性皮炎经验

杜锡贤教授，山东中医药大学附属医院·山东省中医院皮肤科知名专家，主任医师，教授，博士研究生导师。在山东省及全国的多个学术团体中担任主任委员、副主任委员等多项职务。研究方向为皮肤病中医、中西医结合临床与基础研究。研究的病种主要有银屑病、痤疮、过敏性皮肤病与性病。

特应性皮炎又名遗传过敏性皮炎、异位性皮炎，中医称之为"奶癣""胎疮""四弯风"等，是一种慢性复发性、瘙痒性、顽固难治性皮肤病。婴幼儿是特应性皮炎的主要发病人群。近年来患病率日益上升。杜教授认为四肢屈侧苔藓样、湿疹样皮疹，个人和（或）家族特应性病史，血清总 IgE 和过敏原特异性 IgE 水平升高、外周血嗜酸性粒细胞计数增多等都是特应性皮炎的诊断线索。湿热是贯穿本病始终的基本病机，也是本病缠绵难愈、反复发作的病理基础。现结合有关中医文献将杜教授对本病的认识与治疗经验总结如下。

一、中医学对于特应性皮炎的认识

早在战国时期，古代医家已经认识到湿疹类皮肤病的特点。《素问·玉机真藏论》云："夏脉太过与不及……太过则令人身热而肤痛，为浸淫。"最早认识到湿疹的主要原因是心火太过。《金匮要略》云："浸淫疮，从口流向四肢者，可治；从四肢流入口者，不可治……浸淫疮，黄连粉主之。""浸淫疮"的病名由此出现。《诸病源候论》云："小儿五脏有热，熏发皮肤，外为风湿所折，湿热相搏身体，其疮初出甚小，后有脓汁浸淫渐大，故谓之浸淫疮也。"《圣济总录》描述婴儿湿疹云："皮肤顽厚，则变诸癣……又或在面上，皮如甲错干燥，谓之奶癣。"《外科正宗》云："奶癣，儿在胎中，母食五辛，父餐炙煿，遗热于儿，生后头面遍身发为奶癣。"《外科真诠》记载："奶癣生婴儿头顶，或生眉端，由胎中血热，落草受风而成，有干湿之分。干者形如癣疥，痒起白屑；湿者皮肤起粟，瘙痒无度，黄水浸淫，延及遍身"，很大程度上符合特应性皮炎婴儿期好发于面部、顶部、躯干及四肢伸侧的特征。《医宗金鉴》载："血风疮证生遍身，粟形搔痒脂水淫，肝肺脾经风湿热，久郁燥痒抓血津。"《疡科捷径》云："血风疮在遍身生，搔痒滋延流水盈，肝肺脾经风湿热，血枯皮燥斯能成。"瘙痒、皮肤渗出和干燥反复发作的临床特点，诊断上基本符合特应性皮炎的基本特征。目前为止，"四弯风"病名最符合现代特应性皮炎的概念，《医宗金鉴·外科心法要诀》云："生腿脚弯，每月一发最缠绵，形如风癣风邪袭，搔破成疮痒难堪"，此描述已与现代医学对特应性皮炎的认识非常接近。这些研究为中医皮肤病学的理论体系发展打下了基础，为后世医家皮肤病的医疗实践提供了理论依据。

二、病因病机

特应性皮炎病因病机复杂，变化多端。杜教授认为，《素问·至真要大论》云："诸痛痒疮，皆属于心""诸湿肿满，皆属于脾"是中医皮肤疮疡病因病机的基本观点。《太平圣惠方·小儿浸淫疮诸方》云："夫小儿五脏有热，熏发皮肤，为风湿所折，湿热相搏，身体发初出甚小，后有脓汁，浸淫渐……"湿性趋下、湿性黏滞，特应性皮炎常发生在腹股沟、肘窝、腘窝等部位，与中医理论"湿性趋下"一致。从临床特征来看，无论是病情的进展和急性期都有明显的红斑充血渗出等典型的湿热临床征象。即使是湿热症状不显的亚急性、慢性患者也有不同程度的红斑、充血等炎症表现，这在微观辨证来说也是湿热之征。

湿热为患表现有以下两种：其一，湿热外溢肌肤，可见皮肤红斑、肿胀、渗出、灼热。其二，湿邪长期不能祛除，输布失常，停留于肌腠，顽湿聚结，气血津液运行受阻，不能濡养肌肤，可见全身皮肤干燥、脱屑，或局部皮肤肥厚、苔藓样变。大部分重症难治性特应性皮炎患者可同时表现或交互出现渗出或干燥两种不同的皮损，但均离不开湿热的基本病机。杜教授认为不论病在何期，积湿蕴热、热毒熏蒸始终是病机的主要方面，这也是本病发生、发展、转归的内在因素。因此，清热除湿是治疗特应性皮炎的关键所在。

三、善用龙胆泻肝汤

杜教授治疗特应性皮炎善用龙胆泻肝汤加减，在龙胆泻肝汤的基础上常加用清热解毒除湿功效的金银花、土茯苓；有清热凉血功效的牡丹皮、赤芍、白茅根；有清热燥湿，祛风止痒功效的地肤子、白鲜皮、蝉蜕；有健脾利湿功效的薏苡仁、茯苓、炒白术。龙胆泻肝汤为清肝胆实火、泄下焦湿热的经典方，化裁用于治疗急性、亚急性特应性皮炎大都效果显著。

急性期及亚急性期，皮疹多以潮红肿胀斑片、密集丘疹、丘疱疹为主，伴有糜烂、渗出，舌红苔黄腻，脉滑数。常重用车前子、泽泻利水渗湿，加用牡丹皮、赤芍、白茅根加强清热凉血之功；加用白鲜皮、地肤子、蝉蜕以祛风止痒。亚急性期与急性期相比，皮疹色红及渗出均有所减轻，仅有少数丘疱疹或小水疱及糜烂，此时辨证多属脾虚湿蕴兼有余热未清，可在上方基础上酌情减少清热凉血力度并常加用茯苓、白术、薏苡仁、白扁豆、芡实以健脾化湿。"诸痛痒疮，皆属于心"，杜教授常加一二味如酸枣仁、生龙牡以安神潜阳以利止痒。此外，顽固湿疹、瘙痒无度、皮肤干燥增厚时，偶加蜈蚣、僵蚕等以解毒息风止痒。时时顾惜小儿脾胃，不用或少用苦寒之品，注意健脾消导。因小儿脏腑柔嫩，为纯阳之体，若滥用苦寒药攻伐之，极易导致脾胃受伤。

四、内治同时，注重外治

由于中药外治具有直达病所、作用迅速、提高疗效等优点，杜教授临证每多采用。中药外治同样强调辨证论治。根据皮肤损害的表现来选择适当的剂型和药物。皮损出现红肿、糜烂、渗出时可选水溶液剂，常用硝矾散（朴硝、明矾、硼砂）开水溶化待凉后冷湿敷。或用燥湿洗药（黄柏、马齿苋、苦参、白鲜皮、苍术）煎液冷湿敷。湿敷完毕再用湿疹散（黄连、青黛、硼砂、冰片、儿茶等共为细末）香油调涂于患处。若皮损以红斑、丘疹为主无糜烂、渗出者用医院自制剂皮炎霜（地塞米松、冰片等）外涂患处，但阴囊处忌用。泛发性皮疹，皮损潮红、鳞屑、结痂时，常用当归紫草油（当归、紫草、黄连、薄荷用香油炸枯去渣）外搽。皮损肥厚、干裂、脱屑，常见于手足皲裂性湿疹，常用黑豆方（黑豆、大风子、胡麻仁、白及、桃仁、红花、马齿苋等）水煎外洗，洗后酌情选择复方蛇脂软膏、丹皮酚软膏、肝素钠乳膏等外涂。

五、病案举例

病例1：程某，男，5岁。2020年2月23日初诊。

主诉：全身反复发作红斑伴瘙痒4年。

现病史：患儿4年头面部发红斑、丘疹，有时渗出结痂，反复发作。随年龄增长逐渐蔓延至躯干、四肢。秋冬季节加重。曾反复外涂激素药膏，瘙痒严重时口服抗组胺药，时有减轻，但仍然反复发作。平素习惯吃冰激凌和肉食。

查体：面部、躯干、四肢散在红斑，部分渗出结痂，皮肤干燥痤疮。苔质红，苔黄腻，脉滑数。

西医诊断：特应性皮炎。

中医诊断：湿疮（湿热证）。

治法：清热凉血，健脾除湿。

药物组成：土茯苓 9 g，茯苓 9 g，柴胡 6 g，黄芩 6 g，生地黄 9 g，当归 6 g，牡丹皮 6 g，地肤子 12 g，蝉蜕 6 g，金银花 6 g，车前子 9 g，白茅根 30 g，薏苡仁 30 g，甘草 6 g。水煎服，日 1 剂。

外治法：黑豆方水煎外洗。皮炎 1 号（山东省中医院自制药）外用，日 1~2 次。

二诊：2 周后复诊，症状明显减轻，皮疹变薄，红斑、脱屑、瘙痒已不明显。患儿食欲欠佳。上方加连翘 9 g，焦三仙 9 g，炒白术 9 g。

三诊：治疗 2 周后复诊，皮疹大部分消退，上方去白茅根、蝉蜕，继续应用 4 周巩固疗效。

按语：本例患儿 5 岁，反复发作湿疹样皮疹 4 年，皮肤散在红斑，局部有渗出结痂，皮肤干燥粗糙，舌红苔黄腻，故辨证为湿热内蕴，治疗清热利湿凉血，健脾渗湿。"湿"与"热"是本方证关注的两个要点，用药也围绕着"清热利湿"展开。黄芩苦寒，燥湿清热，加强本方泻火除湿之力。刘河间有言："治湿之法，不利小便非其治也。"故又用利水渗湿泄热之车前子，导湿热从水道而去。肝为藏血之脏，体阴而用阳，为实火所伤，容易耗伤阴血，故用生地黄、当归养血柔肝，凉血滋阴，防苦寒伤肝，使邪去而阴血不伤。牡丹皮，味苦辛，性微寒，归心、肝、肾经，功擅清热凉血，活血散瘀。《本草备要》曾载曰："辛，苦，微寒，入手足少阴、厥阴经，泻伏火而补血"，其中伏火即是肝火，由此可见，牡丹皮一味既可以泻肝火又可以补肝血，去热而不伤阴。土茯苓，味甘淡平，解毒除湿，消肿。《本草正义》曰："清利湿热，能入络搜剔湿热之蕴毒"，切中湿热之病机。金银花历来被奉为清热解毒之要药，味甘性寒，归肺心胃经，入气分和血分，功善清热解毒，疏散风热。《本草正》曰："金银花，善于化毒，故治痈疽、肿毒、疮癣、杨梅、风湿诸毒，诚为要药。"《重庆堂随笔》曰："清络中风火实热，解瘟疫秽恶浊邪。"另方中多用苦寒降泄之品，肝为将军之官，恐肝气为苦寒之品所抑，故又用柴胡疏畅肝胆之气。平素喜欢冷饮，考虑脾胃损伤，因此内服中药组方应注意避免应用苦寒药物，并尽量注意药少量轻，加上健脾益气以顾护脾胃。炒白术健脾益气，燥湿利水；茯苓利水渗湿，健脾宁心，其气味淡而渗，其性上行，利小便，《本草正》言其能利窍去湿，利窍则开心益智，导浊生津；去湿则逐水燥脾，补中健胃，然补少利多。薏苡仁性燥、味甘，能入脾补脾，甘以益脾，燥以除湿，兼淡能渗泄，湿邪去则脾胃安，脾胃安则中焦治，中焦治则能荣养乎四肢，而通利乎血脉也。全方

特应性皮炎

从清热、利湿、凉血、健脾出发，攻补兼施。结合中药外洗、外涂，明显提高疗效。

病例2：李某，女，6岁。2021年6月初诊。

主诉：全身红斑、干燥，伴瘙痒5年。

现病史：患儿自幼病情时轻时重，外院反复中西药物治疗，疗效初始尚可，久则不佳，伴过敏性鼻炎病史。其父有特应性皮炎病史。

查体：全身皮肤干燥、脱屑，面颈、肘膝关节屈侧为主，苔藓化明显，大量抓痕，渗出、结痂，痒重眠差，大便干，2～3日一次，小便黄少，舌红，苔白略腻，脉弦数。

西医诊断：特应性皮炎。

中医诊断：湿疮（湿热证）。

治法：清热利湿，祛风止痒。

药物组成：麻黄3 g，桑白皮6 g，连翘6 g，黄芩6 g，生地黄9 g，车前子15 g，白鲜皮6 g，首乌藤8 g，紫草6 g，赤小豆15 g，生龙牡12 g，甘草6 g。7剂，日1剂，同时配合他克莫司外用。

二诊：服上药后皮疹及瘙痒缓解，大便情况好转，仍见较多皮损，小便黄少，予前方加薏苡仁15 g，葛根6 g，14剂。

三诊：苔藓化红斑变淡、变平，粗糙情况好转，抓损大部分糜烂面愈合，诉瘙痒明显缓解，睡眠改善，二便基本正常，继续予前方14剂。

四诊：偶痒，基本无抓损，仍干燥，纳一般，余无不适，加麦冬6 g，神曲6 g，2日1剂。随访3个月，病情持续缓解，未见复发。

按语：麻黄连翘赤小豆汤出自《伤寒论》"伤寒瘀热在里，身必黄，麻黄连翘赤小豆汤主之"。湿热内蕴，内不得疏泄、外不得透达，"雾露"之溉不能敷布，外溢肌肤，红斑丘疹、渗出结痂。其病情反复发作，化火化燥，皮肤苔藓样变明显。方中麻黄辛开肺表，麻黄归于肺、膀胱经，"肺朝百脉，输精于皮毛"，使水道通调，津液输布；连翘为"疮家之圣药"，合黄芩清解里热；赤小豆、桑白皮苦寒肃降，与麻黄配合，开合得当，水道通利，湿热尽除；白鲜皮、首乌藤清热燥湿，止痒安神。"诸痛痒疮，皆属于心"，生龙骨功以重镇安神，煅牡蛎功以益阴潜阳、镇惊安神、软坚散结，相须为用，药效力专，共奏镇心安神、养血止痒之功。二诊加葛根、薏苡仁取葛根芩连汤之意，泻脾胃以绝湿热之源；四诊外疡已消，加麦冬养阴、神曲健脾开胃以收功。

六、结语

杜教授在治疗儿童特应性皮炎时，从湿热入手，同时注重兼顾调护脾胃。因本病多因先天禀赋不足，或者后天失养，饮食不节，脾失健运，湿热内生；又因禀赋不耐，复感风邪，内外合邪而郁于肌肤腠理而发病。由于久病不愈，耗伤阴血，肌肤失养而致病情反复。所以湿热内生是本，风、湿邪是标，在清热利湿过程中始终要顾护脾胃。临床过程中亦发现部分患者用过于攻伐或过于苦寒的药物而加重脾虚。同时，杜教授也非常重视特应性皮炎患儿的生活护理，三分治疗，七分养护，从衣、食、住、行、洗、护等生活细节指导患儿家长，提高临床疗效的同时也减少了疾病的复发。

李斌教授"泻火培土"治疗特应性皮炎

李斌教授，二级教授，博士研究生导师，上海市皮肤病医院院长，上海市中医药研究院皮肤病研究所所长，擅用中西医结合方法治疗如银屑病、痤疮、带状疱疹、特应性皮炎、慢性难愈性溃疡等常见和（或）疑难皮肤病。对于特应性皮炎的治疗，李斌教授从心脾论治，将分期辨证、部位辨证和取类比象三种方法相结合，应用于临床实践，常获良效。

一、"清心泻火、培土生水"治疗特应性皮炎

李斌教授在长期的临证过程中，认为本病的病机关键在于"心火亢盛，脾胃虚弱"。小儿脏腑娇嫩，常心气有余，而脾气未充。罹患本病之患儿，诚如《外科正宗》所云，由于先天禀赋不耐，脾失健运，运化无权，湿从内生，心气有余，气有余便是火，湿从火化，湿热熏蒸，蕴于肌肤，而见红斑、水疱、渗液等，久病必虚，加之脾失健运，气血生化乏源，不能荣养肌肤，而见皮肤干燥、粗糙、增厚，瘙痒剧烈。因此，治疗上采用清心泻火、培土治水的治疗原则。以导赤散合四君子汤加减为主方，随证加减。方中生地黄、太子参为君，清热凉血，健脾养阴；竹叶为臣，清心降火；猪苓、白术为佐，健脾化湿，利水不伤阴；生甘草为使，和胃清热，调和诸药。诸药合用，共奏清心健脾之功。急性期偏重清心，缓解期偏重健脾，但实际情况

往往急性期和缓解期皮损并存，因此李斌教授认为此方可贯穿治疗始终。具体应用情况，分析如下。

（一）分期辨证

对于急性发作期，症见斑色鲜红，甚至水疱、渗液、瘙痒，心烦，咽痛，便秘，小便黄赤，夜寐欠安，舌尖红者，加用连翘、黄连清心除烦，苦参清热利湿，珍珠母、磁石等镇静安神。

对于缓解期，症见皮肤干燥，皮损肥厚，遍布抓痕血痂，瘙痒剧烈，纳差，便溏，夜寐欠安，舌淡胖苔薄者，加用熟地黄、当归、川芎、玉竹、黄精、白蒺藜等养血润燥，白芍、乌梅酸甘化阴，山药、茯苓健脾止泻，合欢皮等宁心安神。

（二）部位辨证

《疡科心得集》云："疡科之证，在上部者，俱属风温、风热，风性上行故也；在下部者，俱属湿火、湿热，湿性下趋故也；在中部者，多属气郁、火郁，以气、火俱发于中也。其间即有互变，十证之中不过一二"。受此启发，李斌教授常根据发病的不同部位，选用不同的药物来提高疗效。如发于头面部，常加用防风、浮萍之类祛风药物；若发于躯干部位，常加用柴胡、郁金等疏肝理气之品；若发于下肢，常加黄柏、萆薢、防己等利湿之品。

（三）取象比类

取象比类是中医学的主要思想方法之一，广泛地指导中医临床。在用药方面常有"诸子皆降，诸花皆升"之说。李斌教授在治疗特应性皮炎的过程中，也经常通过类比的方法来选用药物。李斌教授认为植物的花都位于上部，对应于人体等头面部，根位于下部，对应于人体等下肢部位，树枝犹如人之上肢。根据这个特点，对于皮损发于肘窝及腘窝等部位者，故李斌教授一般会酌加桑枝、桂枝等药物取其以枝达肢的作用，皮损色红者用桑枝，色暗者用桂枝。急性期若发于头面部，多选用金银花、凌霄花、槐花等清轻之品；发于下肢则加用板蓝根、川牛膝等根类药物以引药下行，使药直达病所，药到病除。

二、病案举例

病例 1：李某，男，10 岁。

主诉：周身红斑伴瘙痒 10 年，加重 1 周。

现病史：患儿家长述患儿出生不满 2 个月头面部即发红疹，渗出明显，就诊时诊断为"婴儿湿疹"，予中药外洗后好转；但约 2 岁时上述症状渐及四肢，尤以肘窝、腘窝、颈部、手腕等处为明显，瘙痒剧烈，而且皮肤干燥脱屑明显，辗转就诊于多家医院，以"湿疹"予口服抗组胺药，外用皮质激素药膏，症状时好时坏。患儿每逢 6 月入梅前症状加重，今年亦不例外，皮损加重，渗出明显，苔藓化明显，正常皮肤干燥脱屑，且患儿自觉身热，烦躁易怒。

刻下症：颈部、肘窝、腘窝、手腕、脚踝红斑、渗出明显，可见明显苔藓化，正常皮肤干燥脱屑，肤热、色素沉着明显；口渴，饮食欠佳，大便干，小便短黄，寐欠佳，时有痒醒，舌红苔白腻，脉滑数。

西医诊断：特应性皮炎。

中医辨证：脾虚湿蕴兼血热证。

治法：健脾祛风。

药物组成：炒白术 15 g，白茯苓 10 g，黄芩 6 g，赤芍 12 g，徐长卿 6 g，白鲜皮 10 g，防风 6 g，荷叶 6 g，枳壳 6 g，升麻 6 g，甘草 3 g。每日 1 剂，煎汤分 2 次内服。

二诊：偶见新发皮损，原有皮损颜色由鲜红转为淡红，渗出明显减少，瘙痒减轻；患者仍述烦躁易怒，身热，舌红，苔淡白，脉滑数。原方加栀子 9 g，地骨皮 9 g。

三诊：瘙痒明显减轻，渗出明显减少，皮损颜色减淡。皮肤干燥明显，舌红，苔淡白，脉偏数。上方加生地黄 10 g，黄精 10 g。随访患者病情持续好转。

按语：本病例为典型特应性皮炎。其皮疹色红，伴小便短黄，大便干，食欲减退，身热口渴，舌红，苔白腻，脉滑数。证属脾虚湿蕴兼血热证。首诊以健脾祛风、清热凉血为主，方中炒白术、白茯苓健脾利湿；黄芩、赤芍清热凉血；徐长卿、白鲜皮、防风疏风止痒；荷叶、枳壳行气化滞；升麻清热解毒又能引药上行；甘草调和诸药。二诊患者烦躁易怒、肤热，加入栀子、地骨皮清肝泻火、凉血；三诊患者皮损基本减退，皮肤干燥明显，加入

特应性皮炎

生地黄、黄精，补益脾肾，养阴润燥。

病例2：谭某，女，18岁。

主诉：周身鳞屑伴瘙痒反复发作17年，加重1周。

现病史：患者自诉出生1年后开始出现四肢起红疹、渗液，逐渐扩展至躯干全身，瘙痒剧烈。时有缓解，反复发作。外院医院诊断为"特应性皮炎"，予以多种外用激素药膏，口服抗组胺药，可短期控制病情，但病情易反复。1周前开始再次出现红疹加重、渗液，口服抗组胺药无效来诊。患者平素体健，偶鼻痒，小便短黄，大便干结，瘙痒剧烈难以入睡。

刻下症：皮损呈多形性，躯干皮肤干燥，鳞屑较薄，瘙痒甚；头皮、四肢伸侧可见鲜红色斑丘疹兼少量渗出；小便黄，大便可，舌红，苔黄腻，脉滑数。

西医诊断：特应性皮炎。

中医辨证：湿热证。

治法：清热祛湿凉血，重镇祛风止痒。

药物组成：龙骨30 g，牡蛎30 g，代赭石30 g，磁石30 g，生薏苡仁30 g，黄柏9 g，土茯苓30 g，苦参12 g，荆芥9 g，防风9 g，丹参15 g，牡丹皮15 g，生地黄30 g，白蒺藜9 g。每日1剂，煎汤分2次内服。

二诊：自述瘙痒明显减轻，查体偶见新发皮损，原皮损颜色变淡，鳞屑略有减少；舌红，苔薄黄，脉滑，口苦咽干。原方加龙胆草3 g，柴胡9 g。

三诊：瘙痒明显好转，无新发皮损，颜色变淡，无明显鳞屑，自述发病时大便干结，舌淡红，苔薄，脉平。上方加炒白术15 g，首乌30 g，玉竹12 g。随访患者症状持续好转。

按语：本病例为典型特应性皮炎。其皮疹散发、以红斑丘疹渗出为主，瘙痒剧烈，小便短黄，舌红，苔黄腻，证属湿热。首诊以清热祛湿凉血、重镇祛风止痒为主。方中龙骨、牡蛎、代赭石、磁石为夏氏外科"四重汤"，功以重镇清热止痒；丹参、牡丹皮、生地黄凉血活血清热；黄柏、生薏苡仁清热祛湿；白蒺藜、荆芥、防风祛风清热。二诊口苦咽干，舌红，苔薄黄，脉滑，原方加龙胆草、柴胡以清热疏肝。三诊湿热证缓解，久病伤气阴，大便干结，加炒白术健脾兼祛湿，加首乌、玉竹，以滋阴通便。

马绍尧教授"从心、肺、脾论治"湿疹/特应性皮炎

已故上海市名中医马绍尧教授早期将湿疹分为"血热证""湿热证""血燥证"三型，以八纲辨证为体，从外邪入手，集中于祛除"风""湿""热"三邪。马教授从整体观出发，提出湿疹的发生除了感受外邪，更与心、肺、脾三脏功能失调有关，尤其是与脾失健运关系密切，形成了从"脾"论治湿疹的学术经验。而特应性皮炎的发病关键在于"湿"，而其反复发作的根结在于"脾失健运"，治疗难点一是在急性期能否迅速控制瘙痒；二是在缓解期能否防止复发或延长复发的间隔时间，并提出"补脾以健运为要，祛邪以除湿为主"的治疗理念，用药以运脾除湿为主，佐以清热祛风宣肺之品。逐渐形成了治疗不同阶段湿疹/特应性皮炎的特色处方，即急性期从心、肺、脾三脏同治的"除湿止痒合剂"和稳定期肺、脾两脏同调的"运脾化湿清肺汤"。

一、从脾论治湿疹/特应性皮炎

湿疹是一种由多种内外因素引起的过敏反应的急性、亚急性或慢性皮肤病。中医文献中记载的"浸淫疮""旋耳疮""绣球风""四弯风"等都属于本病范围。其特点为多形性皮损，有渗出倾向，呈弥漫性分布，常对称发作，瘙痒剧烈，反复发病，且有演变成慢性湿疹的倾向。

马教授根据自己长期的临床经验，提出以脾论治湿疹的独特观点。急性湿疹，常因脾失健运，内生湿热，或外受风邪，寒湿滞脾，郁久化热。加之过食辛辣肥甘，酗酒海鲜，眠少生火，风湿热水，蕴积肌肤之间，泛发全身。亚急性者，常因湿性黏滞，风邪易去，火毒易清，唯湿邪重浊缠绵，留于肌肤所致，再遇外邪，又会急性发作。年老体弱，脾阳不足，累及于肾，再贪凉饮冷，以致脾肾两虚，或湿疹反复发作，阴血亏损，湿邪燥化，肌肤失养，形成慢性湿疹，更加难以痊愈。小儿患者，常因先天体弱，脾气不健，胃失和降，水谷难化，反成湿浊，聚而成痰犯肺，除发湿疹外，多伴有咳痰喘鸣；若湿从火化，可引发肝胆湿热下注，引起脐窝和阴部湿疹。病久体弱，统血乏力，血液不能循经营运，溢于脉外，阻于络道，溢于肌肤，多

特应性皮炎

见于静脉曲张性湿疹。总之，不论何种类型，均可导致"肺脾气虚""心脾血亏""脾肾阳虚"的证候。

二、湿疹辨治八法

湿疹是一个脾气虚弱为本，湿热内蕴为标，虚实夹杂的疾病。治疗当以健脾益气，清热利湿贯穿始终。但由于疾病所处的阶段不同，部位不同，诱发因素不同，其邪实正虚亦不断变化，治疗中扶正祛邪也有所侧重。

（一）凉血清热利湿法

此法主要适用于急性泛发性湿疹或慢性湿疹急性发作，湿热互结，热盛于湿的病证。皮损多见红斑、丘疹、水疱、糜烂、渗液，边缘弥漫不清，浸淫遍体，瘙痒剧烈。伴有口渴，心烦，大便秘结，小便黄赤，苔薄黄腻，舌质红，脉滑数等症状。常用生地黄、赤芍、牡丹皮、白鲜皮、地肤子、苦参等药。

（二）健脾燥湿清热法

此法主要适用于亚急性湿疹，脾失健运，湿邪内生，湿困脾胃的病证。皮损多以丘疹、结痂、脱屑为主，色淡红或不红，水疱、渗液少，轻度浸润，瘙痒时作，缠绵难愈。伴有胸闷纳呆，腹胀便溏，苔白腻，舌质淡红，脉濡滑等症状。常用苍术、黄柏、萆薢、猪苓、土茯苓、车前草等药。

（三）养血祛风润燥法

此法主要适用于慢性湿疹，渗液日久，伤阴耗血，血燥生风的病证。皮损多以肥厚、粗糙、干燥、脱屑为主，伴有色素沉着、苔藓样变，瘙痒剧烈，常反复发作，经年不愈。伴有头晕乏力，口渴咽干，苔薄，舌质淡红，脉濡细等症状。常用生地黄、当归、白芍、生甘草等药。

（四）疏风清热利湿法

此法主要适用于婴幼儿湿疹和儿童特应性皮炎。中医认为本病是因先天不足，禀性不耐，脾失健运，湿热内生，复感风湿热邪，蕴积肌肤而成。皮损表现为红斑、丘疹、水疱、糜烂、渗液、结痂、脱屑等多样性，多为对称性分布，剧烈瘙痒。伴有消瘦、便溏、纳呆、神疲乏力、头晕、腰酸，舌质淡红，苔薄，脉细缓等症状。常用牛蒡子、荆芥、防风、桑叶、菊花等药。

（五）养阴清热除湿法

此法主要适用于头面部脂溢性湿疹，肺胃湿热，郁久血燥，阴血不足，虚热内生的病证。皮损多见头面部弥漫性潮红、丘疹、水疱、糜烂、渗液、结黄色痂片或以脱屑为主，自觉瘙痒难忍，可累月经年不愈。伴有口渴咽干，小便黄赤，大便秘结，苔薄黄腻，舌质红，脉滑数等症状。常用生地黄、玄参、麦冬、马齿苋、白鲜皮、生甘草等药。

（六）清热解毒利湿法

此法主要适用于手足部湿疹，外感湿热之毒，蕴积肌肤的病证。这一类型的湿疹多伴真菌感染，因为手部经常接触肥皂或清洁剂，足部多处在闷热潮湿的环境中而染病，病程极端慢性，常多年不愈。皮损多以丘疹、水疱、结痂、脱屑为主，冬季则干燥、皲裂、疼痛，久之皮肤肥厚粗糙，常对称分布。常用白鲜皮、苦参、土茯苓、车前草、徐长卿、藿香、一枝黄花等药。

（七）清利肝胆湿热法

此法主要适用于阴部湿疹及肛门湿疹，肝胆湿热，蕴阻肌肤的病证。皮损多见局部潮红、丘疹、水疱、轻度糜烂、渗液、结痂或显著浸润、肥厚，自觉奇痒难忍，不断搔抓，影响睡眠。伴有口苦，心烦易怒，苔薄黄，舌质红，脉滑数等症状。常用龙胆草、龙葵、生地黄、车前草、生甘草等药。

（八）活血解毒利湿法

此法主要适用于下肢静脉曲张所致的淤积性湿疹，风湿毒邪日久入络，邪瘀阻滞的病证。下肢胫前皮损见紫红或紫黑色斑片，间杂丘疱疹、渗液、糜烂、结痂或肥厚、粗糙、苔藓样变，下肢静脉曲张明显，肿胀瘙痒。伴有下肢沉重乏力，苔白腻，舌质暗红，脉沉细等症状。常用丹参、莪术、鸡血藤、生米仁、蒲公英、土茯苓等药。

三、验方解读

马教授依据从脾论治湿疹辨治方法，结合《伤寒论》病、证、方、药结合的方证辨证方法，总结数十年的临床实践经验，逐步完善形成了目前治

特应性皮炎

疗湿疹/特应性皮炎的 3 个组方。①皮肤 1 号方：生地黄、赤芍、牡丹皮、土茯苓、白鲜皮、苦参、生甘草。功能清热凉血、利湿解毒，主治符合湿热浸淫证的急性湿疹。②皮肤 5 号方：苍术、黄柏、猪苓、车前草、生薏苡仁、厚朴、生甘草。功能健脾渗湿、理气消滞，主治符合脾虚湿蕴证的亚急性湿疹。③皮肤 2 号方：桑叶、牛蒡子、金银花、黄芩、生薏苡仁、白鲜皮、生甘草。功能疏风宣肺、健脾化湿，主治符合湿热浸淫或脾虚湿蕴证的特应性皮炎患儿。加减：腹胀腹痛者，加枳壳、大腹皮；便溏泄泻者，加木香、砂仁、白扁豆；大便干结者，加枳实、瓜蒌子。治疗湿疹组方符合方证辨证思路，较之单方治疗湿疹具有更广阔的适用性，更兼顾了临床运用简便性和可操作性，有利于临床推广。

四、心、肺、脾三脏同治急性期特应性皮炎

马教授认为特应性皮炎发作期由风、湿、热三邪侵袭，内由心火、脾湿、肺失宣肃所致。心肺上焦积热下传至中焦脾土，火毒湿邪蕴积肌肤，或由脾胃伏火合湿热之邪，引动心火，灼伤肺金，又或由肺卫受遏，郁而化火，引动心火脾湿，合于外邪而成。马教授认为治疗宜心、肺、脾三脏同治，在清热（泻心）除湿（健脾）的同时，佐以祛风宣肺之品，以使心肺俱清，脾健湿去，肺脾得以相互协调、相互为用，方能治本。相对于以整体观念为依托、以辨证论治为准绳，通过改善脏腑功能来达到治疗目的。

按此治则组方的除湿止痒合剂选用牡丹皮、生地黄、赤芍、黄芩、金银花、白鲜皮、地肤子、土茯苓等中药合而成方，全方苦寒折热，除湿解毒，以牡丹皮、生地黄、赤芍泻心火；白鲜皮、地肤子、土茯苓燥脾湿；黄芩、金银花清肺经风热，使心、肺、脾同治，风热俱清，湿除痒止，而疹退症消。早在 1990 年，"除湿止痒合剂"就开始应用于临床，治疗包括特应性皮炎的各类湿疹皮炎类疾病，可有效改善急性发作期的临床证候，尤其是减少皮损渗出、促使皮疹消退、改善自觉症状以及缩短病程。

五、肺、脾两脏同调治疗稳定期特应性皮炎

中医认为脾虚失运乃本病之本，风湿热乃本病之标。故临证多采用健脾化湿治其本，祛风除湿清热治其标，标本兼治。但在文献回顾中发现以清热、祛湿类中药使用频度最多，健脾类药物的使用比例却不是很高，纯粹清热利湿，清热易伤阳，阳伤易湿停，反而会加重病情。由此马教授提出

"补脾以健运为要，祛邪以除湿为主"的治疗理念，遣方用药以运脾除湿为主，佐以清热祛风宣肺之品，形成了治疗特应性皮炎稳定期的特色处方"运脾化湿清肺汤"。《黄帝内经》云"中央生湿，湿生土，脾主口"，脾为后天之本，其性属土，喜燥而恶湿。针对脾虚失健的治疗，并不大量使用补脾益气之药，而是主张以运脾之法治之。运脾法属于汗、和、下、消、吐、清、温、补八法中的和法。具有补中寓消、消中有补、补不碍滞、消不伤正之功用。运脾的作用在于解除脾困，舒展脾气，恢复脾运，达到脾升胃降，脾健胃纳的正常生化之目的。

运脾化湿清肺汤全方由10味药（陈皮、枳壳、桑叶、菊花、金银花、黄芩、土茯苓、白鲜皮、白术、生甘草）组成。方中以金银花、黄芩为君药，以陈皮、枳壳为臣，桑叶、菊花加强祛风宣肺清热之效，土茯苓、白术培土健运燥湿，合以白鲜皮祛风利湿共为佐药，生甘草为使药，甘而缓之、调和诸药。君药金银花甘、寒，归心、肺、胃经，清热解毒，疏散风热；黄芩，苦、寒，归肺、胃、胆、大肠经，清热燥湿，泻火解毒。明代《滇南本草》谓"上行泻肺火"，合用增强其清肺化湿之功。陈皮辛、苦、温，归脾、肺经，理气健脾，燥湿化痰，明代《本草汇言》谓"理气散寒，健运肠胃，脾胃之圣药"。枳壳辛、苦、微寒，归脾、胃、大肠经，破气消积，化痰消痞。两者共用轻清升散，在健运脾胃的同时，使补而不滞，同时发挥辛味药能散、能行的特点，脾气升胃气降，使脾运而湿气去，两者共为臣药。桑叶、菊花甘、苦、微寒，归肺、肝经，发散风热，平肝明目。叶天士云"温邪上受，首先犯肺"，方用辛凉轻剂清肺热，使外邪尽去而腠理清。土茯苓为甘、平之品，以健脾胃、解毒除湿。白鲜皮苦、寒，归脾、胃经，清热燥湿，解毒，祛风。白术苦、甘、温，归脾、胃经，补气健脾，燥湿利水，《医学启源》谓"除湿益燥，和中益气，温中，去脾胃中湿"。以上五味中药共为佐药。生甘草甘、平，清热解毒，为使药调和药性。全方辛、苦、微寒，培土生金，母子同治，标本同医，从而达到肺、脾同治的目的。

六、病案举例

张某，男，66岁。2004年12月28日初诊。

主诉：全身皮疹反复13年，加重2个月。

现病史：患者素有哮喘史，自1991年冬季始发病，皮疹初发于右下肢，以米粒大小丘疹、水疱互见，伴瘙痒、流滋，曾在外院拟"湿疹"治疗，

特应性皮炎

症情反复，时重时轻，至1996年皮疹加重，涉及躯干、四肢，又给予"得宝松"肌内注射。至今年10月中旬因食烧烤后再度诱发，屡治不已，皮疹泛发，瘙痒剧烈，时时阵咳，咳痰白黏，纳少便干，夜寐不安。

查体：躯干、四肢钱币状斑丘疹、水疱，伴有轻度糜烂，色泽暗红，腘窝、足背皮肤肥厚粗糙、色素沉着，苔藓化斑块，二肺闻及干啰音，苔薄黄，舌质红，脉弦滑。

西医诊断：素质性湿疹。

中医诊断：四弯风。

辨证分析：禀赋不耐，肺失清肃，脾运失司，湿热蕴结。

治法：疏风宣肺，清化湿热。

药物组成：炙枇杷叶（包）9 g，生地黄15 g，赤白芍各9 g，牡丹皮9 g，白鲜皮30 g，地肤子9 g，苦参9 g，土茯苓30 g，车前草30 g，生薏苡仁30 g，小胡麻12 g，生甘草3 g。

医嘱：慎起居，防感冒，饮食宜忌海鲜、辛辣之品。

二诊：服药14剂后，患者病情趋缓，渗液、糜烂俱消，瘙痒亦减，大便转畅，夜寐转安，苔薄，舌红，脉弦。继予凉血除湿法，前方中去炙枇杷叶，加金银花12 g，连翘12 g，以助清热燥湿之力。

三诊：服药14剂复诊，瘙痒已止，躯干、四肢皮疹色褐，伴脱屑，右手背肥厚斑块也变薄，前方去白鲜皮、苦参，加当归9 g，制首乌15 g，乌梢蛇30 g以养血祛风润燥。

四诊：服药28剂后，皮疹俱消，仅有少量色素沉着，夜寐安稳，纳便正常，症属痊愈，嘱饮食宜忌，加强体质锻炼。

按语：《医宗金鉴·外科心法要诀》说："四弯风生腿脚弯，每月一发最缠绵，形如风癣风邪袭，搔破成疮痒难堪。""搔破津水，形如湿癣，法宜大麦一升熬汤，先熏后洗；次搽三妙散，渗湿杀虫，其痒即止，缓缓取效。"临床所见多在腘窝和肘窝内有成片的皮肤损害，多属血虚风燥证，宜养血祛风润燥，常用四物汤加祛风止痒的白鲜皮、地肤子、苦参、白蒺藜等。本患者病情比较复杂，素有"哮喘"，近日有"肺部感染"，又有用过激素的病史，先治标，疏风宣肺、清热化湿，用枇杷叶清肺化痰止咳，降逆止呕为君，缪希雍说："枇杷叶性凉善下气，气下则火不升而胃自安""气下则火降痰顺""治发热咳嗽"。佐以生地黄、赤芍、牡丹皮清热解毒除血热，白鲜皮、地肤子、苦参祛风泻火燥湿，土茯苓、车前草利尿解毒除湿，生薏苡仁、小胡麻、甘草健脾养血调中为法。迅速控制病情发展，最后加当归、制首乌、乌梢蛇养血祛风润燥而收功。

秦万章"从脾胃论治"特应性皮炎

秦万章教授，上海市名老中医药专家继承人导师，享受国务院政府特殊津贴。曾任上海中西医结合学会皮肤科专业委员会主任委员，中国中西医结合学会皮肤性病专业委员会主任委员，中华医学会皮肤性病学分会副主任委员，中国中西医结合风湿类疾病专业委员会副主任委员，在业内拥有极高的声誉。秦老擅长中西医结合诊治各类疑难皮肤病，特别是风湿类疾病，其创制和开拓的雷公藤系列制剂蓬勃发展，享誉国内外，广受患者和医家好评。

一、重视健脾，表里同治

秦教授认为特应性皮炎的病因为脾胃虚弱，外邪内侵。小儿"脾常虚"，或因家长喂养不当，或因小儿饮食不知饥饱，从而影响脾胃运化水湿功能，脾虚生湿；小儿"肺常不足"，固表抗邪的能力较弱，易外感风、湿热之邪，风、湿热邪客于肌肤，脾虚失运、肺虚失宣，则湿留肌肤，郁而难化，长期反复发作，则湿热煎熬津液，血虚生风，肌肤失养。儿童特应性皮炎以皮肤瘙痒、皮疹呈多样性为特点，且不同的年龄段又具有不同的特点。婴儿期主要以脾虚外感风热之邪为主要病因，风邪上扬，游行善变，故皮损多瘙痒明显，弥散泛发；热邪易迫血伤津，与湿邪充斥皮肤，故皮损红肿灼热，皮温略高，可出现渗液、溃烂。若婴儿期皮疹失治、误治，常导致病情反复发作，病因则以脾虚湿盛为主，脾虚失运，湿邪困脾，肌肤、筋肉失养，故皮损见丘疹、结痂、鳞屑。儿童期皮疹多为婴儿期皮疹迁延不愈导致，脾为气血生化之源，脾虚则更易耗伤阴血，血虚生风，故皮损剧烈瘙痒，皮疹多为苔藓样改变；脾在体合肉，主四肢，故皮损多发生于肘窝、腘窝部位；脾虚则气血运化无力，瘀从内生，久病致瘀。青少年和成人期病久心火耗伤元气，脾虚气血生化乏源，或湿热耗气伤津，致血虚风燥，肌肤失养而致。治以清心培土，在急性期清心健脾为主，慢性缓解期健脾为主，兼以清心。若涉及其他脏腑，则兼而治之。总之，无论疾病处于哪个阶段，脾胃功能的强弱均为疾病转归的关键。

秦教授发皇古义，融会新知，常以麻黄连翘赤小豆汤化裁论治特应性皮炎，取得了满意的疗效。秦教授认为若要理解本方之意并将其更好地运用于皮肤病的治疗中，关键在于认识本方之君药——麻黄，麻黄性辛、温，微苦，入肺与膀胱经。文献中有很多关于麻黄发汗解表、止咳平喘的记载，故而很多医家往往只将麻黄视为解表专药。《神农本草经》中曾记载麻黄能"除寒热，破癥坚积聚"，《千金要方》亦载其"治顽痹，四肢不仁"，《药性论》中言麻黄"治身上毒风顽痹，皮肉不仁"，《神农本草经百种录》中更是明确提到麻黄"轻扬上达，无气无味，乃气味中最轻者。故能透出皮肤毛孔之外，又能深入痰凝积血之中，凡药力所不能到之处，此能无微不至"。依据经典结合临床实践，秦教授将其用于特应性皮炎的治疗中，主要取麻黄能开玄府散热，又能入血分化瘀之意，能散能化，给瘀热之邪以出路。方中连翘性微寒，味苦，归肺、心、胆经。《雷公炮制药性解》记载"泻六经之血热……"最早记载于《神农本草经》中，其具有清热解毒透邪、消肿散结等功效。

二、病案举例

病例1：郭某，女，7岁。2017年8月15日初诊。

主诉：患儿四肢皮疹反复发作1年余，加重1周。

现病史：患儿1年多前四肢始出现皮疹，以肘窝、腘窝为主，瘙痒甚，搔抓后出现破溃，曾间断予糖皮质激素药膏外擦，但皮疹仍反复发作。1周前，患儿外出游玩后皮疹加重，可见红色斑丘疹，部分破溃流水，边缘结黄痂，予外院查过敏原阳性，诊断为"特应性皮炎"，口服"开瑞坦"，但效果不显著。

刻下症：全身散在红色斑丘疹，以肘窝、腘窝为著，部分破溃糜烂，周围结痂，四肢可见陈旧性皮疹及色素沉着，痒甚，纳差，夜寐欠安，手足心热，大便干，2日一行，舌质红、苔黄厚，脉滑数。

西医诊断：儿童特应性皮炎。

中医诊断：四弯风。

辨证：外感风湿热邪。

治法：清热解毒、利湿止痒。

药物组成：金银花10 g，连翘10 g，薄荷（后下）6 g，淡豆豉10 g，荆芥穗 10 g，黄芩 10 g，赤芍 10 g，栀子 6 g，野菊花 10 g，蒲公英 10 g，苍术 10 g，黄柏 10 g，地肤子 10 g，白鲜皮 10 g，紫草 10 g，蝉蜕 10 g，炒薏苡仁 10 g，甘草 6 g。水煎服，7 剂，每日 1 剂，分 3 次温服。

二诊：皮疹明显好转，破溃处均已结痂，未见明显渗出，周身皮肤粗糙，仍瘙痒，纳欠佳，夜寐较前好转，二便调，舌淡红、苔白，脉数。上方去金银花、薄荷，加当归 10 g，白芍 10 g，鸡血藤 10 g，防风 10 g，7 剂，用法同上。

三诊：无明显皮疹，周身皮肤粗糙较前好转，时有瘙痒，纳欠佳，夜寐明显好转，二便调，舌淡红偏暗、苔白稍厚，脉细。二诊方去栀子，加陈皮 10 g，川芎 10 g，桃仁 10 g，生地黄 20 g，焦神曲 10 g，7 剂，用法同上。

四诊：无皮疹，偶有瘙痒，纳增，夜寐可，二便调，舌淡红、苔白，脉细。继服三诊方 14 剂，用法同上。并嘱患儿注意皮肤保湿，避免过敏原刺激。随访 3 个月，未再复发。

按语：本病例为儿童特应性皮炎。患儿脾胃虚弱，湿邪内生，皮疹反复发作，迁延不愈，又外感风湿热邪，湿郁肌肤。其皮疹色红，部分破溃糜烂，伴手足心热，大便干，舌红，苔黄厚，脉滑数，为外感风湿热邪之证。治宜清热解毒、利湿止痒，首诊以银翘散加减化裁，金银花、连翘、薄荷等主清热解毒之效，辅以荆芥穗、黄芩、赤芍等清热燥湿、凉血止痒之品，同时加入苍术、黄柏等利湿药物，以祛除体内湿热之邪。此外，秦老还运用了地肤子、白鲜皮、紫草等具有止痒作用的药物，以缓解患儿的瘙痒症状。二诊外感减轻，去金银花、薄荷，加当归、白芍、鸡血藤、防风，养血祛风、润燥止痒；三诊、四诊加陈皮、焦神曲理气健脾，调理脾胃，川芎、桃仁、生地黄活血化瘀，养血润肤。

病例 2：吴某，女，19 岁。2010 年 1 月 20 日初诊。

主诉：患者自幼有湿疹史，此次因"全身泛发红色皮疹伴瘙痒 6 天"入院。

现病史：患者周身可见密集红疹与散在红斑，颈部及躯干部红疹与红斑融合成片，边缘不清，肘窝及腘窝可见抓痕及渗出，皮疹面积约占全身面积的 30%，瘙痒较甚，口干口苦，小便短赤，大便干，舌红、苔薄黄，脉滑数。

西医诊断：特应性皮炎。

中医诊断：血风疮。

特应性皮炎

辨证：湿热蕴肤型。

治法：疏风清热，利湿止痒。

药物组成：生地黄 20 g，牡丹皮 10 g，茯苓 15 g，生薏苡仁 30 g，炒谷芽 15 g，苍术 10 g，黄芩 10 g，黄柏 10 g，川连 5 g，金银花 10 g，防己 10 g，防风 10 g，苦参 10 g，车前草 15 g，生甘草 6 g。7 剂，每日 1 剂，水煎，分早晚 2 次温服。

外治法：同时外用皮炎洗剂（江苏省中医院自制外用洗剂，由黄柏、大黄、苦参等组成），按药与水 1∶30 的比例冷湿敷治疗，每日 1 次。

二诊：皮损渗出明显减少，未出现新皮损，瘙痒减轻，心烦易怒，睡眠不佳。上方去金银花，加淡竹叶 10 g，夜交藤 30 g。

三诊：皮疹色暗红，面积较前已明显缩小，纳眠可，舌暗红、苔薄，脉细。原方继进。

四诊：患者自述瘙痒明显好转，查见皮疹面积仅约占全身面积 5%，躯干部可见部分色素沉着，肘窝及腘窝可见部分苔藓样变。

按语：本病例全身泛发密集红疹、红斑，皮疹面积大，瘙痒较甚，伴小便短赤，大便干，口干口苦，舌红苔薄黄，脉滑数。临床诊断为特应性皮炎，中医辨证为湿热蕴肤证。治宜疏风清热、利湿止痒，首诊以防己、防风、苦参等祛风解表，止痒止痛，生地黄、牡丹皮、黄芩等奏清热凉血之功，茯苓、生薏苡仁、苍术等利湿健脾，助运水湿，以缓湿邪侵袭肌肤，川连等活血化瘀。外用皮炎洗剂，清热燥湿，快速缓解皮肤症状，减少渗出和瘙痒；二诊皮疹控制，加淡竹叶、夜交藤清热除烦，安神助眠；三诊、四诊采用二诊原方，清除余邪，巩固疗效。

孙世道分期论治特应性皮炎

孙世道教授，我国中医皮肤病学、中医外科学资深学者。孙教授在中医皮肤病学领域的开拓进取，使中医皮肤病学的内涵得到了丰富，也为中国中西医结合皮肤病学做出了巨大贡献。孙教授曾任上海中医药大学附属曙光医院中医外科主任，中医外科学教研室主任，上海中医药大学学位评审委员会中医外科、伤科、五官科分会副主任委员，上海中医学院高级职称评审委员会中医外科、伤科学科组委员，上海中医药学会外科分会甲状腺病专业组顾问，《上海中医药杂志》《中医药年鉴》编委等职。上海近代中医流派临床传承中心导师，在整个中医皮肤病学、中医外科学界拥有很高的声誉。

一、分型分期个体化辨证治疗特应性皮炎

孙教授认为本病的病因病机多由于先天不足，后天失调，生化乏源，禀赋不耐，脾失健运，湿热内生，复感风湿热邪，蕴积肌肤而成；或反复发作，病久不愈，耗伤阴液，营血不足，血虚风燥、肌肤失养所致；久病常累及于肾，动及于血。不少患者在发病过程中，形成脾肾亏损、血虚血瘀的证候。

关于先天性过敏性湿疹的证治，孙教授在临床上常采用3种辨证论治的方法，根据具体情况，选择应用。

（1）湿热型：患处灼红作痒，起红粟、水疱，滋水淋漓，味腥而黏或结黄痂，或表皮糜烂，时有哮喘及过敏性鼻炎发作，大便干结，小便短赤，苔多黄腻，脉多滑数，见于本病的急性期。证属湿热蕴盛，治疗以清热利湿为主，方以茵陈蒿汤合萆薢渗湿汤加减，常用药物有茵陈、炒山栀、大黄、粉萆薢、生薏苡仁、车前子、黄柏、知母、土茯苓、黄芩、生甘草。

（2）脾湿型：皮疹颜色较暗，水疱累累，搔津黄水，胸闷纳呆，大便溏薄，小便微黄，小儿面黄肌瘦，神疲乏力，口淡，苔白腻，脉濡缓或滑，多见于本病的亚急性期。证属脾虚生湿，治疗以健脾除湿为主，方以除湿胃苓汤加减，常用药物有炒苍术、川厚朴、茯苓皮、生薏苡仁、炒山栀、玉米须、赤小豆、苍耳子、地肤子、徐长卿、陈皮、生甘草。

（3）血热型：常见周身散布红粟，常伴有哮喘，过敏性鼻炎发作，血中多有嗜酸性粒细胞增高，瘙痒，抓破渗液或结血痂，心烦口渴，大便秘结，小便短赤，舌红苔薄，脉弦滑，此相当于本病急性丘疹型湿疹或泛发性痒疹表现。证属血热风盛。治疗以凉血祛风佐以除湿为主，方用凉血消风散加减。常用药物有生地黄、全当归、荆芥、牛蒡子、蝉蜕、连翘、麻黄、生石膏、金银花、赤芍、牡丹皮、生甘草。面游风相当于本病的面部湿疹，初起面部潮红，眼眶更甚，痒如虫行，抓破流水，若风盛则干燥脱屑，大便燥结，舌尖红，苔薄或苔黄，脉滑。治以凉血清热，祛风除湿。方以凉膈散加减。常用药物有桑叶、菊花、蒲公英、茵陈、生山栀、制大黄、生石膏、蝉蜕、薄荷、生甘草。

特应性皮炎

孙教授还认为，治疗特应性皮炎具有一定的时段性，可以根据患者年龄大小，调整用药，具体如下。

（1）婴儿期：皮损好发于面颊部，可见红斑，针尖大小的密集的潮红丘疹疱疹，糜烂渗出或结有黄色的痂皮，严重时可波及躯干及四肢等处。患儿常在褥褓中摩擦，烦躁不安，尿赤，大便干结，舌质红、苔薄黄，脉数。治以清热凉血、疏风止痒，方用三心导赤散加味：连翘心、山栀心、莲子心、玄参、生地黄、车前子、蝉蜕、怀山药、茯苓、黄芪、甘草梢。

（2）儿童期：面色晦暗，皮损为丘疹、丘疱疹，部分呈浸润肥厚，严重时可有渗出、糜烂、结痂等，皮损色暗，常为局限性，在四肢屈侧、颈部、腕部，尤其是肘窝、腘窝呈对称性分布。舌质淡红、苔少或薄黄，脉细数或细缓。治以滋阴清热、健脾祛湿。方用养阴湿润肤汤：南沙参、北沙参、玉竹、天花粉、生地黄、白鲜皮、荆芥、薏苡仁、党参、黄芪、赤小豆、炒牡丹皮、丹参、茯苓皮。

（3）成人期：病程日久，皮损干燥肥厚，呈苔藓样变或呈干燥性的丘疹，有鳞屑及血痂，主要分布在颈、肘、手、膝等处，自觉痒剧，入夜尤甚。舌质红、苔少或花剥，脉细濡。治以养血润燥，常用方为当归饮子加减，药味有当归、川芎、芍药、生地黄、防风、白蒺藜、荆芥、何首乌、黄芪、甘草、丹参。

近年来，孙教授根据自身经验，结合阅读文献，提出根据本病的遗传背景、血常规和有关免疫异常，可以从"血"论治，即临床所见"风、湿、热"为标，"血"为本的指导思想。

（1）血热型：皮损以红斑、丘疹、水疱、抓痕、血痂为主，瘙痒剧烈，脱屑不多，常伴有继发性感染，或脓疱，或糜烂化脓渗液，口干舌红，脉象细数等症状，此为心火血热夹湿蕴积肌肤，多是本病的发病早期或急性期或亚急性期，治宜凉血清热利湿，常用药物有鲜生地黄、赤芍、牡丹皮、红藤、玄参、黄连、生山栀、白鲜皮、地肤子、豨莶草、苦参片、海桐皮、生甘草等。

（2）血虚型：本病反复发作，病程缠绵，常年不愈，伴哮喘发作频繁、面色苍白、形体消瘦、舌淡苔薄、脉濡细等症状，此乃流滋日久、伤阴耗血，血燥生风所致，相当于慢性期，治宜养血祛风、清热化湿。常用药物有生地黄、当归、白芍、玄参、麦冬、石斛、丹参、小胡麻、白鲜皮、地肤子、萆薢、茯苓皮、蛇床子、生甘草等。

（3）血瘀型：按清代王清任《医林改错》所云，肌肤甲错是血瘀的特点，本病之婴儿湿疹期、瘙痒期、播散性神经性皮炎Ⅲ期之临床表现，特别是后两者有诸多血瘀见证，如干皮症、鱼鳞病、毛周角化、毛周隆起、苔藓样变等。此外，还有异常的血管反应，如白色划痕征阳性，构成了血瘀的诊断或夹杂血瘀证，此型多见于反复发作、病期较长的患者，脉多涩、沉迟，舌质可有瘀点，舌下静脉曲张。治宜活血化瘀、祛风止痒，常用药有丹参、红藤、黄藤、牡丹皮、地榆、赤芍、灵磁石、紫石英、白石英、莪术、红花等。

二、病案举例

陆某，男，12 岁。2000 年 6 月初诊。

主诉：周身反复瘙痒皮疹 6 年。

现病史：患儿自幼反复红斑丘疹，瘙痒难忍，抓后渗液。有哮喘病史，平素体虚，食欲缺乏，发育迟缓。躯干、四肢部斑丘疹，局部皮肤粗糙，增厚。大便欠爽，夜寐不安。舌红苔腻。脉细。

西医诊断：异位性皮炎。

中医诊断：湿疮病（脾虚湿滞）。

治法：健脾利湿，润肤止痒。

药物组成：苍术 15 g，厚朴 15 g，薏苡仁根 12 g，陈皮 12 g，徐长卿 9 g，赤芍 12 g，炒山栀 12 g，茯苓皮 15 g，生甘草 3 g。每日 1 剂，煎汤分 2 次内服。第三煎外洗。

二诊：2 周后丘疹减退，无渗液，上方继服。

三诊：上方又服 1 个月，皮疹基本消退，诸多全身症状均好转。

随访 6 个月未见复发。

按语：孙教授认为，特应性皮炎是一种具有遗传倾向的过敏反应性皮肤病，多数患者由婴儿湿疹反复发作迁延而成，70% 的患者家族中有过敏、哮喘或过敏性鼻炎等遗传过敏史，因此也被称为异位性湿疹、遗传过敏性皮炎、Besnier 痒疹、泛发性神经性皮炎等，异位性皮炎是一种具有慢性、复发性、瘙痒性、炎症性特点的皮肤病。孙教授认为湿疹主要与湿邪有关，湿可蕴热，发为湿热之证，久之湿则伤脾，热则伤阴血，而致虚实夹杂之证。急性湿疹多见湿热之证，慢性湿疹多为虚实夹杂之证。治疗时以清热利湿、疏风养血润燥为主。孙教授在临床中强调可依发病部位，灵活加减用药，如上部加桑叶、菊花等，中部加龙胆草、柴胡、山栀，下部加车前子、牛膝等，可达到事半功倍的效果。

曹毅主任治疗特应性皮炎经验

曹毅教授，博士研究生导师，博士后合作导师。浙江省第七批名中医，"十二五"国家临床重点专科（中医皮肤科）负责人，浙江中医药大学中医外科学二级学科建设负责人，中华中医药学会美容分会主任委员、皮肤科分会常务委员，世界中医药学会联合会伦理审查委员会副主任委员、标准化建设委员会常务理事，中国民族医药学会皮肤科分会副会长，国家标准委中医药标准化委员会委员。浙江省中医药学会常务理事，浙江省医学会皮肤病学分会副主任委员，浙江省性学会性传播性疾病防治分会主任委员。浙江省"151"人才工程新世纪学术和技术带头人，浙江省教育厅中青年学科带头人。师承全国名老中医药专家吉良晨教授，擅长损容性、过敏性、病毒性皮肤疾病等疾病的诊治。主持国家级自然科学基金面上项目 2 项、国家行业专项子课题 2 项、国家局及省部级研究课题 10 余项。主编出版学术著作 10 余部，作为教科书副主编编写 1 部，参与教科书编写 2 部，担任 4 家杂志编委。学科建设期间，发表的代表性论文有 40 余篇，被 SCI 收录 5 篇，中华医学系列 8 篇。

近几年，曹教授在总结前期工作基础上，对于特应性皮炎提出"慢病管理、医患协同、内外合治、关注心身、衷中参西、防治结合"的诊疗方案。

一、慢性疾病，全程管理

作为一种慢性复发性皮肤病，因其遗传基础及环境因素持续作用而难以"治愈"，故需长期治疗，而多数患者存在维持治疗的理念和依从性不足的问题，主要原因包括对疾病的认知不足、治疗方案复杂、对疗效不满意、就诊不便以及担心不良反应，这也是造成其难治或治疗失败的主要原因之一，因此建立全程管理理念非常重要。

在充分沟通、教育的基础上，依据患者需求制订治疗计划，定期复诊，主动随访，是提高特应性皮炎患儿及其家属的依从性、长期有效控制病情、提高患儿的生活质量的首要措施。

二、医患协同，重视护理

由于特应性皮炎容易复发，临床上医患双方往往会出现治重于防的情况。但事实上，预防工作更为重要，其核心在于保护皮肤屏障，顾护脾胃，是减少复发次数、减轻复发程度的重要保障。

（1）正确洗护，强化润肤剂的使用，促进皮肤屏障修护。

（2）饮食调养，顾护脾胃，改善患者体质。

（3）补充维生素 D：目的是通过调节免疫功能、修复屏障功能以及抵抗微生物。

（4）使用益生菌：目的是建立和维持微生态屏障，但其在治疗或预防变态反应性疾病方面仍需进一步研究验证。

三、关爱身心，健康成长

精神压力已被证明会加剧成年人和儿童的特应性皮炎症状。特应性皮炎的好发部位又往往是裸露在外的部位，这对患儿是一个很大的社交挑战。所以，临床上也越来越重视特应性皮炎患者的心理健康，对反复发作的患者应及早开展个体化和家庭的心理干预尤为重要，通过加强宣教，引导患者合理应对症状，传授适宜的家庭处理调护措施，以期尽快改善病情。

特应性皮炎发病早，如何平衡过敏原控制与生长发育的矛盾经常困扰患儿家长。医师必须关注患儿的饮食管理，做好患者教育，提供医学咨询，关注患儿成长。

四、内外合治，衷中参西

中医药防治特应性皮炎具有鲜明的优势。从经典诊断特应性皮炎的标准看，次要条件就有 23 个，因此不同个体间存在较大的异质性，这与中医药个体化诊疗特点相符。其次，特应性皮炎虽主要症状表现在皮肤，却是一种系统性疾病，与整体功能失调有关，也与中医整体观相合，不但要注重整体内环境的相对平衡，而且要关注人和自然、机体与环境的统一。中医药治疗主要通过调整机体的功能状态，改善体质，平衡阴阳，使之与外环境达到协调统一，从而使疾病得以缓解。此外，外治法可使药物直达病所，快速发挥治疗作用，可根据不同的皮损特点选用相应的中药外用或非药物治疗手段外治。随着生物制剂和小分子药的出现，建立中西医结合的序贯治疗方案也是特应性皮炎治疗的新热点。

五、治未病思想在特应性皮炎治疗中的应用

未病先防：中医学强调"不治已病治未病"。对于特应性皮炎这样反复发作的疾病，曹教授常常会指导患儿家属树立防重于治的观念。《诸病源候论》："凡瘙痒者，是体虚受风。"特应性皮炎常好发于免疫力低下的儿童，故提高正气是未病先防的核心。

既病防变：《医学源流论》曰："病之始生浅，则易治；久而深入，则难治。"疾病初期病情轻、病位浅、正气尚足、邪气易去，故应及早诊治，防止传变。

瘥后防复："久病必虚"，此阶段不仅应及时扶持正气，避免邪气侵袭导致疾病卷土重来，还要避免过早停药，减少过敏原接触，坚持良好作息习惯、劳逸适度、保持心情舒畅。

六、辨体施治，分期治疗

特应性皮炎与中医学文献中记载的"四弯风"相类似。如《医宗金鉴·外科心法》记载："四弯风生在两腿弯、脚弯，每月一发，形如风癣，属风邪袭入腠理而成，其痒无度，搔破津水形如湿癣。"

曹教授综合前人经验，认为明辨核心病机、辨病辨体辨证结合、急慢性分治是治疗的关键。婴儿期以心火为主，为胎毒遗热，郁而化火，火郁肌肤而致。儿童期以心火脾虚交织互见为主，为心火扰神，脾虚失运，湿热蕴结肌肤而致。青少年和成人期，为脾胃亏虚，水湿蕴阻肌肤，导致肌肤失养而致。老年期，为病久心火耗伤元气，脾虚气血生化乏源，血虚风燥，肌肤失养而致。婴幼儿和儿童期特应性皮炎以心、脾、肾为核心：急性期以心火为主，亚急性期以责之于心火脾虚；慢性期及稳定期可考虑脾肾不足。青少年及成人期以脾、肝、肾为核心：急性期病机多为肝经湿热，血热生风；慢性期多为脾虚湿郁，燥湿互化；稳定期多为脾虚血燥或脾肾不足。老年期急性期清热解毒、祛风止痒为主，慢性期健脾除湿、养血润燥。

七、特应性皮炎的辨证论治

对于婴幼儿及儿童期患者用药剂量问题，曹教授推崇《小儿药证直诀》中关于用药剂量的看法：一般来说对于婴儿期，0～1个月的患者，多数为1岁以内的患者用量，为成年人量的1/6，多为五分（1～2 g）或者一钱（3 g）或者一钱半（4.5 g）；对于乳婴儿（小于1岁）是成年人量的1/3；幼儿1～3岁是成人量的1/2；学龄前儿童一般是成年人量的2/3；大于7岁的患儿，可以接近成年人使用的中药量。

（一）心脾积热证

【证候表现】脸部红斑、丘疹、脱屑或头皮黄色痂皮，伴糜烂渗液，有时蔓延到躯干和四肢，哭闹不安，可伴有大便干结，小便短赤。指纹呈紫色达气关或脉数。常见于婴儿期。

【治法】清心导赤。

【方剂】三心导赤饮加减。

【加减应用】面部红斑明显酌加黄芩、白茅根、水牛角（先煎），瘙痒明显酌加白鲜皮，大便干结酌加火麻仁、莱菔子，哭闹不安酌加钩藤、牡蛎。药物用量可参照年龄和体重酌情增减。

（二）心火脾虚证

【证候表现】面部、颈部、肘窝、腘窝或躯干等部位反复发作的红斑、水肿，或丘疱疹、水疱，或有渗液，瘙痒明显，烦躁不安，眠差，纳呆，舌尖红，脉偏数。常见于儿童反复发作的急性期。

【治法】清心培土。

【方剂】清心培土方加减。

【加减应用】皮损鲜红酌加水牛角（先煎）、栀子牡丹皮，瘙痒明显酌加苦参、白鲜皮、地肤子，眠差酌加龙齿（先煎）、珍珠母（先煎）、合欢皮。药物用量可参照年龄和体重酌情增减。

（三）脾虚蕴湿证

【证候表现】四肢或其他部位散在的丘疹、丘疱疹、水疱，倦怠乏力，食欲缺乏，大便溏稀，舌质淡，苔白腻，脉缓或指纹色淡。常见于婴儿和儿童反复发作的稳定期。

【治法】健脾渗湿。

【方剂】除湿胃苓汤或小儿化湿汤加减。

【加减应用】皮损渗出酌加萆薢、茵陈、马齿苋，纳差酌加鸡内金、谷芽、山药，腹泻酌加伏龙肝、炒黄连。药物用量可参照年龄和体重酌情增减。

（四）血虚风燥证

【证候表现】皮肤干燥，肘窝、腘窝常见苔藓样变，躯干、四肢可见结节性痒疹，继发抓痕，瘙痒剧烈，面色苍白，形体偏瘦，眠差，大便偏干，舌质偏淡，脉弦细。常见于青少年和成人期反复发作的稳定期。

【治法】养血祛风。

【方剂】当归饮子加减。

【加减应用】皮肤干燥明显酌加沙参、麦冬、石斛，情绪急躁酌加钩藤、煅牡蛎（先煎），眠差酌加生龙齿（先煎）、珍珠末（冲服）、百合。药物用量可参照年龄和体重酌情增减。

八、特应性皮炎中医特色外治法

（一）中药湿敷

1. 急性进展期

潮红、丘疹、丘疱疹、无渗液的皮损。可选用黄精 15 g，金银花 15 g，甘草 15 g，加水 2000 mL，水煎至 1500 mL，待冷却后取适量外洗。

红肿、糜烂、渗出的皮损。可选用黄精 15 g，金银花 30 g，甘草 15 g，加水 2000 mL，水煎至 1500 mL，待冷却后取适量外洗和间歇性开放性冷湿敷。

若糜烂、渗出明显，选用清热解毒收敛的中药黄柏、生地榆、马齿苋、野菊花等水煎做间歇性开放性冷湿敷。湿敷间隔期可外搽 5%～10% 甘草油、紫草油或青黛油。

2. 慢性稳定期

干燥、脱屑、肥厚苔藓样皮损。使用足量润肤剂封包，可改善干燥、瘙痒，提高皮肤屏障功能。选用 5%～10% 黄连软膏、复方蛇脂软膏或其他润肤膏外搽。

（二）推拿疗法

尤其是对于婴儿及儿童期特应性皮炎患者，小儿推拿操作方便，患者接受度高、依从性好。曹教授在门诊时往往嘱患者家属按照视频学习操作手法，日常在家中即可操作推拿。发作期选用清天河水，揉按中脘穴，沿背部膀胱经进行抚摸揉按；缓解期选择摩腹、捏脊，揉按足三里。

九、病案举例

患儿，女，9岁。2021年10月18日就诊。

现病史：5年前开始，无明显诱因全身出现红色斑丘疹、红斑，自觉瘙痒剧烈伴灼热感。于多处就诊，使用西药治疗，仍反复发作。患儿舌红苔薄，脉细数。大便2日一行，便质偏硬。

查体：全身皮肤可见红斑、丘疹及抓痕，结痂，下肢为甚，形态不规则，边界不清晰，皮损大致对称分布。

方剂：培土清心方加减。

药物组成：淡竹叶6 g，连翘6 g，灯心草6 g，生地黄6 g，白术6 g，山药9 g，薏苡仁9 g，钩藤5 g，煅牡蛎（先煎）10 g，防风6 g，甘草3 g，紫草6 g，白茅根10 g，太子参10 g。

外治法：他克莫司软膏外用，糠酸莫米松乳膏自备（急性期过渡，仅限急性期）。

医嘱：嘱家属增强保湿、患儿日常护理，嘱给患儿剪短指甲，勿搔抓皮损。

二诊（2021年11月4日）：家属诉瘙痒明显减轻，全身红斑大幅消退，颈部少量新发皮疹，大便调和，加浮萍6 g。

三诊（2021年11月29日）：患儿未至门诊，家属代诉瘙痒再次减轻，二便调和。原方加玉竹10 g，沙参9 g，取疾病后期顾护阴液之意。

按语：曹教授抓住儿童期特应性皮炎患者心火脾虚的核心病机，立意清热止痒，健脾祛湿。以培土清心饮为底方，方中选用淡竹叶、灯心草、生地黄、甘草等清利心火，太子参、白术、山药、薏苡仁等健脾化湿，加煅牡蛎平肝镇肝，连翘、防风祛风清热。二诊加浮萍增强祛风止痒之效，三诊加玉竹、沙参，取疾病后期顾护阴液之意。曹教授在用药之余，主张将治疗与个

特应性皮炎

性化慢病管理相结合，重视对特应性皮炎患者及其家属的宣教和心理疏导，引领并完善对于特应性皮炎"慢病管理、医患协同、内外合治、关注心身、衷中参西、防治结合"的诊疗方案。

余土根治疗特应性皮炎经验

余土根教授，浙江中医药大学附属第一医院主任医师，国家二级教授，硕士研究生导师，享受国务院政府特殊津贴。原浙江省中西结合皮肤病学科带头人。具有丰富临床经验，擅长中西医结合诊断和治疗各种疑难皮肤病。在国内最早开展皮肤磨削术及换肤术。并长期从事中西医结合治疗皮肤色素病及过敏变态性皮肤病研究。中西医结合治疗湿疹、特应性皮炎（异位性皮炎）、黄褐斑等皮肤病属国内领先水平。由他主持的"归白药膜研制"课题、高频多功能美容治疗仪获国家发明专利。主持和参加 20 余项课题，获得各类科技成果奖 20 余项。其中由他主持"健脾止痒颗粒治疗异位性皮炎的研究"获浙江省中医药科技成果一等奖、省政府科技进步二等奖、国家中医药管理局科技进步三等奖，"清热止痒颗粒治疗异位性皮炎的研究"获浙江省中医药科技成果三等奖，出版专著 6 部，发表论文 50 余篇。

特应性皮炎是一种具有湿疹样损害的变态反应性皮肤病，亦称遗传过敏性皮炎或异位性皮炎。目前临床上根据病情严重程度采用梯级治疗方案，主要采用糖皮质激素制剂、钙调神经磷酸酶抑制剂等局部外用，抗组胺、抗炎、免疫调节剂或生物制剂等系统治疗，虽然能暂时控制症状，但仍易于复发。糖皮质激素制剂长期局部外用可引起皮肤萎缩、血管扩张、多毛、色素沉着等不良反应；系统使用由于受不良反应限制，不能长期使用。抗组胺药不能防止特应性皮炎复发，且长期使用易出现耐药及诸多不良反应。余教授从事皮肤科临床工作 30 余年，在中西医结合治疗皮肤病方面积累了丰富的临床经验，尤对特应性皮炎更独具卓见，取效良好，现撷其相关经验如下，以供同道参考。

一、病因病机

特应性皮炎属中医"四弯风"范畴，系先天禀赋不耐，脾失健运，水湿留恋，郁而化热，湿热之邪郁于肌肤腠理而发病。由于缠绵日久，反复发作，以致血虚生风生燥，肌肤失养。虽然特应性皮炎临床表现各异，但余教授据本病病程贯穿婴儿期、儿童期、成人期转变的不同表现，辨证分析归纳为婴儿期之风热夹湿，儿童期之湿热蕴盛和脾虚湿蕴，成人期之血虚风燥。治疗上采用急慢性分治，初起急性发作多属风湿热实证，病久和缓解期多为脾虚血燥或脾虚湿恋。

二、辨证论治

余教授认为，中医辨证强调以发展、动态的观点与去辨病，做到病证结合、辨证论治。故余教授根据同病异治的原则，在特应性皮炎的治疗上，针对婴儿期、儿童期、成人期三个阶段所表现的相应证型辨证施治，灵活用药。

（一）风热夹湿型

【证候表现】发病迅速，皮肤潮红，皮疹可发生于身体各处，但以面颊、四肢常见，皮疹以红色丘疹、斑疹和斑丘疹为主，伴有少数水疱和丘疱疹，抓痒明显，糜烂，而渗液不多，结黄色痂皮。大便干，小溲赤，舌红、苔薄黄或薄白，脉浮数。本型多见于婴儿期。

【治法】祛风止痒，清热利湿。

【方剂】荆防汤加减。

【药物组成】荆芥、防风、牛蒡子、蝉蜕、钩藤、生地黄、赤芍、金银花、黄芩、土茯苓、甘草。

【方解】荆芥、防风、牛蒡子、蝉蜕、钩藤疏风止痒；金银花、黄芩、土茯苓清热解毒利湿；生地黄、赤芍清热凉血。

【加减应用】皮疹多发于头面及双上肢者，加苍耳子散风祛湿；皮疹多发于下肢者，加地肤子清热利湿止痒；瘙痒剧烈者，加白鲜皮清热燥湿、祛风止痒。

（二）湿热蕴积型

【证候表现】发病急，局部皮损发红，初起皮疹为风团样红斑或淡红色扁平小丘疹，继而皮疹逐渐增多，粟疹成片，色淡红或褐黄，或小水疱密集，瘙痒无休。伴小溲短赤、大便溏或秘结，舌质红、苔黄腻，脉弦数或弦滑。本型多见于儿童期。

【治法】清热利湿，疏风止痒。

【方剂】消风导赤散加减。

【药物组成】荆芥、防风、牛蒡子、黄芩、地肤子、生地黄、白花蛇舌草、苦参、苍术、甘草。

【方解】荆芥、防风、牛蒡子疏风透表，以祛除在表之风邪；黄芩清热燥湿、解毒凉血；地肤子清热利湿；生地黄清热凉血；白花蛇舌草清热解毒利湿；苦参清热燥湿；苍术散风除湿；甘草调和诸药。

【加减应用】湿盛者，可加六一散、薏苡仁；热盛者，可加连翘、大青叶、生石膏。

（三）脾虚湿蕴型

【证候表现】初起皮肤暗淡，继则出现成片水疱、结薄痂、瘙痒。红斑、丘疹呈暗淡之色。皮损表面糜烂明显，渗出较多，或病久皮疹反复缠绵发作，时轻时重，局部皮肤轻度肥厚，抓破后容易流清水。伴消化不良，大便稀溏或完谷不化，舌质淡、舌体常胖嫩而有齿痕、苔白或白腻，脉缓。本型多见于儿童期。

【治法】益气健脾，养血润肤。

【方剂】健脾除湿汤加减。

【药物组成】党参、苍术、白术、薏苡仁、冬瓜皮、茯苓皮、泽泻、六一散、陈皮、当归、白芍、丹参、防风、炙甘草。

【方解】党参、苍术、白术、薏苡仁益气健脾除湿；冬瓜皮、茯苓皮、泽泻、六一散、陈皮利水理气、健脾除湿；当归、白芍、丹参、防风养血润肤祛风止痒；炙甘草调和诸药。

【加减组成】瘙痒较甚者，加白鲜皮、地肤子以祛风除湿止痒；脾虚症状明显者，加砂仁以行气化湿醒脾。

（四）血虚风燥型

【证候表现】患者病情迁延，反复发作。皮损色淡或灰白，皮肤肥厚、粗糙、干燥。脱屑瘙痒，伴抓痕、血痂、色素沉着。口干欠津，舌质红或淡、苔少，脉沉细或细弱。本型多见于成人期。

【治法】养血润肤，祛风止痒。

【药物组成】熟地黄、生地黄、麦冬、当归、赤芍、白芍、鸡血藤、防风、荆芥、蝉蜕、胡麻仁、首乌藤、白蒺藜、大枣。

【方解】生、熟地黄、麦冬育阴润燥；白芍、赤芍、胡麻仁、当归、首乌藤、鸡血藤养血活血润肤、滋阴润燥止痒；防风、荆芥、蝉蜕、白蒺藜祛风止痒。

【加减应用】气虚明显者，酌加黄芪、党参；皮肤干燥明显者，酌加玉竹、菟丝子；夜间瘙痒较甚者，酌加生牡蛎、生龙骨；血虚明显者，可加四物合剂。

三、衷中参西，辨证、辨病与用药相结合

余教授在临床诊疗中不仅通过望、闻、问、切四诊进行辨证，辨清病情与病机转化规律，而且结合现代医学研究成果，中医辨证与辨病相结合，进行临床治疗。选药时有机结合现代药理研究成果，灵活制订相应的治疗方案，并根据现代医学对中药药理与不良反应及治疗效果的新认识，针对性用药，常获良效。余教授在多年临床研究中发现，特应性皮炎患者在发作期，实验室检查 CD4/CD8、IgE 的值增高明显，且 IgE 的升高程度与皮损的严重程度、范围相平行；缓解期及治愈后 CD4/CD8、IgE 的值有明显改善。现代医学研究证实，雷公藤是一种免疫抑制剂，能影响 T 细胞亚群（CD4 和 CD8 细胞）及 B 细胞的分布，维持 CD4/CD8 的动态平衡，抑制 IL-2、IL-6、TNF 而发挥抗炎免疫作用。余教授认为特应性皮炎急性发作期酌情加用雷公藤，可促进特应性皮炎恢复，缩短病程。但雷公藤治疗量与中毒量接近，有较多的不良反应，要全面掌握本品的"利"与"弊"，掌握剂量，合理使用；并把握好"量、效、毒"关系，从小剂量开始，小幅缓慢增加剂量：如与陈皮、鸡血藤、何首乌等联合用药，可减低不良反应。现代药理研究表明，白及、伸筋草、透骨草、黄精具有软化皮肤的作用；白僵蚕、白及、白芍、白薇可减轻色素沉着。故余教授常在特应性皮炎患者皮肤肥厚、苔藓化明显时，加用白及、白薇、白僵蚕，应用之后的确取得了满意的效果。然而余教授反复强调的辨证、辨病与用药相结合，必须在中医辨证论治的前提下进行，不能误入"中药西用""中医西化"的歧途，要按中医理论辨清疾病的病机特点，然后在辨证处方的基础上酌情加用相应的药物，才能既不悖中医辨证论治之精髓，又可明显提高临床疗效。

四、三因制宜，个体化用药

余教授认为特应性皮炎病因复杂，受遗传因素和环境因素双重影响，在临证用药时，应注重因人、因时、因地制宜以提高疗效。

1. 顺时用药：《黄帝内经》云"人以天地之气生，四时之法成"。人体环境与自然环境息息相关，人的病理生理顺应四时的交替而变化。余教授在临床用药时常以此作为处方的依据，顺时用药，强调即使同一证型在不同季节也应适当应用不同性能的药物，药物剂量也随季节而增减。如春夏阳气升发之际，宜少用或不用滋湿生热之品以免火上浇油，而宜寒凉之品。余教授提出秋、冬季节治疗特应性皮炎，在辨证论治的基础上宜佐以宣肺润燥。因肺主皮毛，主宣发，布津于皮肤腠理。秋燥易伤肺金，肺气不宣，则肺不能布津于皮肤腠理，致皮肤阴津不足，失于润泽，故特应性皮炎病情往往在秋、冬季节加重。顺时酌加桑白皮、生地黄、牡丹皮等甘寒润燥、清热凉血之品宣肺润燥，可以增强疗效。

2. 个体化用药：余教授在临床用药时注重个体化用药。小儿特应性皮炎伴发育迟缓者，酌情使用菟丝子、补骨脂有促进增长的作用。特应性皮炎体质虚弱者，给予巴戟天、黄芪、当归、益智仁等补益肾气的药物，能增强体质，并可提高疗效，减少复发的次数。对于女性、儿童及体弱的患者，处方剂量宜适当减小。

五、擅用引经药及药对

中医遣方用药最重辨证论治。但同一病有不同的病位，同一功效的药物也有作用部位的偏重之异。引经药可引导诸药直达病位发挥疗效。余教授认为特应性皮炎治疗，应尽可能选对同样的病区分不同证型分别施治，但根据辨证分型治疗外应重视引经药使用，特别是皮损局限化时，用药尤宜辨位而行，结合发病部位佐加引经药，可以加强疗效。如头部加升麻、羌活、白芷、桑白皮；耳部加柴胡、黄芩；颜面部加黄芩、野菊花；眼周加谷精草；腰背部加桑寄生、杜仲、续断；胸背部加柴胡、茵陈；下肢加牛膝、木瓜；上肢加桑枝、姜黄。药物气味间适当配伍，可减轻不良反应，专取所长，并因相须为用而产生特殊疗效。余教授特别注意药物的配对使用，如地肤子与白鲜皮。地肤子，清热利湿祛风止痒，善祛肌肉之湿；白鲜皮清热燥湿，祛风解毒，能燥太阴、阳明之湿；二药合用则内外之湿兼祛而又能祛风解表止痒。如黄芩与防风，肺合皮毛与大肠相表里，故用黄芩泄肺热、清大肠火，以利皮肤湿热，防风祛风而走皮毛；二者合用可加强清热祛湿之功效。又如黄芪与白术，二者均为补气药，黄芪善补肺，白术善补脾，二者合用既可健脾补中，又能补肺益气，用于治疗特应性皮炎脾气虚，效果佳。再如黄芪与防风，黄芪补气走表，无汗能发，有汗能止，为补剂中之风药；防风遍行于周身，祛风于肌腠之间，为风药中之润剂。一补一散，固表而不留邪，散风而不伤正；可用于特应性皮炎表虚不固者。另如白鲜皮与鱼腥草，鱼腥草归肺经，使湿热从小便而出，白鲜皮归脾、胃经，清除脾胃湿热，二药配伍，上下作用，可增强祛风除湿止痒之功效。

六、重视调理巩固疗效

特应性皮炎病因复杂与生活环境、外界刺激等因素有关，常反复发作，缠绵不愈。因此要注重综合调理，具体包括起居调理、饮食调理、精神调理。在日常生活之中，宜避免接触可诱发特应性皮炎的各种过敏原，如染料、花粉、洗洁精、油漆等，还须避免易致敏的鱼、虾、蟹等。饮食宜清淡，忌肥甘厚味与辛辣之品，必要时可由医师制定饮食疗法。治疗上，病情控制后，进入特应性皮炎缓解期，宜选用益气健脾、养血祛风等药进行巩固治疗。"善为医者，必责根本"，小儿脾常不足，尤其要重视顾护脾胃；在组方上常选用黄芪、党参、茯苓、白鲜皮、当归、川芎、白芍等，可提高机体免疫力，减少复发。

七、病案举例

舒某，男，5 岁。1996 年 1 月 15 日初诊。

现病史：头面部全身起红斑、丘疹、糜烂、渗出反复发作 4 年余。伴口干食少、小溲短赤、大便秘结。有哮喘病病史。

查体：头面部散在淡红色丘疹、丘疱疹，有部分皮疹呈现渗出、糜烂；躯干、四肢部丘疹呈大片簇集性排列，色淡红，并夹杂有小水疱，有少量渗液及结痂，抓痕明显；舌质红、苔黄腻、脉弦数。

西医诊断：特应性皮炎。

中医诊断：顽湿、湿热蕴积型。

治法：清热利湿，疏风止痒。

药物组成：荆芥、防风、牛蒡子、地肤子各 6 g，白花蛇舌草 12 g，苦

特应性皮炎

参、黄芩、生地黄、苍术各 3 g，雷公藤 1 g，甘草 2 g。辅中药外敷。

治疗 14 天，皮疹明显消退，疹色变淡，躯干、四肢偶发红色小丘疹，瘙痒减轻，饮食增加，二便通畅。按前法佐以健脾养血祛风之剂，上方去荆芥、雷公藤、苦参，加白术、白芍、当归各 3 g，白蒺藜 6 g。服用 21 剂，皮疹全部消退，至今未发。

按语：余教授治疗特应性皮炎，坚持中医辨证论治之精髓。急性发作时，以清热解毒、凉血利湿为原则；慢性期，重视养血活血药的应用。"治风先治血，血行风自灭"，血虚风燥作痒，养血活血润肤，方能疏风止痒。后期，重视综合调护，巩固疗效；并采取内外并治、整体与局部相结合的原则，以提高疗效。同时宜注重结合现代医学的研究成果，辨证、辨病与用药相结合，如此方能取得更佳效果。

东北地区

王玉玺"从心脾论治"特应性皮炎

王玉玺教授，黑龙江中医皮肤科的奠基人之一，是龙江中医皮肤科流派的创派祖师，其通过总结特应性皮炎的致病特点，精细辨证，擅于从"心、脾"论治特应性皮炎，从而形成了独具特色的龙江中医皮肤科流派辨证体系。

一、病因病机

王教授认为，特应性皮炎发生的根本原因是先天禀赋不足，素体偏热，后天饮食失节，脾失健运。由于母亲在孕育时期过食肥甘或辛辣油炸之品，助湿化热；或母亲孕期情绪不稳，肝郁化火，遗热于胎儿，导致胎儿先天禀赋不足，素体偏热；再加后天喂养不当，饮食失节如过食生冷、暴饮暴食、嗜食辛辣油腻肥甘之食物等，导致患者脾胃虚弱，脾失健运，湿从内生，蕴久化热，湿热合邪，外发肌肤；或复感风湿热邪，郁于肌肤腠理而发。特应性皮炎的病机多为心脾失调，心火脾虚，病机之本是本虚标实。

心火脾虚是特应性皮炎的主导病机，脾虚贯穿整个病程。婴儿期，脏腑娇嫩，易虚易实，心常有余，脾常不足，以胎毒遗热，心火亢盛，脾失健运的病机多见；儿童期，发育尚未健全，又禀赋不耐，脾虚仍是其发病之本；成人期，历经婴儿－儿童期反复发作，心火或湿热日久耗伤阴血，生风生燥，或久病及肾，脾肾阳虚。

二、从心、脾论治

（一）对心和火的认识

《素问·至真要大论》云："诸痛痒疮，皆属于心。"即各种疼痛、皮肤瘙痒以及脓疮等症均病位在心。明代吴昆《素问吴注·卷二十二》曰："热甚则痛，热微则痒，疮则热灼之所致也。故火燔肌肉，近则痛，远则痒，灼于火则烂而疮也。心为火，故属焉。"心火与特应性皮炎密切相关。火邪来源主要有三，一则遗热于胎儿，《外科正宗》记载："奶癣，儿在胎中，母食五辛，父餐炙搏，遗热于儿，生后头面遍身发为奶癣，流脂成片，睡卧不安，瘙痒不绝。"母亲在孕育时期过食肥甘或辛辣油炸之品，助湿化热；或母亲孕期情绪不稳，肝郁化火，遗热于胎儿，导致胎儿先天禀赋不足，素体偏热，心火亢盛可发为此病。二则为禀赋不耐，复因饮食不洁，喜食鱼腥海味，五辛发物所致。三则瘙痒剧烈，经久不愈，心主神志，肝主疏泄功能失调，心肝火旺。

王教授多采用泻心火、安心神等治法治疗火邪：①泻心火，小儿为"纯阳之体"，脏腑娇嫩，心常有余，若心火亢盛，可扰动气血，煎熬阴液，使患者出现皮损鲜红，突发针头至粟粒大的丘疹、丘疱疹和水疱，常密集成片，瘙痒明显，抓破后出现糜烂、渗出、结痂，常伴有口舌生疮、心烦易怒、小便短赤等。清泻心火常用栀子心、莲子心、连翘心之"三心"，"以心入心"，直达病所，佐以麦冬、玄参、知母等滋阴之品，既可益渗液阴亏之损，又能防凉药伤阴之弊。若肝火旺盛，可用龙胆泻肝汤加减以清泻肝胆实火，龙胆泻肝汤为王教授临床常用方剂，多用于急性热盛型皮肤病的治疗，用之应掌握三点原则：一是龙胆草、黄芩、栀子皆为苦寒之品，易伤脾胃且不利于湿邪分化，故用量不宜过大。二是健脾为其根本，临床常加茯苓和枳壳。茯苓性味甘平，可入心、脾、肺、肾之经，化湿又不伤正气，健脾和中，同时茯苓有宁心安神之效，可缓解因瘙痒而导致的夜寐不安。枳壳调达中气，气行则利湿之效倍增。三是加入适量引肝经药物，加薄荷 5 g，薄荷可直达肝经，事半功倍。如此既增强药力又可以顾护胃气。②安心神，《类经》云："心为脏腑之主，而总统魂魄，兼该意志，故忧动于心则肺应，思动于心则脾应，怒动于心则肝应，恐动于心则肾应，此所以五志唯心所使也。"心火亢盛的患者常有夜寐不安、夜间瘙痒加重、心悸、多梦易醒等症状，临床可选用龙骨、牡蛎重镇安神；若心血暗耗，虚烦失眠、五心烦热，可合用天王补心丹，滋阴养血，补心安神；若肝血不足，头目眩晕，可合用酸枣仁汤，养血安神，清热除烦。此外，在内服方的基础上，辅以清热除湿、解毒止痒、祛风通络之外洗药物，可达标本兼治、缓急并重之功，由此内外相合，表里同调，相得益彰。

（二）对脾和湿的认识

《素问·至真要大论》云："诸湿肿满，皆属于脾。"脾为太阴湿土，喜燥恶湿，脾失健运，水湿内停，泛溢肌肤，发为疮痍，且脾为后天之本，气血生化之源，后天失调，可致身体消瘦，肤失血养。王教授认为，特应性皮炎与湿邪密切相关，湿为阴邪，易损伤阳气，阻遏气机，湿邪致病具有重浊、黏滞、趋于人体下部的特点。湿邪按其来源可分为两大类，外湿和内湿。外来湿邪多源于自然界的湿气，四季中以长夏时期湿气最盛，所以长夏多湿病。外湿伤人，除与季节有关外，还与工作性质、生活环境有关。内湿则由于脾失健运，水谷津液运化转输的功能受到障碍，蓄积停滞而成，并易因湿生热、因湿化燥等，此湿既是原有病理产物，又是新的主要致病因素，在加重原有病情的基础上变生新的产物，使疾病更加复杂多变。

脾虚，湿盛于内，再与热及风相互搏结，风湿热郁于肌肤，或化燥伤阴；急性期湿热内蕴，主要表现为起病急、病程短，红粟，水疱，瘙痒剧烈，搔抓溢水，心烦口渴，大便干，小便黄赤等；亚急性期脾虚湿盛，主要表现为发展缓慢，进行性加重，皮色暗淡，水窠累累，抓后糜烂渗出，神疲乏力，纳呆，便稀溏等症；慢性期湿郁日久，化燥伤阴耗血，主要表现为反复发作，皮肤干燥，皮损色暗或者粗糙肥厚呈苔藓样变，抓破血痕累累。在治疗时注重健脾祛湿，即使是治疗疾病后期，也应顾及于此。

王教授多用散湿、化湿、利湿等不同治法治疗湿邪，针对湿邪产生的机制，主张治疗上未病防邪入侵，或已病促邪外出，或扶助正气防止复发。湿邪致病易夹他邪，其很少单独致病，多种邪气相杂合，使病情更为复杂、顽固，迁延难愈。故针对这种复合型邪气，治疗上首先要把湿邪与他邪分割开来，即先治风、寒、火、热、虚等致病因素，同时根据其性质与部位，散、化、下而解之。所以祛湿之法需与散寒、祛风、温阳、清热、健脾、滋阴、解毒等法同用。待诸邪已解，则湿势必寡，无立足之地，由此可使致病因素"分而治之"。治"湿"应坚持辨证施治的原则，系统分析致病因素，针对其夹杂的外来之邪和内生邪气分别施治。常用治则：①寒湿：祛寒散湿法，常用药物有麻黄、桂枝、细辛、苍耳子、紫苏叶等。②湿热：清热利湿法，常用药物有龙胆草、黄芩、黄连、黄柏、车前子、通草等。③风湿：祛风散湿法，常用药物有荆芥、防风、茯苓、乌梢蛇、白鲜皮、全蝎、蜈蚣等。④水湿：健脾化湿法，常用药物有白扁豆、茯苓、山药、白术、苍术、泽泻、

特应性皮炎

薏苡仁等。⑤燥湿：润燥化湿法，常用药物有沙参、麦冬、生地黄、玄参、白芍、天花粉、当归等。⑥虚湿：温阳化湿法，常用药物有附子、肉桂、干姜、青皮、乌药等。⑦湿毒：解毒利湿法，常用药物有土茯苓、萆薢、茯苓、猪苓、全蝎、蜈蚣等。把"湿"放于求本之首，治病务必考虑祛湿。此外，脾虚易生痰湿，阻滞气机，在祛湿同时注重加入理气药，如枳实、枳壳。其中枳实专主降气，长于破滞气，行痰湿，消积滞，除痞塞，为脾胃气分药，故凡积滞内停、气机受阻而见痞满胀痛、便秘及泻痢后重之证，不论气血痰食皆可配用；枳壳性苦、辛、酸、温，具有理气宽中、行滞消胀的功效，主治胸胁气滞，胀满疼痛，食积不化，痰饮内停。临床上可根据具体情况灵活选择。

三、特色外治疗法

（一）外洗疗法

止痒洗剂，组成：荆芥15 g，防风15 g，地肤子15 g，土槿皮15 g，苍术15 g，川椒15 g，黄柏15 g，明矾15 g，连翘15 g，白芍15 g，白鲜皮15 g，苦参15 g，百部15 g。可清热凉血，祛风除湿止痒，适用于特应性皮炎瘙痒严重者。

（二）外擦疗法

1. 三黄止痒散，组成：大黄、黄芩、黄柏、苦参，益康倍松乳膏1∶1调和外用，可清热解毒，适用于进行期。

2. 海蜇油，适用于特应性皮炎各个时期。

3. 甘草油，组成：甘草，香油。可解毒，润肤，止痒。适用于慢性特应性皮炎及急性渗液不多者。

4. 蜈黛软膏，组成：蜈蚣、蛇床子、硫黄、白矾、浙贝母、青黛、黄柏、山慈菇、五味子、冰片、荆芥、莪术。可清热燥湿，祛风止痛。适用于慢性特应性皮炎。

四、病案举例

病例1：侯某，女，7岁。

主诉：周身红斑、丘疹7年，加重1年。

现病史：患者自出生起，即现周身红斑、渗出，在当地医院诊断为"湿疹"，外用地奈德乳膏好转，后时有病情反复发作，近1年加重。

刻下症：皮肤瘙痒，四弯较重，渗出、瘙痒，手足心热，便干、2～3日一次，舌红，苔白腻，脉沉细。

西医诊断：特应性皮炎。

中医诊断：四弯风。

辨证：胎毒内蕴，湿热壅盛，燔灼肌肤，浸淫腠理。

治法：清热凉血，健脾利湿，祛风止痒。

药物组成：枳实10 g，生白术15 g，白扁豆15 g，芡实10 g，生地黄15 g，生黄柏15 g，生薏苡仁10 g，生栀子10 g，桑白皮10 g，冬瓜皮15 g，地骨皮15 g，泽泻10 g，苦参15 g，地肤子10 g，车前子10 g。7剂，水煎服，每日1剂，早晚饭后分温服。

外治法：海蜇油，涂于患处，每日2次。

二诊：患儿服药后患处渗液止，四弯瘙痒减轻，手足热减，便调，日1次。舌红，苔白腻，脉沉细。继服上方14剂。用蚬黛软膏涂于患处，每日2次。

三诊：瘙痒明显减轻，身热不盖被，便调。舌红，苔白腻，脉沉细。上方加黄柏6 g，知母10 g。服14剂。用蚬黛软膏涂于患处，每日2次。

四诊：瘙痒及皮损消退。停药。

按语：患儿素体胎热蕴结，脏腑热盛，嗜食油腻肥甘之食物，脾失健运，痰湿内生，湿性重浊，不能速祛，与热相兼，湿热内盛，外灼肌肤，湿淫腠理，一可使红斑丛生，渗出浸淫，二能够阻塞经络，不通生痒。且因四弯等处，关节寓中，经脉狭隘，邪气易滞，病情尤重。针对此种病机，王教授在治疗上重视祛除湿、热之邪，而邪祛亦应有所出路，或从脾化而解，或从大便而出，因此方中配伍以清热凉血、健脾利湿之品为主，使湿热分而化之，以达湿热祛、脉络通之效，同时合以祛风止痒之药，佐其共奏通畅经脉、疏风消痒之用。

病例2：叶某，女，4岁。

主诉：周身粟粒样丘疹10日。

现病史：患儿自满月起发病，周身皮肤散见红色粟粒大的丘疹，密集成片，渗液明显，剧烈瘙痒。口服氯雷他定片后，瘙痒缓解，病情反复发作。其有家族过敏性鼻炎病史。

特应性皮炎

刻下症：10 日前患儿食用海鲜后，周身皮肤出现红色粟粒大的丘疹，伴渗出，皮损以头面、四肢较重，目喜睁不喜闭，手足心热，夜卧不安，大便秘结，舌边尖红，苔黄腻，脉滑数。

西医诊断：特应性皮炎。

中医诊断：浸淫疮。

辨证：胎毒内蕴，心肝火旺，蒸腾津液，外泄肌肤。

治法：清泻心肝，解毒利湿。

药物组成：生地黄 15 g，连翘心 5 g，栀子心 5 g，黄芩 5 g，莲子心 5 g，竹叶 10 g，通草 10 g，玄参 10 g，麦冬 5 g，柴胡 5 g，滑石（包煎）10 g，知母 5 g，车前子（包煎）5 g，甘草 3 g。14 剂，水煎服，每日 1 剂，早晚饭后分温服。

外治法：三黄止痒散加青蛤散，二者以 1∶2 比例经香油调匀后，每日 2 次涂搽患处。

二诊：患者瘙痒减轻，皮损颜色加深，渗液减少，手足热减，便调，日 1 次。舌边尖红，苔黄腻，脉滑数。上方加茯苓 10 g，泽泻 5 g。服 14 剂。

三诊：瘙痒明显减轻，皮损消退未见新发，渗液止。继服前方 7 剂，巩固疗效。

按语：本例患儿胎毒内蕴，脏腑娇嫩，心常有余，心肝火旺，可扰动气血，煎熬阴液，使患者出现皮损鲜红，突发针头至粟粒大的丘疹。此外，该患儿目喜睁不喜闭，夜卧不安，舌边尖红，故辨别本证，应内着心肝，以实为主，泻法为用。治疗上龙胆泻肝汤合三心导赤散加减，其中以龙胆泻肝汤泻肝经之实火，以导赤散清泻心中之君火，并辅以栀子心、莲子心、连翘心之"三心"，"以心入心"，直达病所，从而达到君相得安、心肝平和、热清湿除之效。

杨素清"从脾胃论治"特应性皮炎

杨素清教授，全国老中医专家学术经验继承工作指导老师，龙江中医皮肤科流派的发展者之一，在临床辨治特应性皮炎中，强调以脾胃为基础，将内外治法相互融合，重视慢病的长期管理。

一、风邪入络，搏结气血

风为百病之长，中医对瘙痒性皮肤病素有"无风不作痒"之说，《诸病源候论》中载："风入腠理，与气血相搏，而俱往来于皮肤之间。邪气微，不能冲击为痛，故但瘙痒也"，揭示了风邪袭于腠理，搏于气血的基本病机。风有自外来者，亦有内生者。风善行而数变，外来之风常使皮损迅速泛发全身，使原有病情加重；风盛则痒，风与湿、热常合邪致渗出、灼热瘙痒；风邪循经入络，合于痰湿、瘀血，日久伤及阴液，或因瘙痒日久致眠食俱废，化源不足，阴血耗伤，血虚、血燥不能养肤，风从内生，虚风内动，可合外风共同致痒。气血互为阴阳，血虚气亦不足，营卫不和，腠理开合失司，内不得疏泄，外不得透达，肌肤失于濡养，互为循环，迁延难愈。归纳其病机是由于风邪久驱不散，搏于肌腠，日久生痰湿，瘀血等病理产物，交互缠绵，内外表里，无所不及。

治痒必先治风，疾病初期多属外风致病，外风宜疏，临床常用防风、荆芥、蝉蜕、知母、苦参、苍术、牛蒡子、石膏、生地黄、木通、白鲜皮、地肤子等。然而本病常反复发作，久治难愈，多属外风合内风共同致病，临床常用虫类药物，取其咬噬钻透之力及搜剔疏拔之性。蜈蚣味辛，走窜之力最速，尤善搜风，《医学衷中参西录》载其："内向脏腑，外向经络，凡气血凝聚之处皆能开之。"全蝎性平，长于攻毒，《大观本草》言其可"疗诸风瘾疹"，二者相伍可祛风通络，化瘀散结，其功力相得益彰。乌梢蛇外达皮肤，内通经络，为截风之要药，《开宝本草》言其："主风瘙瘾疹，疥癣，皮肤不仁，顽痹诸风。"地龙性寒而下行，可引诸药归经入络。杨教授临床常将蜈蚣、全蝎、地龙合用，以增强搜剔通络、解毒止痒之功。若风毒盛，则加蝉蜕、僵蚕共祛内外之风；若瘀毒重，则加水蛭、乌梢蛇，二者同为血肉有情之品，取其活血化瘀之功。治风先治血，所以杨教授临床常以养血活血之法协助祛风。养血之法首用当归、熟地黄，当归补血养肝，兼有宣通气分之功，为血中之气药，熟地黄滋阴补血，兼能益精填髓，为血中之血药，二者相伍外可润泽肌肤，内可濡养脏腑，为养血活血之主药。若遇斑疹发红，血虚燥热，为防熟地黄滋腻，临床可灵活辨证，将熟地黄改为生地黄，以顾护阴液。活血之法首选丹参、鸡血藤，丹参味苦、性寒，归心、肝经，《妇人明理论》载其："一味丹参散，功同四物汤"，具有活血、养血、凉血之效，鸡血藤味苦、性温，养血祛瘀之余长于流利经脉，此二药相伍为用，

特应性皮炎

取丹参调血之功，合鸡血藤善行经脉之利，相辅相成，调和气血同时能兼顾扶正。偏于瘀毒重者，临床常配伍皂角刺，此药性锐力利，善走血脉，尤长于托毒外出。此外，治血当先行气，气为血之帅，气行则血行，所以杨教授应用上述治血药时必伍以黄芪，益气以养血，往往事半功倍。

二、根于脾胃，兼以他证

《外科正宗》云："外之症必根于内。"杨教授在辨治本病时强调内因致病，"内因"既有先天之因，又有后天之因。先天之因主要为胎毒郁热致病，患儿生母过食肥甘厚腻之品，致脾失健运，湿热内生，可遗传或通过母乳传于患儿而发病；后天之因，责之于脾，脾虚运化无力，津液不得敷布，聚而为湿，湿邪缠绵，耗伤营血，外不得濡养而燥，内不得敷布而湿，是以临床表现为燥湿结合，急性发作以湿为主，慢性发作以燥为主。同时脾虚升清失调，尤其影响肺的宣发肃降，土为金之母，脾虚肺卫不固，易受风邪侵袭，风邪循经入络，湿毒血瘀顽风互结，痹于肌表。脾虚贯穿始终，即是疾病发生的根本原因，又是疾病发生发展的必然结果。特应性皮炎由于病程长，急、慢性发作常交替出现，不同时期的皮疹、伴随症状、舌脉表现也有所不同，辨证及治疗方法亦应有侧重。在以治脾为基本法则的基础上，根据其不同年龄段发病特点进一步辨证，急则治其标，缓则治其本，起到纲举目张、标本兼治的效果。

特应性皮炎急性发作多见于婴儿期和青少年期，治疗以利湿清热解毒为主，需辨别湿与热的孰轻孰重。若渗出较多，皮疹不红或潮红，伴有口淡、便溏、苔白腻者为湿重于热，方用除湿胃苓汤加减，再以淡渗利湿药物，如土茯苓、茯苓、泽泻、猪苓、车前子、滑石等临证加减；若皮疹色红，伴有心烦、便干、口苦、舌红、苔黄厚腻者为热重于湿，方用三心导赤散加减，再以苦寒燥湿药物，如龙胆草、黄芩、黄连、黄柏、槐花、苦参、白鲜皮等临证加减；若肝火盛，可用龙胆草、栀子、柴胡、枳壳以疏肝；若肺热明显，可用桑白皮、杏仁、桔梗、钩藤以泄肺热。特应性皮炎慢性发作多见于成人期，表现为皮损色淡或褐色，因瘙痒剧烈常有抓痕、血痂，呈苔藓样变。伴有消瘦、便溏、纳呆、神疲乏力，久则累及于肾则可见头晕、腰膝酸软、发育不良、舌淡、苔薄白、脉细缓。辨其证多是由于病久津伤，津枯血少，失于滋养，究其原因还在于脾虚湿邪为患，故治疗时以健脾化湿、滋阴润燥为主，方用当归饮子加减，临证时多以白术、茯苓、泽泻、苍术、薏苡仁、陈皮、厚朴等健脾利湿、行气化湿药为基本药物随证加减。湿邪积聚日久成瘀，生风生燥，可用皂角刺、莪术、生大黄破血逐瘀，亦可用全蝎、蜈蚣、僵蚕、乌梢蛇等剔除经络之风毒。特应性皮炎反复发作，久治不愈也有转为寒湿之证者，常用附子、吴茱萸、干姜、小茴香、苍术、防风、羌活，可升脾胃清阳而祛湿，符合"脾主升清"特点，与李东垣"脾胃论"之意暗合；脾阳虚累及肾阳者，可用补骨脂、吴茱萸、五味子、干姜暖肾温脾。若有合并过敏性鼻炎者，可加用乌梅、五味子收敛肺气。若见纳呆、乏力等中气不足之象，加用黄芪、党参，二者同用能够健脾益肺，气血同调。

三、外治疗法

（一）药物疗法

1. 海蜇油，适用于特应性皮炎各个时期。

2. 紫草油，组成：紫草、当归、地榆、黄芩、黄柏、甘草、白芷、冰片。适用于急慢性渗液不多者。

3. 复方黄柏液，组成：连翘、黄柏、金银花、蒲公英、蜈蚣。适用于急性发作期有渗出者。

（二）火针疗法

火针疗法具体为将毫针在酒精灯外焰上烧灼至发红、发白，然后迅速在皮损局部进行点刺，破皮即止，做到"稳""准""快"，每周 1~2 次，适合于特应性皮炎皮损局限肥厚或局部呈苔藓样变者。

四、慢病管理

特应性皮炎是典型的"病程长、易反复"类疾病，多数患者由于缺乏对疾病长期管理的意识而导致病情反复，治疗效果不佳。杨教授提出应对患者进行长期的自我管理方面的指导，比如日常皮肤清洁护理要点、过敏原管理、定期规范用药、饮食指导。

1. 健康教育，需向患者普及特应性皮炎的治疗目标是缓解和消除症状，减少复发，提高生活质量，而不是"治愈"。避免由于糖皮质激素长期或不当应用而导致的皮肤萎缩、色素沉着等不良反应。

2. 识别和消除促发因素，外源性因素主要包括贴身衣物的选择应以纯

特应性皮炎

棉为主，避免尘螨、花粉、动物皮毛等的接触。内源性因素包括长期的饮食管理，应避免辛辣刺激等食物、主动识别过敏原，如豆制品、牛奶、鸡蛋等。

3. 养成健康的生活方式，正确洗浴，特应性皮炎患者的洗浴时间不宜过长，水温不宜过高，洗浴用品选择温和无刺激的产品，浴后应及时涂抹保湿剂，减少如洗洁精、洗衣液等的接触。

【病案举例】

病例 1：李某，男，7 岁。

主诉：周身泛发红斑、丘疹，伴渗出、瘙痒 6 余年，加重 1 周。

现病史：患儿自 1 岁起即出现周身红斑，经当地医院诊治为"特应性皮炎"，外用肤乐霜、地奈德乳膏、他克莫司软膏，停药后反复发作，效不佳，有过敏性鼻炎病史。

刻下症：周身泛发性红斑，渗出，以头面部为重，伴脱屑，剧烈瘙痒，血清 IgE 升高。患儿平素怕热，大便 1～3 日一行，舌尖红，苔薄白，脉滑数。

西医诊断：特应性皮炎。

中医诊断：四弯风。

治法：清心泻火，健脾除湿，祛风止痒。

药物组成：莲子心 10 g，灯心草 10 g，栀子 5 g，生地黄 10 g，小通草 10 g，黄柏 10 g，防风 10 g，蝉蜕 10 g，五味子 10 g，乌梅 15 g，茯苓 10 g，生白术 10 g，陈皮 15 g，甘草 10 g。7 剂，水煎服，每日 1 剂，早晚饭后 30 分钟温服。

外治法：海蜇油涂于患处，每日 2 次。

二诊：患儿服药后皮损红斑减轻，关节处皮损裂口，咽干，大便仍干，舌质红，苔薄白，脉滑数。上方加玄参 15 g，麦冬 10 g，服 7 剂。将海蜇油涂于患处，每日 2 次。

三诊：患儿服药后皮损色不红，仍瘙痒，夜间加重，舌质淡红，苔薄白，脉滑数。上方加龙骨 15 g，牡蛎 15 g，服 7 剂。将海蜇油涂于患处，每日 2 次。

四诊：患儿近日鼻炎发作，时有鼻涕，色淡黄，舌质红，苔薄黄，脉滑数。上方加杏仁 10 g，桑白皮 10 g，服 7 剂。将海蜇油涂于患处，每日 2 次。

五诊：患儿皮损大部分消退，瘙痒基本消失，皮肤干燥，舌质淡红，苔薄白，脉滑数。上方去杏仁 10 g，桑白皮 10 g，加当归 10 g，川芎 10 g，服 7 剂。将海蜇油涂于患处，每日 2 次。

六诊：患儿皮损基本消退，舌质淡红，苔薄白，脉滑数。上方服 7 剂。将海蜇油涂于患处，每日 2 次。

七诊：患儿皮损消退，留有色素沉着，舌质淡红，苔薄白，脉滑数。停药。嘱合理洗浴，注意保湿。

按语：本患儿初期斑疹色红，便干，怕热，舌尖红，是由于素体胎热蕴结，心肝火旺，遂投以三心导赤散合过敏煎加减，方中莲子心、灯心草以心入心，生地黄清热凉血养阴，滋肾水以降心火，小通草、黄柏清热解毒，防风、五味子、乌梅相伍，收者顾其本，散者祛其邪，茯苓宁心健脾，生白术燥湿健脾，此二药合用，可使其脾旺则不受邪，亦使其脾健则气血生化有源，又可制滋腻，以达治病求本，使湿去而无阴伤之弊，再以陈皮、甘草顾护脾胃，全方标本兼治，缓急并重。二诊患儿见皮损干裂，为阴液不足，加玄参、麦冬以滋阴液，后又以杏仁、桑白皮清泄肺热，龙骨、牡蛎重镇安神止痒，皮损消退后以当归、川芎养血润燥。

病例 2：周某，男，67 岁。

主诉：四肢伸侧、后腰苔藓样皮损，伴剧烈瘙痒 5 余年。

现病史：5 年前无明显诱因患病，病情反复发作，冬重夏轻，一级亲属有特应性皮炎病史。

刻下症：皮损呈苔藓样变，干燥肥厚，搔抓出血，平素纳差，眠差，二便调，舌质淡，苔白，脉沉细。

西医诊断：特应性皮炎。

中医诊断：四弯风。

治法：祛风养血安神，健脾除湿止痒。

药物组成：当归 10 g，熟地黄 10 g，黄芪 20 g，全虫 5 g，蜈蚣 2 条，龙骨 30 g，牡蛎 30 g，珍珠母 30 g，茯苓 20 g，麸炒白术 20 g，陈皮 15 g，甘草 10 g。14 剂，水煎服，日 1 剂，早晚饭后 30 分钟温服。

二诊：患者服药后皮疹变薄，睡眠有所改善，仍瘙痒剧烈，饮食尚可。舌质淡，苔白，脉沉细。上方加白鲜皮 20 g，苦参 15 g，服 14 剂。

三诊：皮损大部分消退，瘙痒有所缓解。舌质淡，苔薄白，脉沉细。嘱上方服 14 剂。

四诊：皮疹减轻，手足心热，舌边尖红，苔白，脉沉细。上方熟地黄10 g 改为生地黄20 g，服14 剂。

五诊：皮损基本消退，舌质淡，苔薄白，脉沉细，嘱停药，注意皮肤的长期护理。

按语：本例患者患病多年，反复发作，伴有瘙痒剧烈，乃风邪入络、耗伤营血所致，且皮损肥厚，表面干燥，为日久燥湿结合之象，又因冬重夏轻，盖因湿邪内郁，夏季腠理开泄，湿邪透发。日久脾运化无力，耗伤气血，故舌淡、苔白、脉沉细。综上，本病乃虚实夹杂，脾虚是其根本，风邪入络，耗伤营血，瘙痒剧烈引起的情志不畅是其加重因素。治疗上应"祛风养血安神，健脾除湿止痒"。方中以全虫、蜈蚣，搜风止痒，当归、熟地黄滋阴养血和营，以补耗伤之阴血，黄芪以助气，取其气行则血行，龙骨、牡蛎、珍珠母以重镇安神，茯苓、麸炒白术、陈皮、甘草从源头上杜绝湿患，达脾健化无穷。诸药相合，使阴血得补而无助湿留恋之患，湿邪得去又免伤阴伐正之忧，顽风得散以解瘙痒之苦，正气得复以灭疾病复发之势。二诊皮损有所减轻仍瘙痒剧烈，遂加白鲜皮、苦参以增强解毒止痒之功。三诊皮损消退明显，瘙痒有所缓解，效不更方。四诊见手足心热，舌边尖红，遂将熟地黄改为生地黄，以防其滋腻。五诊皮损基本消退遂停药。

景瑛"凉血健脾，分期论治"治疗特应性皮炎

景瑛教授，长春中医药大学附属医院主任医师，三级教授，博士研究生、硕士研究生导师，吉林省重点学科、专科（皮肤）学术带头人。吉林省名中医，国家第一批中医药临床优秀人才，第七批全国老中医药专家学术经验继承工作指导老师。擅长治疗湿疹、银屑病、特应性皮炎、脱发、过敏性紫癜等常见病及疑难皮肤病。景瑛教授以先辈们的学术思想为基础，通过数十年临床经验的总结，对于特应性皮炎有自己独到的见解，认为本病属本虚标实之证，先天禀赋不耐是其发病基础，脾虚血热贯穿疾病始终，此为本病总的病机特点，故以凉血健脾为总治则，治疗基础方为景氏凉血健脾汤，药物组成为生地黄、牡丹皮、白茅根、生白术、茯苓等。在此病机特点的基础上，不同时期有各自的证型要点，宜分期辨证论治。

一、分期论治

（一）婴儿期——脾虚湿热证

【证候表现】婴儿期特应性皮炎，以婴儿期的急性湿疹表现为主，通常疾病在出生后 2~3 个月发生，皮损主要分布于头面部，以面颊、前额、头皮处多见，亦有个别病例发展至躯干、四肢。患处皮损潮红水肿，可见小水疱、丘疹、渗出，甚者可见黄水淋漓，渗液干燥后伴黄色结痂；伴哭闹不安，大便干燥、小便赤黄，舌质红，苔黄腻，脉滑数。此期患儿多以湿证、热证表现为主，因患儿较小，中药耐受性差，故治疗以外治法为主，辅以口服中药。

【治法】清热凉血，健脾祛湿。

【药物组成】金银花、连翘、黄芩、生地黄、牡丹皮、白茅根、蒲公英、板蓝根、生白术、茯苓、车前草、白鲜皮等。

【外治法】皮炎洗剂：蒲公英、紫花地丁、白鲜皮、地肤子、苦参、马齿苋、黄柏、忍冬藤等煎汁冷湿敷或外涂；同时可以配合捏脊法，以疏通经络，调和脏腑，祛除湿毒。

【方解】因患儿多为胎中火毒蕴于血中，以生地黄、牡丹皮、白茅根、蒲公英、板蓝根清热凉血，金银花、连翘疏散风热，清热解胎毒，黄芩、白鲜皮清热燥湿，泻火解毒，佐以生白术、茯苓，健脾而不增热，另茯苓、车前草健脾利水渗湿，使湿热从小便去。

此型患儿多有胎中遗热遗毒，如《外科正宗》所言："儿在胎中，母食五辛，父餐炙搏，遗热于儿，生后头面遍身发为奶癣，流脂成片，睡卧不安，瘙痒不绝。"此阶段外用药是主要治疗方法，需根据皮疹特点辨证用药，外用皮炎洗剂：免煎中药蒲公英、紫花地丁、白鲜皮、地肤子、苦参、马齿苋、黄柏、忍冬藤各一袋，用 600 mL 矿泉水溶解后外用，室温即可，用 4~6 层纱布浸药液，拧至不滴水为宜，于患处凉湿敷，每日 2 次，用后药液放冰箱冷藏，下次使用时适当放至室温后再用，以免过冷患儿难以承受，另瘙痒时可以棉签蘸取外涂。凉湿敷后以 10% 紫草油，外涂渗出部位。紫草油配制方法：紫草 10 g 置于 100 mL 香油中浸泡 5~7 天后，滤渣取汁，局部外用。同时可以配合捏脊法，以疏通经络，调和脏腑，祛除湿毒。

特应性皮炎

【病案举例】

于某，男，6 个月。2021 年 8 月初诊。

现病史：2 个月前无明显诱因，患儿一侧面颊见少量米粒样红色斑丘疹、丘疱疹，后逐渐增多，遂于当地医院就诊，诊断为"婴儿湿疹"，给予对症治疗，病情得到控制，但仍未见皮疹减少或消退，为求中医药系统治疗，来我院就诊。患儿母乳、奶粉混合喂养，时有哭闹不安，小便黄，大便干臭。

查体：颜面双颊可见弥漫性红斑、微肿胀，触之灼热，上见粟粒样丘疹、少量丘疱疹，伴渗出、结痂，额头、耳下见片状红斑，边缘不规则，伴细小条状抓痕。舌质红，苔腻，脉数。

西医诊断：特应性皮炎（婴儿期）。

中医诊断：奶癣。

中医辨证：脾虚湿热证。

治法：清热凉血，健脾除湿。

药物组成：生白术 5 g，茯苓 10 g，生地黄 10 g，牡丹皮 5 g，白茅根 5 g，金银花 10 g，连翘 5 g，黄芩 10 g，蒲公英 10 g，板蓝根 10 g，车前草 5 g，白鲜皮 10 g。煎服法：1 剂，内服 3 天，每剂药水煎取汁 180 mL，每日服 60 mL，分 3~4 次，喂养后半小时温服。

外治法：蒲公英、紫花地丁、白鲜皮、地肤子、苦参、马齿苋、黄柏、忍冬藤（免煎药）各一袋，600 mL 矿泉水溶解外用，室温即可，用 4~6 层纱布浸药液，拧至不滴水，于患处凉湿敷，每日 2 次，用后药液放冰箱冷藏保存，下次使用时适当放至室温后再用，瘙痒时用棉签蘸取药汁涂擦。凉湿敷后以 10% 紫草油外涂渗出部位。

二诊：颜面皮疹颜色变淡，面积见缩小，肿胀消退，渗出好转。现颜面见淡红色弥漫性斑片，伴少许结痂，额部、耳下亦见淡红斑。小便正常，大便稍干。舌淡红，苔白，脉数。以前方为基础，去车前草，加地肤子 5 g，鸡内金 5 g。3 剂，煎服法同前。仍外用前方药液，配合紫草油。

按语：此例患儿皮损焮热红肿，热象明显，皮损伴渗出，则为湿邪外溢。患儿素体脾虚血热，加之喂养失当而伤脾，脾失健运，水湿内蕴，日久而化热，湿热互结，上犯头面，蕴于肌肤而发病。此时期湿热重为特点，脾虚血热贯穿整个疾病过程，是本病发生的根本所在，患儿哭闹烦躁不安，一是因瘙痒难耐，二是血热扰心，以生地黄、牡丹皮、白茅根清热凉血，以白鲜皮祛湿止痒；车前草清热利湿，使颜面水肿消退，湿邪从小便去；加入金银花、连翘意在清其热毒，并引药上行作用于头面。二诊时，患儿症状有所好转，情绪也见好转，仍以前方为主，去掉车前草，恐水利太过而伤阴；加入地肤子，增加其止痒之力，使患儿减轻瘙痒，情绪得安；以鸡内金消食健胃，又可防药物寒凉害胃。由于患儿各个脏腑娇嫩，功能低下，在用药时应以平淡、柔和的药物为主。

（二）儿童期——脾虚血燥证

【证候表现】儿童期患者多由婴儿期缓解 1～2 年后再发病。少数是由婴儿期延续发生，常常在学龄期后好转或消失，少数病例迁延不愈而进入青年期。儿童期皮损表现与成人亚急性或慢性湿疹相似，多发生在腘窝、肘窝，其次为眼睑、颜面部。患处皮损颜色淡红，散在丘疹、小水疱，脱屑、薄痂，局部皮肤干燥肥厚，搔抓后可见渗出，皮疹反复时轻时重，多伴有神疲乏力，纳呆便溏或便秘，舌质淡红、苔白或腻，脉濡细，此类型多为脾虚血燥型。

【治法】健脾凉血，润肤止痒。

【方剂】凉血止痒方。

【药物组成】生地黄、牡丹皮、白茅根、蒲公英、紫花地丁、板蓝根、白术、茯苓、焦山楂、白鲜皮、苦参、玄参等。

【外治法】干燥脱屑处给予黄连膏外涂，有渗出瘙痒处外用皮炎煎剂，组成、用法同婴儿期脾虚湿热证，每日 3 次。

【方解】此时期此证患者多由于疾病缠绵，时常复发，脾虚湿蕴，日久生热化燥，形成血热血燥之证，以生地黄、牡丹皮、白茅根、玄参清热凉血、滋阴润肤；婴儿期体内热毒未净，迁延不愈，故在儿童期仍以蒲公英、紫花地丁、板蓝根清热解毒；白术、茯苓，健脾渗湿，焦山楂消食化积，防止脾虚食积，而生食火。白鲜皮、苦参既可清热燥湿，又可祛风止痒，是止痒常用对药。

【病案举例】

李某，女，10 岁。2020 年 5 月初诊。

现病史：3 个月时头面出现弥漫性红斑，诊断为婴儿湿疹，经治疗后见好转，后时有反复，头面偶发红斑、瘙痒。5 年前无明显诱因出现双侧肘窝、颜面皮疹，继而皮疹增多，见于四肢屈侧，治疗后稍见好转，后多有反复，时轻时重，今日来我院门诊就诊。

查体：肘窝、腘窝皮肤粗糙，红斑基底上见白色皮屑，轻度肥厚，皮疹形态不规则，红斑鳞屑间可见正常皮肤，边缘多散在米粒大小丘疹、丘疱疹，部分位置见抓痕、渗出及结痂，颜面、颈部见色素沉着。瘙痒明显，纳差，时有倦怠，便溏。舌淡红，苔白，脉濡细。

西医诊断：特应性皮炎。

中医诊断：四弯风。

中医辨证：脾虚血燥证。

治法：健脾除湿，凉血润肤。

药物组成：白术 20 g，茯苓 20 g，生地黄 15 g，牡丹皮 10 g，白茅根 10 g，玄参 10 g，蒲公英 10 g，紫花地丁 10 g，板蓝根 10 g，焦山楂 15 g，白鲜皮 15 g，苦参 10 g。煎服法：4 剂，分 6 天内服，每剂水煎取汁 300 mL，每日 2 次，每次 100 mL，饭后半小时温服。黄连膏外用肥厚无渗出部位，以润肤止痒。有渗出瘙痒处外用皮炎洗剂凉湿敷，每日 3 次。

二诊：自述诸症改善。四弯处皮疹稍见好转，肌肤稍显润泽，皮屑减少，可见基底处淡红斑，瘙痒缓解。

查体：肘窝、腘窝见不规则淡红色斑片，伴少量皮屑，未见新抓痕，边缘丘疱疹溃破结痂，肥厚部位稍显润泽，仍瘙痒，但可自控。舌淡红，苔白，脉濡。原方 7 剂，煎服法不变。继续外用黄连膏。

按语：本例患儿病程时间较长，迁延不愈，因其脾虚运化失司，生化乏源，日久可见津亏血燥之兆，生地黄、玄参在清热凉血的同时又可养阴生津、滋养肌肤。此时期患儿，在临床中，可见或是脾虚较重，或是湿热较重，或是血热血燥较重，在治疗上以健脾凉血为基础，给予侧重。

（三）青少年及成人期——阴虚血燥证

【证候表现】青少年及成人期在 12 岁后青少年及成年人阶段发病，多由儿童期未痊愈转化而来，但也可直接发生，好发于腘窝、肘窝等处，皮损与儿童期类似，主要表现为皮损色暗，粗糙肥厚，苔藓样变，干燥丘疹，伴鳞屑、抓痕、色素沉着，瘙痒剧烈。舌淡，苔白，脉弦细。此型多为阴虚血燥。

【治法】健脾滋阴，养血润燥。

【方剂】养血止痒方。

【药物组成】生地黄、牡丹皮、白茅根、玄参、鸡血藤、丹参、党参、茯苓、白术、首乌藤、白鲜皮、苦参。

【方解】此证型中包含血热、血虚、血瘀多种病机，所以在治疗上选用生地黄、牡丹皮、白茅根、玄参清热凉血，玄参、鸡血藤、首乌藤养血活血，党参、茯苓、白术健脾润肤，白鲜皮、苦参除湿止痒。外用黄连膏润肤止痒、喷剂止痒酊止痒，配合修复保湿霜。

【病案举例】

杨某，男，18 岁。2021 年 10 月初诊。

现病史：患者 1 岁左右患婴儿湿疹，治疗后好转，至今仍时有反复，时轻时重，间断性治疗，效果甚微，1 个月前皮疹加重、增多，遂来我院就诊。

查体：颜面双颊散在粟粒样红色斑丘疹、斑块，上见白色鳞屑，颈部、肘窝、腘窝处见弥漫性白色鳞屑，肌肤粗糙增厚，呈苔藓样变，伴条状抓痕及结痂，部分位置可见色素沉着，瘙痒剧烈，夜间尤甚，周身皮肤较干燥。舌红，苔少，脉沉细。

西医诊断：特应性皮炎。

中医诊断：四弯风。

中医辨证：阴虚血燥证。

治法：健脾滋阴，养血润燥。

方剂：养血止痒方。

药物组成：茯苓、白术各 20 g，党参 10 g，生地黄 30 g，牡丹皮 20 g，白茅根 20 g，玄参 15 g，鸡血藤 15 g，丹参 10 g，首乌藤 20 g，白鲜皮 20 g，苦参 10 g。煎服法：5 剂，每剂水煎取汁 450 mL，每日 2 次，次量 150 mL，饭后半小时温服。

外治法：黄连膏适量外用，每日 2 次，润肤止痒。止痒酊瘙痒时外用。修复保湿霜，每日 1 次，与黄连膏分开使用修复皮肤，保持皮肤湿润。

二诊：诸症改善，瘙痒有减轻，但仍难以忍受。颜面见散在淡红色丘疹，少许皮屑，颈部、肘窝、腘窝粗糙、肥厚，苔藓样变，少量鳞屑，瘙痒、夜间尤甚。舌淡红，苔少，脉沉细。以上方为基础，加蒺藜 10 g，珍珠母 10 g，止痒安神。煎服法：7 剂，每剂水煎取汁 450 mL，每日 2 次，次量 150 mL，饭后半小时温服。

三诊：颜面皮疹见消退，周身皮肤较前润泽，瘙痒减轻可耐受。颈部、肘窝、腘窝皮肤粗糙，触之稍碍手，伴少许皮屑。舌淡红，苔薄白，脉沉。

保持二诊方药不变，7剂，煎服法如前。

病情已见好转，嘱患者，服尽本次药后，如病情好转稳定，则停止内服药物，继续外用黄连膏及修复类保湿霜。

按语：本型病脾虚日久，仅以党参、白术、茯苓健脾润肤，血热仍为其发疹的关键，仍以生地黄、牡丹皮、白茅根清热凉血。此时期患者以血虚、血燥、血瘀证突出，在治疗上除了健脾凉血，还应注重养阴生津、养血活血。在外用药上要使用滋润修复保湿类药物，保持皮肤润泽，避免衣物刺激皮损处。

二、预防与调护

对于特应性皮炎患者，日常护理十分重要，首先应对患者及患儿家属进行相应指导，使其对疾病所了解，正确对待。要注意减少患者生活环境中的过敏原，如屋尘、尘螨、动物皮毛、人造纤维等。尽量避免毛织类、化纤类衣物的刺激，贴身衣物宜选用纯棉制品，在衣物洗涤后，要漂洗干净，避免洗涤剂残留。保持皮肤润泽，避免过度清洗、热洗热烫，不宜频繁使用洗浴用品，控制搔抓，沐浴后应涂擦温和无刺激的润肤品。在婴儿期应注意患儿伤热、伤风，居室温度、湿度适宜；如果采用人工喂养则要选择适宜的奶粉，不宜频繁更换品牌；添加辅食方面，应慎重添加牛肉、羊肉、芒果等高敏食物。儿童、成人期患者主要注意食物反应，如牛奶、鸡蛋、海鲜等，如进食后皮疹加重，应避免食入。

此外，因小儿捏脊疗法平衡阴阳、调理脾胃的独特效果，景瑛教授特别重视婴儿期和儿童期配合捏脊疗法，操作方法：患儿俯卧，背部平直放松，医师或家长站在患儿后方，双手微握半拳状，手法一为大拇指与食指相对，向上捏起尾骨两侧皮肤，约正中线旁开0.5寸，同时向上捻动，适合较小婴儿；手法二为双手食指中节靠拇指侧抵在患儿尾骨两侧，大拇指与食指相对，向上捏起皮肤，同时向前捻动，适用于儿童。两种手法均推至枕项部，即大椎穴两侧，每捏3下需将背部皮肤向上提1次，每日1~2次，每次重复5~10遍，以3~5分钟为宜，家长配合此法治疗，效果显著。

西南地区

艾儒棣"以脾为中心，调节脏腑平衡"治疗特应性皮炎

艾儒棣教授，成都中医药大学附属医院皮肤科主任医师，博士研究生导师，全国名中医，全国"中医药高等学校教学名师"，擅长用中医药治疗疑难皮肤病、免疫系统疾病，如红斑狼疮、天疱疮、银屑病、湿疹、荨麻疹等。针对特应性皮炎，艾儒棣教授提出"以脾为中心，调节脏腑平衡"的辨证思路，从脾胃入手，根据疾病发展规律分期而治，在特应性皮炎外治方法和制剂以及患者日常调摄保养、正确护肤、饮食宜忌等方面都有独到见解。

一、治病求本，从先天、后天之本论治

特应性皮炎是一种有遗传倾向，慢性、瘙痒性、炎症性的皮肤病，常见累及儿童，也可累及成年人。其临床症状有皮肤干燥、红斑丘疹、渗出、结痂以及苔藓样变等，最显著的症状是瘙痒，也是给患者造成最大负担和困扰的原因。艾儒棣教授认为，特应性皮炎的发病根源在于素体禀赋有亏，脾肾不足；又感受母体胎毒，出生后遇风湿热邪及奶毒，内外毒邪结合聚于肌表而发。或后天失调，导致脾胃虚弱，失其健运，使湿气无以运化，皮肤腠理失养，津液输布失调，皮肤干燥，腠理郁闭，易感外邪而发病，湿热毒邪炽盛则皮疹频发，色红，糜烂、流滋等。又反复发作，缠绵难愈。久则气血俱损，虚则愈虚，实则愈实。

所谓禀赋，乃"先天赋予的体质因素"。明朝中医大家张景岳认为小儿机体之康健，决定因素一为禀赋，一为抚养。《类经·十七卷·疾病类》："夫禀赋为胎元之本，精气之受于父母者是也。抚养为寿夭之本，居处寒温，饮食得失者是也。……孕后不节，则盗泄母阴，夺养胎之气也。此外如

饥饱劳逸，五情六气，无不各有所关，是皆所谓禀赋也。"禀赋亏损，与父母双方的精气有关，也与胎儿期在母体内的状态有关。这亦能解释特应性皮炎多始于婴儿期，父母一方/双方或有过敏性疾病。有研究表明胎儿期各种不良环境的暴露而导致子宫内的不良环境，如产前母亲精神压力、焦虑、抑郁、使用抗生素造成肠道菌群失调等，均可增加婴儿罹患特应性皮炎的风险。因此，艾儒棣教授提出在特应性皮炎的发病原因中，应重视禀赋，尤其对婴儿和幼儿期特应性皮炎的防治有重要意义。

素来中医治病务求治本。艾儒棣教授将"肾为先天之本，脾为后天之本"的理论运用到治疗特应性皮炎上，提出应先后天同治的观点，健脾治后天，补肾固先天，方能治本。脾肾二者在生理上相互促进，相互滋生。脾之运化水谷精微，全赖脾阳之推动，而脾阳则来源于人体元阳之根本——肾阳，即所谓"脾阳根于肾阳"；先天之本必须得到后天水谷精微的充养，才能不断循环化生，永不枯竭。在病理上二者相互影响、相互克制。脾肾任何一方的受损都会直接导致另一方的受损，如肾阳不足，必然出现脾阳虚衰；脾阳久虚，也可造成肾阳不足，而形成脾肾阳虚之病证。尤其是儿童期患儿，稚阴稚阳之体，行气尚未完足，在治疗上应更偏重于增加健脾补肾的药物，如艾儒棣教授常在临床用四君子汤、二至丸作为健脾益肾的基础方，而将方中人参改为沙参，不温不燥，性平中和，且兼能补肺气，更适用于治疗皮肤疾病。

二、分期而治，健脾贯穿始终

湿邪是特应性皮炎发病的最重要因素。"湿"之产生有内外两种途径。一者乃外感受邪，由于四川群山环绕，日照较少，很多地区常年湿气氤氲不散，当地特应性皮炎患者每每多见水疱、糜烂、渗液、水肿、肌肤肥厚，舌质淡，舌体胖大或有齿痕等症状。根据"诸湿肿满，皆属于脾"及"水惟畏土，故其制在脾"的理论，治湿离不开治脾。一者乃脾虚失运，再者或饮食无度，或劳神多思而伤脾，湿气内生而运化无权，久而化热，湿热相合，浸淫皮肤而生疮。因此，特应性皮炎病位在皮而属表象，其发病的根源、病情发展转归的决定因素在脾胃。

脾胃为后天之本，土不生金，而及肺虚，肺气无以开发，津液产生、气化升降、输布功能失常，则无以熏泽皮毛，充养肌肤，从而令患者皮肤屏障功能受损，皮肤日趋干燥、脱屑。脾胃乃一身之枢机，调节脏腑平衡。脾胃虚则精气输布不利，于上焦则精气上不能归肺以致心火上炎，于下焦则下不能归肾以抑肝阳外张，久则造成肺肾不足而心肝有余，壮火食气，导致脏腑阴阳失衡，虚者愈虚，实者愈实，虚实夹杂而病情缠绵难愈。由此可见，治疗特应性皮炎的关键是调治脾胃，而且应贯穿整个治疗过程。

根据特应性皮炎的症状特点，艾儒棣教授提出分期而治的主张。急性者临床表现为红斑、水肿、粟粒大丘疹、丘疱疹、水疱、糜烂及渗出，病变中心往往较重，而逐渐向周围蔓延，外围又有散在丘疹、丘疱疹，边界不清。多因湿邪困阻脾胃而致气机升降失调或湿邪蕴结成毒，故以清热利湿、解毒止痒，佐以健脾为治疗法则。慢性者皮损粗糙肥厚结痂，皮肤干燥脱屑，发生苔藓样改变。多因病情日久损伤正气，导致脾气不足，气血津液输布失调，皮肤失养，故以健脾除湿、清心凉血、固肾益精为治疗法则。

艾儒棣教授常用四君子汤合自拟验方马齿苋汤加减。南沙参、茯苓、白术为四君子架构，益气健脾以祛湿邪。原方中的人参甘温而补脾胃元气，乃"补阳而生阴"，而沙参甘淡而偏凉，专补肺气而益脾肾，抑心火，乃"补阴而生阳"，更符合特应性皮炎脏腑功能失调、心肝有余而肺、脾、肾不足的病机，故以沙参代替人参。经验方马齿苋汤中药物有：马齿苋、牡丹皮、炒栀子、煅龙骨、煅牡蛎、合欢皮、女贞子、墨旱莲、生甘草。其中，马齿苋清热除湿，凉血解毒，祛风杀虫；牡丹皮、炒栀子可清心以泄热，凉血而不瘀滞；煅龙骨、煅牡蛎潜阳益阴，镇心安神，合欢皮疏肝解郁，共奏安神止痒之效；女贞子、墨旱莲为二至丸而固肾益精；甘草调和诸药，亦可益气健脾。皮肤干燥者，可加制首乌、黄精、玄参滋阴养肾、润肌肤、防皲裂；渗出津水者，加桑白皮、地骨皮、土茯苓以除湿止痒；瘙痒重影响睡眠者，加徐长卿、苦参、石决明、珍珠母以平肝潜阳、安神止痒；日晒后加重者，加檀香、石决明以行气重镇，解毒止痒。

三、开腠理，通玄府，巧用"汗法"疗顽疾

特应性皮炎病机中较关键的一点是腠理郁闭，患者因皮肤屏障受损，毛孔闭塞，往往有热却汗出不畅，或病灶部位皮肤干燥而无汗。因此，艾儒棣教授十分重视开毛窍、通玄府在治疗特应性皮炎中的应用。刘完素《素问玄机原病式》中认为，"然皮肤之汗孔者，谓泄气液之孔窍也。一名气门，谓泄气之门也；一名腠理者，谓气液出行之腠道纹理也……；一名玄府者，谓玄微府也"。可见，广义的玄府，包括毛孔、腠理，是气机升降出入的重

特应性皮炎

要通路，以通为用，如有闭塞，一则邪热没有排出通道，一则津液不能随气化充养皮肤。因此，腠理玄府闭塞的程度也是病情轻重的一个标志，正所谓"各随郁结微甚，而察病之轻重也"。这一观点不仅适用于治疗特应性皮炎，而且还可用于治疗如银屑病、顽固性荨麻疹、结节性痒疹、硬皮病等疑难皮肤病。

基于以上认识，艾儒棣教授在临床上擅用"汗法"。治疗特应性皮炎时，考虑患者脾虚湿重，脏腑功能失调，往往采用轻柔而不伤正气的药物，如桑叶、紫苏叶、青蒿等，可行其开腠理、行津液、通经络、祛邪出、柔肌肤的功效，从而加快皮肤愈合。

四、重视患者日常皮肤护理，调摄身心，预防为主

特应性皮炎治疗是长期过程，症状容易反复，因此，艾儒棣教授十分重视和患者沟通，鼓励患者建立战胜疾病的信心和耐心，教导患者进行正确的日常皮肤护理，调摄身心，保持平和的情绪，积极预防疾病复发。

其一，患者应加强锻炼。特应性皮炎与自身免疫力有密切关系，加强锻炼，做适合自身的运动，对预防疾病的复发有积极意义，运动还有助于机体排汗，恢复皮肤毛孔的开阖功能。但要谨记游泳、日光浴、泡温泉、野外运动等不是特应性皮炎患者的选项。

其二，勤护肤，少洗澡、勤清洁。特应性皮炎患者皮肤干燥脆弱，洗澡后会加重皮肤瘙痒，也容易复发。如果洗澡，水温不冷即可。清水洗澡快速完成（不宜超过 10 分钟），浴后涂保湿润肤剂，以天然食物油成分为佳，如橄榄油、霍霍巴油、茶树油、椰子油等。勤清洁则用温开水、湿毛巾轻缓地擦拭身体，1 周 1～2 次都可以。擦后皮肤上水分未干时，可快速涂上天然植物油，既保湿又清爽。此外，可贴身穿纯棉柔软衣服以保护皮肤。

其三，患者应保持情绪稳定，按时睡觉。情绪不好则肝旺，肝木克脾土则伤脾，脾伤湿滞而易发展成湿邪，对治疗不利。睡眠足、精神好、正气旺，邪不可犯，是预防特应性皮炎复发的重要条件之一。

其四，饮食清淡，不吃鱼腥发物，不接触过敏物质，不染发，少用化妆品，不食烟酒，保持脏腑功能正常，肠道通畅，对预防特应性皮炎复发亦有帮助。

五、病案举例

李某，男，22岁。2015年6月18日就诊。

现病史：自诉近5年来，每逢夏季肘、膝弯曲处反复出现红斑、丘疹、水疱，伴糜烂、渗液，剧烈瘙痒，严重时皮损可累及双上肢、小腿、头面部，口服抗组胺药物、甘草酸苷胶囊等可有所好转，但病情易反复。追问病史：患者曾患幼儿湿疹，7年前诊断为过敏性鼻炎，母亲有湿疹病史。

查体：得神，形体偏胖，肘、膝弯曲处可见绿豆至蚕豆大小不等的红斑、丘疹，色偏暗，偶见白色皮屑，部分皮损处形成糜烂、渗液，自诉瘙痒剧烈，纳差、眠差，时有便溏，小便调，舌淡、边有齿痕，苔白腻，脉滑。

西医诊断：①特应性皮炎；②过敏性鼻炎。

中医诊断：四弯风——脾虚湿蕴证。

辨证：先天禀赋不足，后天失养，脾虚湿蕴而成。

治法：健脾除湿，解毒止痒。

方剂：四君子汤合马齿苋汤加减。

药物组成：马齿苋20 g，南沙参30 g，炒白术20 g，辛夷15 g，龙骨20 g，合欢皮20 g，山药20 g，薏苡仁20 g，紫荆皮20 g，桑白皮15 g，地骨皮15 g，苦参10 g，郁金15 g，夏枯草15 g，土茯苓20 g，地肤子20 g，甘草6 g。6剂，水煎服，三餐后半小时温服，每日1剂。

外治法：嘱患者自行用10%复方黄柏液稀释后湿敷，以4～6层清洁纱布浸药液拧到不滴水为佳，湿敷糜烂渗液面15～20分钟即可；湿敷后外用氧化锌糊剂保护创面。

2015年6月25日复诊，患者诉瘙痒明显减轻，无新发皮损，糜烂、渗液缓解，停止湿敷。舌淡、边有齿痕，苔白微腻，脉滑，二便调，原方加女贞子20 g，墨旱莲15 g，6剂。

2周后，患者复诊时皮损大部分减轻，乃守法守方继续治疗；后期处以脾肾同调法善后，巩固疗效。

按语：本病虽形于外而病根实发于内，多由先天不足，脾胃虚弱，复感风、湿、热等外邪，内外相搏，浸淫肌肤，发为本病。本病虽不同时期病机各有侧重，但"湿"邪贯穿疾病始终，故本病治疗尤重脾胃，既可以健脾胃治后天，也可以健脾胃运水湿。至后期湿邪渐去之时，则可加入补肾养阴之品，以补肾固先天。本病虽可兼有热邪为患，但不可过用苦寒攻伐之品，以免损伤脾胃。初诊所用方中南沙参其性平，不温不燥，既可治一切恶疮疥癣及身痒，也可健脾益气养阴，久用无伤阴之虑；马齿苋清热解毒利湿，经现代药理研究报道该药治疗湿疹类疾病有特效，两药合用一补一泻，有祛邪不伤正、扶正不留邪的优点。炒白术健脾益气，燥湿利尿；辛夷祛风开窍，土茯苓苦寒燥湿解毒，二药同用善祛中下二焦顽湿；山药健脾益、补肺益肾，薏苡仁健脾清热渗湿，二者兼性味平和，合用健脾益胃除湿效佳。龙骨镇惊安神，平肝潜阳，收敛固涩，合欢皮解郁安神，活血消肿，二味一轻一重，止痒效佳。紫荆皮为祛风止痒之要药，治疗各种皮肤过敏之痒症疗效甚佳；诸多植物皮入药，实取"以皮治皮"之意，桑白皮、紫荆皮、合欢皮、地骨皮、苦参、地肤子，兼具清热、疏风、安神、止痒等多重功效；郁金、夏枯草为软坚破积，四弯风一证湿邪积聚难去，非此不化。二诊时，患者湿去大半，加女贞子、墨旱莲补肾养阴，以达到先后天同治，从而标本同治，防复发的目的。

陈明岭"从脾论治"儿童特应性皮炎

陈明岭，教授，四川省名中医，成都中医药大学附属医院中医外科学教研室主任，博士研究生导师，第九批四川省学术和技术带头人后备人选，第二届四川省卫生厅有突出贡献中青年专家，《中国皮肤性病学杂志》编委。师承全国著名皮外科专家、全国名中医、四川省第二届十大名中医艾儒棣教授，为国家中医药管理局"四川文氏皮外科流派传承建设项目"负责人及主要继承人。陈教授对儿童特应性皮炎，结合多年临床实践，主张以"脾虚湿蕴"为枢，重视健脾，联合疏风清热、解毒止痒、镇静安神之品，内外合治，并首创了中药贴脐法治疗特应性皮炎，为儿童特应性皮炎的治疗提供了一种新思路。

一、从脾论治，证分三型

特应性皮炎是一种常见的慢性、复发性、炎性皮肤病，多发于儿童，以长期反复发作的瘙痒、多形性皮损为主要临床表现，既往称为异位性皮炎或者遗传过敏性皮炎，具有遗传背景。该病属于中医"浸淫疮""四弯风"

"旋耳疮""血风疮"等范畴。《温病条辨》中"小儿脏腑薄，藩篱疏，易于传变；肌肤嫩、神气怯，易于感触"，小儿为稚阴稚阳之体，行气未充，辨证中当以"脾胃虚弱"为枢。《素问》："诸痛痒疮，皆属于心"；《圣济总录》云"心恶热，风热蕴于心经，则神志躁郁，气血鼓作，发于肌肤而为浸淫疮也"。《医宗金鉴》云"浸淫疮，此证初生如疥，瘙痒无时，蔓延不止，抓津黄水，浸淫成片，由心火、脾湿受风而成"。由此可见，心火偏盛亦为该病病机之一。《医宗金鉴》所载："四弯风生在两腿弯、脚弯，每月一发，形如风癣，属风邪袭入腠理而成。其痒无度，搔破津水，形如湿癣。"即外感风湿热邪，侵袭腠理，发为四弯风。《诸病源候论》中"小儿五脏有热，熏发皮肤，外为风湿所折，湿热相搏身体。其疮初出甚小，后有脓汁，浸淫渐大，故谓之浸淫疮也"亦提出小儿浸淫疮发病是因为脏腑有热，外感风湿。

因此，陈教授认为儿童先天禀赋不足，脾胃虚弱，运化失司，肌疏表虚；或心经郁热，或外感风湿热邪，相搏于皮肤，内外合邪而发病，故而出现奶癣、湿疮等。如病情反复发作，久病耗伤气血津液，不足以濡养皮肤肌表，生风化燥，则呈现皮肤干燥、苔藓样变等改变。疾病稳定期，邪毒伏于体内，余毒未尽，则病程迁延难愈。本病病性本虚标实，治疗上应遵循急则治其标、缓则治其本的原则，重视健脾、清心、祛风、除湿、解毒、润燥、止痒。

（一）心火脾湿证

【证候表现】本证多见于特应性皮炎急性发作期，皮损以红斑、丘疹、水疱或丘疱疹为主，滋水浸淫，或糜烂结痂，自觉剧痒；身热，心烦，口渴，大便干燥，小便黄赤，舌质红，苔黄腻，脉滑数或濡滑。

【治法】清热除湿，祛风止痒。

【方剂】验方艾氏简化消风散加减。

【药物组成】忍冬藤 10 g，连翘 10 g，牡丹皮 10 g，射干 10 g，龙骨 20 g，生地黄 15 g，生甘草 6 g，黄连 3 g，桑叶 10 g，生石膏 15 g，地肤子 15 g，白鲜皮 5 g，荆芥 10 g，防风 10 g，炒白术 15 g，煅磁石 20 g。

【方解】方中忍冬藤、连翘清热解毒、疏散风热；射干归肺经，肺主皮毛，则清利肌肤；牡丹皮、生地黄清热凉血解毒；龙骨、煅磁石镇静安神；地肤子、白鲜皮清热止痒；黄连清热燥湿、泻火解毒；桑叶清肺润燥；生石膏清热除烦；荆芥、防风疏风透表止痒；炒白术健脾燥湿；生甘草补中益脾，清热解毒，调和诸药。诸药合用，可降心火、除脾湿、祛风止痒。

（二）心火脾虚证

【证候表现】本证多见于亚急性期，往往反复发作，时轻时重，久病不愈；皮损表现为多发丘疱疹，颜色暗淡，少量渗液清稀，或有淡黄色结痂，或以结痂浸润的斑片为主，自觉瘙痒；常伴有神疲肢乏，脘腹胀满，纳呆便溏，口中黏腻，舌质淡，苔白腻，脉濡缓或滑。

【治法】健脾利湿，清心止痒。

【方剂】异功散加味。

【药物组成】太子参 10 g，炒白术 15 g，茯苓 15 g，生甘草 6 g，陈皮 10 g，黄连 2 g，连翘 10 g，地肤子 15 g，白鲜皮 5 g，煅磁石 20 g，夏枯草 20 g。

【方解】方中异功散以四君子汤加陈皮组成，主治脾胃虚弱诸证。其中太子参扶脾养胃，益气生津；炒白术补气健脾，燥湿利水，加强益气助运之效；茯苓淡渗利湿；陈皮理气化湿；黄连清热燥湿、泻火解毒；连翘清热解毒、疏散风热；煅磁石镇静安神；地肤子、白鲜皮清热止痒；生甘草补中益脾，清热解毒，调和诸药。诸药合用，使得心火得降，脾弱得复。

（三）脾虚血燥证

【证候表现】本证多见于稳定期，皮损干燥、粗糙，散布丘疹、抓痕、血痂等；伴剧烈瘙痒，舌质暗红少津，苔少，脉沉弦。

【治法】健脾养血，解毒止痒。

【方剂】异功散合当归苦参丸加减。

【药物组成】太子参 10 g，炒白术 15 g，茯苓 15 g，生甘草 6 g，陈皮 10 g，当归 10 g，苦参 5 g，炒蒺藜 15 g，地肤子 15 g，女贞子 20 g，墨旱莲 10 g，煅磁石 20 g。

【方解】方中太子参扶脾养胃，益气生津；炒白术补气健脾，燥湿利水，加强益气助运之效；茯苓淡渗利湿；陈皮理气化湿；当归辛散温通，既善活血补血，又能行气止痛；苦参苦寒清燥降利，善清热燥湿利水、祛风杀虫止痒；地肤子清热止痒；女贞子、墨旱莲、炒蒺藜顾护肾阴、祛风止痒；煅磁石镇静安神；夏枯草清解内热。诸药合用，气血兼顾，使得余毒得清，阴阳调和。

二、从"标本缓急"选择外治法及药物

1. 急性期红斑、丘疹、肿胀明显时，可先予糖皮质激素软膏与抗生素软膏混合使用，如丁酸氢化可的松乳膏或糠酸莫米松乳膏与夫西地酸乳膏或复方多黏菌素 B 软膏等 1:1 调匀外搽，可快速控制炎性皮损，一般使用时间不超过 1 周。

2. 1 周后炎性皮损明显减轻，病情稳定，则可予外搽院内制剂蛇黄软膏。组成：蛇床子、生黄柏、煅赤石脂、煅寒水石。蛇黄软膏解毒止痒，收涩敛疮，具有明显的抗过敏、止痒及抗炎作用。该药疗效显著，安全性好，可长期使用。针对儿童特应性皮炎多皮肤干燥的特点，可长期外搽院内制剂愈肤膏，愈肤膏由《疮疡大全》的紫草油加减化裁而来，组成有紫草、生黄柏、生地榆、当归、生甘草，可发挥其润肤、解毒、止痒的功效。

三、中药贴脐法

由于中药大多苦涩难以入口，导致多数患儿拒绝口服中药。陈教授针对此种情况，采用了"中药贴脐"治疗儿童特应性皮炎。药物贴脐疗法是通过药物的经皮吸收、人体经络的传导感应、神经体液的调节与免疫作用、全息反射机制及"全息反馈"现象等途径发挥对特应性皮炎的治疗作用。其发挥作用的多种途径相互协同、激发与叠加，使药物贴脐较药物口服能在更短的时间内发挥治疗作用，达到缓解瘙痒及改善睡眠的效果。其中陈教授进行了贴脐治疗儿童期特应性皮炎（心火脾虚证）的临床研究。清心培土方，药物组成：薏苡仁 10 g，灯心草 10 g，连翘 10 g，淡竹叶 10 g，生地黄 10 g，太子参 10 g，茯苓 10 g，山药 10 g，白术 10 g，钩藤 10 g，防风 10 g，牡蛎 10 g，甘草 5 g。方中薏苡仁健脾、淡渗利湿，灯心草、连翘、淡竹叶、生地黄清热解毒，太子参、茯苓、山药、白术合用健脾益气燥湿，钩藤、防风祛风息风，牡蛎育阴息风，甘草健脾清热，调和诸药。具体方法为：临睡前将中药糊填平于脐窝，并将涂有药糊的透气胶覆盖脐部及周围皮肤，晨起时揭敷贴（需保证贴脐时间为 10 小时，若晨起时贴脐时间不满 10 小时，则要待其达 10 小时再揭敷贴），将脐窝及周围皮肤擦拭干净后予婴儿润肤霜外搽。皮损处予以蛇黄软膏外搽。此研究证实了中药贴脐是治疗特应性皮炎的有效方法，其运用安全有效，成本低廉，操作方便，避免患儿因抗拒吃中药而耽误治疗，可在儿童中予以开展及推广。

四、病案举例

胡某，男，2 岁 8 个月。2022 年 4 月 17 日初诊。

现病史：患儿家属自述其 2 个多月前无明显诱因出现全身多发红斑丘疹，瘙痒剧烈。患儿家属自行于药店购买"炉甘石洗剂"外用止痒，效果不佳，前来就诊。

刻下症：双下肢伸侧、双手小鱼际、颈项部、臀部多发红斑丘疹，散在抓痕、渗出、结痂，瘙痒剧烈，遇热痒甚，眠差，二便调。舌边尖红，苔白腻，脉细滑。

西医诊断：特应性皮炎。

中医诊断：四弯风。

辨证：心火脾湿证。

治法：清热除湿，清心止痒。

方剂：简化消风散加减。

药物组成：黄连 2 g，金银花 10 g，连翘 10 g，牡丹皮 10 g，生地黄 10 g，地肤子 10 g，白鲜皮 5 g，荆芥 10 g，防风 10 g，龙骨 20 g，煅磁石 20 g，甘草 6 g。4 剂，智能免煎，水冲服，1 日 2 次，1 次 40 mL，饭后半小时温服。

外治法：丁酸氢化可的松乳膏、复方多黏菌素 B 软膏 1∶1 混匀外搽，1 日 2 次。愈肤膏润肤止痒。

二诊：8 日后患儿复诊，皮损面积减少，颜色转为暗红，无渗出，瘙痒稍有缓解。家属诉其因夜间着凉，现偶有流清涕。遂予原方加炒苍耳子 3 g。4 剂，智能免煎，水冲服，1 日 2 次，1 次 40 mL。停用丁酸氢化可的松乳膏，给予复方苦参洗剂外洗止痒，继予愈肤膏、复方多粘菌素 B 软膏 1∶1 混匀外搽。

三诊：6 天后患儿复诊，皮损大部分消退，偶有新发，少量色素沉着，瘙痒明显减轻。遂予前方去苍耳子、荆芥、防风、龙骨，加马齿苋 10 g，徐长卿 5 g，隔山撬 15 g。4 剂，智能免煎，水冲服，1 日 2 次，1 次 40 mL。给予蛇黄软膏解毒止痒、愈肤膏润肤止痒巩固疗效。现皮损基本消失，无明显瘙痒。

按语：该患儿初诊查血总 IgE 明显升高，有过敏性鼻炎病史，确诊为特应性皮炎。根据其临床表现，考虑其中医证型为心火脾湿证，故用简化消风散加减进行治疗。方用简化消风散去射干、紫荆皮，加荆芥、防风，以增强其疏风散热之效，配合黄连、金银花、地肤子、白鲜皮清热解毒止痒，可收湿敛疮。二诊时患者病情略有改善，加之其外感邪气，故于前方加苍耳子。且患儿不宜长期外用激素类药物，故停用丁酸氢化可的松。三诊时其皮损明显消退，考虑该病反复，余毒难清，则去苍耳子、荆芥、防风、龙骨，加马齿苋、徐长卿、隔山撬加强其解毒功效。

高子平"从肺、脾、肾论治"特应性皮炎经验总结

高子平教授，四川省中医院皮肤科主任医师，四川省名中医，成都中医药大学硕士研究生导师，四川省中医药管理局学术和技术带头人，文氏川派中医外科主要继承人，从医 30 余年，临床经验丰富，擅长用中医内外治法、中西医结合方法防治各类皮肤病、疑难杂症，如特应性皮炎、湿疹、银屑病、红斑狼疮、皮肌炎等。高教授在治疗特应性皮炎的思路上，以肺、脾、肾为切入点，提挈三焦，细辨虚实寒热，立足肺、脾、肾，分期论治，现将高教授从肺、脾、肾论治特应性皮炎的经验总结如下。

特应性皮炎，也称为特应性湿疹，是一种慢性复发性炎症性皮肤病，中医称之为"四弯风""奶癣"等。特应性皮炎主要好发于儿童，45% 的患儿在出生 6 个月内可出现症状，60% 的患儿在 1 岁内发病，90% 的患儿在 5 岁以内发病。70% 的患者家族中有特应性皮炎、哮喘或过敏性鼻炎等遗传过敏性疾病史，慢性的剧烈瘙痒为其主要的特征之一，可严重影响患者的日常生活质量及身心健康。

一、病因病机

高教授认为肺脏娇嫩，尤其是小儿"肺常不足"，则易腠理不密。肺主皮毛，《素问·经脉别论》曰："肺朝百脉，输精于皮毛。"肺可输送精微物质来滋养全身皮毛，维持皮毛的正常生理功能。同时，肺通过宣发卫气散布于肌表，使得皮毛充分发挥其正常的生理功能，也是防止外邪由表及里，内侵于肺。若肺气虚弱，则无以宣发卫气，抵御外邪，导致风、湿等六淫邪气侵袭诱发特应性皮炎或其他皮肤疾病，且经久难愈。卫气亦不能发挥"充

特应性皮炎

身泽毛"，同时精气、津液失于输布，皮肤毛窍失于润养致干燥、粗糙，可见瘙痒、鳞屑，或饮邪内停而表现为皮肤水肿等。孔窍排泄失常，气血不畅搏结风邪，可见风团、斑疹等。因此，特应性皮炎与肺脏关系密切。从肺论治特应性皮炎，治皮的同时，还应注重治宣、清、润、补等治肺之法。如肺热壅滞导致肺气宣降失常。可选麻杏石甘汤，麻黄可宣肺气、开腠理、散风寒；石膏解肌除烦，清热止渴，以清气退热，两者相伍，解肌透邪，清肺热，宣肺气。杏仁，降肺气，平喘止咳，与麻黄相伍，一升一降，调畅肺气，使肺气升降有度，腠理开合有司。甘草调和药性，助麻黄、石膏调和寒热，助麻黄、杏仁调和宣降。诸药共奏清肺热、调宣降之功，皮病治肺。再酌情加桑白皮、地骨皮等皮类药，增强其清肺热功同时，可增强其走表之力，皮肺合治。

特应性皮炎在小儿患者中发病率极高，明代医家万全认为小儿"肝常有余，脾常不足"。高教授认为脾为后天之本、气血生化之源，脾气不足，正气亏耗，虚邪贼风乘虚而入，即"邪之所凑，其气必虚"。而湿邪是特应性皮炎发病的重要病理因素，也是特应性皮炎病程迁延，日久不愈的根源所在。而湿邪的产生与脾密切相关。若脾运化功能失职，风湿热邪易与内湿相互搏结，浸淫肌肤，继而出现水疱、斑丘疹、浸渍糜烂、瘙痒难耐。对于此类患儿，辨证认为小儿脏腑娇嫩，脾土不足，不能生金，治应顾护脾胃、除湿止痒，"四君子汤""除湿胃苓汤""马齿苋汤"（艾儒棣教授自拟方）、"消风散"为常用方，马齿苋性味酸寒，入大肠、肝、脾经，功能清热解毒利湿、凉血消肿。马齿苋治疗湿疮的疗效，李时珍认为"皆散血消肿之功也"。除此常规之选方用药，高教授认为脾虚则血亦不足，血虚则风燥，"风甚则痒"，湿蕴日久不解者，酌加祛风止痒或养血润肤之品，临床上多加用防风、僵蚕、龙骨、蜈蚣等。而急则治其标，清湿热之邪也应顾护脾胃，不可过用辛苦寒凉之药；缓则治其本，健脾以化湿。总之，脾胃为气机升降之枢纽，在治疗特应性皮炎的全过程中都应强调健脾、护脾、调畅脾胃之气机。

高教授认为，虽然"肺主皮毛"，皮肤与肺的关系密切，但对于特应性皮炎一类的顽固性、难治性疾病，肾虚也为其重要病机。首先，肾为先天之本，肾精既是胚胎发育的原始物质，又能促进机体的生长、发育和繁殖。特应性皮炎的主要症状为皮疹和瘙痒，对其临床特征的描述散见于历代医书，可与中医学的"奶癣""四弯风"等互参，《圣济总录》中提到："皮肤顽厚，则变诸癣……又或在面上，皮如甲错干燥，谓之奶癣。"其作为一种慢性复发性皮肤病，又有着明确的遗传倾向，必然与先天肾精内亏有着密切的关系。其次，肾藏精，精能生髓，精髓可以化生为血。"血即精之属也，但精藏于肾，所蕴不多，而血富于冲，所至皆是"，故有血之源头在于肾之说。特应性皮炎在老年期多表现为患部皮肤增厚，表面粗糙，常伴有抓痕、鳞屑，且瘙痒剧烈，此为典型血虚风燥之表现。肾藏精，肝藏血，精血同源。年老肝肾不足，以致血虚生风，皮肤干燥脱屑、瘙痒剧烈。其次，肾之阴阳相互制约、相互依存，维持着人体生理的动态平衡。年老或先天不足、病久及肾，肾阴和肾阳的动态平衡遭到破坏。肾阳蒸腾气化减弱，津液不能向上向体表输布；肾阴封藏功能失职，津液不能向下向内输布。故临床肾虚之患者，津液乏源，则皮肤肥厚、干燥、脱屑；若津液停滞，外溢肌肤，又会出现水肿、渗液等。特应性皮炎的发病与先天禀赋不耐有关，中医认为"治病求本""久病及肾"的理论，从补肾治疗本病，可达到治疗及减少复发的目的。高教授认为此病补肾仍应以"肾阴"为主，临床上灵活选用"二至丸""六味地黄丸"等。同时对于病程长久之血虚风燥之证，治以养血润燥、祛风止痒，加用制首乌、生地黄、女贞子、墨旱莲等。治病必求于本，只要患者存在肾虚的症状，均可从肾论治，以调和阴阳。

二、特应性皮炎分期及证治要点

（一）幼儿期

幼儿期特应性皮炎在古籍中即有记载，《外科正宗》："奶癣，儿在胎中，母食五辛，父餐炙搏，遗热于儿，生后头面遍身发为奶癣，流脂成片，睡卧不安，瘙痒不绝。"《医宗金鉴·外科心法要诀》亦指出："生于婴儿头顶，或生眉端，又名奶癣。痒起白屑，形如癣疥，由胎中血热、落草受风缠绵，此系干癣……皮肤起粟，瘙痒无度，黄水浸淫，延及遍身，即成湿疮。"幼儿的特应性皮炎常常起于湿疹，表现多为头面部红斑、丘疹，伴渗出，皮温高，颜色红，伴烦躁不安甚至啼哭、大便干结，小便短赤，舌尖红，苔黄腻，脉数。医家认为，此病多因患儿先天禀赋不足，后天饮食不调，湿从内生，又外感风、湿、热邪，郁于肌肤腠理，内外合而成本病，且幼儿体质特殊，多心火旺盛，易于扰神，加以年幼脾胃虚弱，心脾积火，脾虚失运，湿热蕴结肌肤故而致病。故幼儿特应性皮炎以心脾积热为主，应治以清心导赤，用以导赤散加减，方中生地黄甘寒，凉血滋阴降火；木通苦寒，入心与小肠经，上清心经之火，下导小肠之热，两药相配，滋阴制火，利水通淋，共为君药。竹叶甘淡，清心除烦，淡渗利窍，导心火下行，为臣药。生甘草梢清热解毒，尚可直达茎中而止痛，并能调和诸药，还可防木通、生地黄之寒凉伤胃，为方中佐使。

（二）儿童期

儿童较幼儿而言，更偏脾虚，加以小儿体质特殊，故多以心火脾虚证为主，常常表现为红色丘疹伴瘙痒，并伴随纳呆便溏、体虚面黄等症状，若迁延日久则可见皮损颜色不鲜，部分苔藓化。因儿童先天脾胃娇嫩，饮食不加以节制，脾胃不足，生湿化火，心火亢盛，此病顽固、反复，正是脾虚与心火虚实错杂、交织互见的结果。应治以益脾清心，用培土清心方，其基本方由白术、连翘、太子参、薏苡仁、白鲜皮、甘草等组成，用药既有四君子汤之中正平和、健脾培土之义，又有导赤散之清心导赤、泻邪从下之功，全方紧扣病机，用药轻灵平正，共奏清心培土、祛风止痒之功，临床可根据心火与脾虚的偏盛偏衰加减调配。

（三）成人期

成人特应性皮炎往往表现为头颈部、躯干和四肢屈侧面弥漫性苔藓样斑块，病程日久，皮损轻度肥厚、浸润、干燥粗糙，伴抓痕、血痂、苔藓样变、瘙痒剧烈，舌质淡红少津，苔少，脉沉弦。中医学认为，先天禀赋不足，后天饮食不节，使脾失健运，湿邪内蕴，日久则脾气虚衰，从而导致气血生化缺源，肌肤失去濡养，久居湿地，复外感湿邪，内湿与外湿相合，邪气则与气血相搏结，以致气血不和，日久成瘀，瘀血不去则新血不生，血虚化燥生风，再加上湿邪黏滞，故缠绵不愈。因此多辨为血虚风燥证，治以滋阴养血、润燥息风止痒，方选当归饮子：当归、赤芍、生地黄、丹参、首乌、蒺藜、黄芪、僵蚕、乌梢蛇、荆芥、防风、甘草。当归饮子出自《重订严氏济生方》，功擅养血润燥、祛风止痒；其中当归、赤芍、生地黄合为四物汤，取其"治风先治血，血行风自灭"之义，滋阴养血。首乌益精生血、滋阴养血、润燥止痒。荆芥、防风为祛风解表。黄芪味甘，性微温，为补气要药，其在本方中的作用，一为生肌，二为固表，扶助正气，抵御外邪，防止外风入里。蒺藜主入肝经，平肝祛风，可增强荆芥、防风的祛风功效。甘草调和诸药，还可解首乌之毒。诸药合用，使养血活血而不滞血，固表祛风，防外风内扰，有补有散，标本兼顾。若皮损干燥浸润肥厚较甚，可加王不留行、桃仁、红花活血通瘀；瘙痒剧烈，可加皂角刺、蜂房止痒；鳞屑较多，加沙参、麦冬滋阴养血；伴失眠多梦，可加柏子仁、酸枣仁、茯神、夜交藤安神助眠。

（四）老年期

老年特应性皮炎皮肤表现在形态和分布上与成人特应性皮炎相似，但诱发因素多，多有儿童特应性皮炎病史，或成人特应性皮炎的复发或延续，病程较长，且容易反复，最常见皮损为躯干和四肢的苔藓样病变，皮肤干燥脱屑，大多伴有剧烈瘙痒。大多因年老体弱、肾气渐衰、气血不足而致，病程长，病情常反复，多瘀多虚，缠绵难愈。肾为先天之本，肾阳虚、肾阴虚多见于老年患者，故老年慢性湿疮患者宜溯本求源，补肾通阳，阳气枢机运转可化湿邪；补肾滋阴，阴血充足可养血润燥。故多辨为脾肾两虚，方选六味地黄丸。六味地黄丸载于《小儿药证直诀》，原方由熟地黄、山茱萸、山药、牡丹皮、泽泻、茯苓六味组成具有滋阴补肾之功的药物组成，方中重用熟地黄，性温味甘，主入肾经，滋阴补肾；山茱萸，主入肝经，滋补肝肾；山药甘平，主入脾经，补益脾阴，养后天以充先天。肾为水脏，肾元虚衰而致水湿内停，无以气化，故以泽泻甘寒，利湿泻浊；牡丹皮辛凉，清泻相火；茯苓甘淡，淡渗利湿，健运脾胃。诸药合用，使补正而不滞，泻浊而不伤。若脾虚气滞，可加白术、砂仁、陈皮健脾和胃；若糜烂渗液，可加参苓白术散除湿健脾。

三、特应性皮炎中医外治

外治是中医治疗特应性皮炎最有效的辅助方法之一，包括中药熏洗及中药制剂外擦等方式。中药熏洗即中药药浴，是根据辨证论治，结合临床经验加减用药，在合适的水温下泡洗，急性期宜冷湿敷，以清热消肿，收敛渗液；慢性期皮损增厚则宜热熏洗，以活血化瘀、滋阴润燥，适当泡洗还可促进皮肤对药物的吸收。本院院内制剂蛇黄软膏，由4味中药组成，是根据文琢之教授秘方——蛇黄散化裁所得。其君药蛇床子有祛风燥湿、杀虫止痒之效，臣药黄柏可清热燥湿、解毒疗疮，配合赤石脂及南寒水石，以适当比例调和，具有清热除湿、解毒止痒之功效，适用于皮损色红、瘙痒剧烈的患者。且膏剂为成药，使用方法简单，安全性高，对于慢性皮肤病疗效良好，是众多患者倾向的选择。

四、中医治疗特应性皮炎需注意的问题

1. 特应性皮炎病程较长，其中医治疗也需循序渐进，不可因患者病情难以控制或时常反复，就应用某些不良反应较大的中药，以免造成对患者的进一步伤害，此外，对于近些年来报道可能导致肝功能损害的何首乌、首乌藤、补骨脂等，应用时应该引起注意，不可超量、长期应用。

2. 部分患者在特应性皮炎急性发作期，机体处于高敏状态，对于处方中某些中药可能出现过敏反应，此时应暂停口服中药，其治法应倾向于外治、针灸等疗法以确保安全性。

五、病案举例

患儿，3 岁。2021 年 1 月 13 日初诊。

现病史：特应性皮炎病史 1 年，本次季节交替加重 3 天，瘙痒剧烈，夜间哭闹。伴纳差，大便稀溏，家属诉患儿较同龄小朋友更易感冒。父亲有过敏性鼻炎病史。

查体：全身泛发红斑、丘疹，皮肤干燥潮红，皮温升高，瘙痒剧烈，搔抓后可见少量液体，躯干明显，夜间加重，舌质淡红，舌体胖大，舌尖红，苔薄黄，脉数。

辅助检查：吸入食入过敏原 IgE：花生（＋－），猫毛、羊肉（＋）。

西医诊断：特应性皮炎。

中医诊断：四弯风。

辨证：肺脾气虚，热毒炽盛证。

方剂：加味泻白散。

药物组成：蜜桑白皮 10 g，地骨皮 8 g，牡丹皮 8 g，紫荆皮 8 g，合欢皮 8 g，金银花 5 g，连翘 5 g，白扁豆 8 g，土茯苓 5 g，山药 8 g。水煎 200 mL，每日 4 次口服。

外治法：愈肤膏，润燥解毒。

二诊：治疗 1 周后症状明显改善，皮肤潮红减轻，皮温降低，睡眠较前好转。仍时有散发红斑、丘疹，色淡红，纳差，便溏。前方去金银花、连翘、土茯苓、牡丹皮，加黄芪 10 g，炒白术 10 g，防风 10 g，南沙参 8 g，

茯苓 5 g。水煎 200 mL，每日 4 次口服。

三诊：治疗 2 周后患儿皮损明显改善，红斑、丘疹基本消退，进食增多，夜间哭闹减少，眠可，面色红润，语声有力，皮肤稍干燥，上方去蜜桑白皮、地骨皮、紫荆皮，加太子参 5 g，女贞子 5 g，墨旱莲 5 g，合欢花 5 g，肉桂 1 g，加减治疗月余，患儿面色红润光泽，纳眠可，二便调，临床基本痊愈。

按语：本例患儿特应性皮炎病史 1 年，病情反复发作，逐渐加重，皮疹色红，瘙痒剧烈，皮肤干燥潮红，皮温升高，患儿又大便稀溏，家属诉患儿较同龄小朋友更易感冒，为虚实夹杂表现。分析其病机乃肺脾气虚为本，肺热毒炽盛为标。肺合皮毛，肺热外蒸皮毛，故皮疹鲜红、灼热，热毒渐伤阴分则皮肤干燥。急则治标，首诊方用加味泻白散，蜜桑白皮、地骨皮清泄肺热，牡丹皮、紫荆皮以皮治皮，合欢皮安神止痒，金银花、连翘清热解毒、透邪出表，土茯苓解毒利湿，白扁豆、山药健脾助运，祛邪不伤正，补气不助邪，全方共奏泄热解毒、补脾止痒之功。二诊患儿皮损较前消退，肺脾气虚凸显，方中黄芪、炒白术、防风去玉屏风之意，益气固表，南沙参、炒白术、茯苓取四君子汤之意，补气健脾。三诊患儿症状明显改善，结合特应性皮炎表现为婴幼儿及老年人发病多、症状重，青壮年症状逐渐减轻、发病少，与人体肾气的盛衰表现出相关性，且具有一定的遗传易感性，故责之于先天。小儿生长发育旺盛，朝气蓬勃，表现出阳旺的特点，故予女贞子、墨旱莲滋肾养阴，微微滋阴以助运化，以期求得先后天相互滋生，安未受邪之地，太子参滋养气阴，合欢花安神止痒，不伤正气，肉桂温阳通滞，阴得阳升而泉源不竭。随证加减，如红斑、丘疹发展迅速，瘙痒游走不定，可加薄荷、白芷等；大便秘结、喘息气粗者，可加黄芩、栀子、蒲公英、野菊花等；糜烂渗出明显者，可加萆薢、薏苡仁等；干燥脱屑甚者，可加生地黄、玄参等；瘙痒剧烈者，可加乌梢蛇等。

米雄飞从"体质－病因－脏腑－经络"四维论治特应性皮炎

米雄飞，主任医师，成都中医药大学附属医院皮肤科主任，四川省名中医，第四批全国名老中医专家钟以泽教授学术继承人，全国名老中医药专家

特应性皮炎

传承工作室负责人，四川省文琢之皮肤科经典传承中心。从事教学、临床、科研工作 30 余年，获得"四川好医生"荣誉称号，擅长治疗痤疮、湿疹、荨麻疹、黄褐斑、过敏性皮炎、带状疱疹、白癜风、银屑病、脱发、系统性红斑狼疮及各种色素性疾病等。

特应性皮炎是一种慢性、复发性、炎症性皮肤病，任何年龄均可发病，以剧烈瘙痒、皮肤干燥为特征，且合并有过敏性鼻炎、过敏性哮喘等特应性疾病，近年来通常被认为是一种系统性疾病。患病率呈逐年增加的趋势，严重影响患者的生活质量。

一、体质－病因－脏腑－经络四维论治，因人治宜

米雄飞教授认为特应性皮炎患者多系先天禀赋不足和遗传等因素导致的一种特殊体质。体质与证候密切相关，体质是证候产生的基础，并对证候类型有一定影响，因此，临床诊治应将体质因素考虑进去，注重辨体论治。如小儿阳盛体质多见，老年多与阴虚体质相关。肥胖者则多见于痰湿、湿热体质。由于体质既具有稳定性，又具有可调性，在掌握患者体质特点后，加入调节患者体质偏颇的药物，将有助于病情的恢复。例如气虚型患者（肤色白、倦怠无力、易于感冒等）应加益气养血之品；痰湿型（形体肥胖、口渴不饮、大便不实等）应加燥湿祛痰之品；阳虚型（形体白胖、肢冷怕寒、小便清长等）应加益气温阳药。

在辨体论治基础上，米雄飞教授还注重病因辨证，通过审因论治、辅助辨证，常可事半功倍。特应性皮炎的现代病因及发病机制尚不完全明确，中医学的内因不外乎禀赋不足、后天失养、饮食失节、情志所伤等；外因为风、热、湿邪侵袭肌肤，或食用鱼腥发物等。内外合邪，与气血搏结于肌肤，内不得疏泄，外不得透达而发病。久病耗伤营血津液，不能濡养肌肤，化燥生风，皮肤愈加干燥瘙痒，病情迁延难愈。特应性皮炎往往不是单一的原因引起，常为两个或两个以上的病因共同作用导致。如风湿热、脾虚湿蕴、肝胆湿热等。米雄飞教授主张在"审因"的时候，要善于分析，加以区别，同时结合脏腑辨证来确定病位；或参合气血辨证来分析原始病因。唯有这样才能认识特应性皮炎发病的本质，达到治疗疾病的目的。

经络系统内连脏腑，外属筋肉、皮肤，脏腑精气和气血通过经络与十二筋脉、十二皮部的联系、输送作用，使皮肤润泽。相反，脏腑、气血、经络功能失调必然影响人体肌肤。米雄飞教授认为皮损出现的地方表明所主脏腑

功能异常。如皮损发于面部多与肺经有关；发于手部者，多与脾经有关；发于乳头、耳部、外阴等，与肝经有关；胸部、四肢为阳明经所过，阳明经为多气多血之经脉，与脾胃构成表里关系。可见，特应性皮炎皮损部位与肺、脾、肝三脏关系最为密切。脾主运化，主肌肉及四肢，若脾气损伤，脾失健运，则湿邪内生，气血运化失常，难以濡养肌肤，或湿浊内停，郁而化热，湿热滞留肌肤而发病。肝藏血，脾失健运，气血生化乏源，不能充养肝血，肝血虚不能濡养肌肤而致血虚生风。或因患者久病不愈，情志不遂而致肝气郁滞，气滞血瘀，瘀阻皮肤，肌肤失养。肺主气行水，若肺气虚弱，一则卫阳无以宣发透表，外邪易侵，特别是风、湿邪气；二则精气、水液失于输布，无以润养，皮肤毛窍干燥、粗糙，可见瘙痒、鳞屑。

米雄飞教授把患者体质、发病原因、皮损部位、皮损形态、病变脏腑及经络均纳入辨证要素，对疾病的病机、病性、病位有一个清晰的认识，治疗更加具有针对性，遣方用药也更加合理，充分体现中医"因人制宜"的治病特点，且能够提高患者的临床疗效。

二、扶正健脾、滋阴养血是特应性皮炎的基本治法

特应性皮炎多发于小儿，常伴随终身，久治不愈，反复发作。米雄飞教授认为这是先天禀赋不足加之后天饮食不节所致。脾虚贯穿特应性皮炎整个疾病发生、发展过程，脾气亏虚，伤及气血津液，肌肤失养，导致病情反复难愈。因此，健脾是治疗主线，"血虚风燥型"患者也可通过健脾使脾气健旺，化生充足的精微物质以营养肌肤，实现"治风先治血，血行风自灭"的目的。

特应性皮炎患者也存在阴虚，一方面由于脾虚导致气血精微生化不足；另一方面脾虚导致水精不化，聚而成湿，不能转化为津液阴血，导致阴血不足。加之患者皮损若出现渗液，又因皮肤瘙痒，反复抓挠患处，使皮损处渗血渗液增多，这些因素均可加重伤阴。阴虚与脾虚在疾病发生发展过程中同时存在，因此，针对特应性皮炎患者，应将养阴与健脾并重，同时贯穿治疗始终。

三、用药独具一格：西理中用、巧用引经、善于止痒

（一）西理中用

米雄飞教授根据特应性皮炎患者皮肤组织病理学表现，指导中药组方。

特应性皮炎

如表皮细胞内及细胞间隙水肿，在中医看来乃"湿邪"作祟，当以祛湿药除之，可加入地肤子、白鲜皮；对于角化过度或角化不全，中医认为属于"血虚"范畴，应以滋养阴血药物补之，可加入当归、生地黄；对于淋巴细胞、嗜酸性粒细胞等炎症细胞浸润，中医认为系"毒邪"所致，可加入清热解毒药解之，栀子、黄连可用之；对于毛细血管壁增厚，中医认为属"血瘀"范畴，加入赤芍、鸡血藤等活血化瘀之品以活血通络。这种将西医微观病理与中医病因学说相结合，并指导中药组方治疗特应性皮炎，西理中用，微观病理改变结合宏观整体辨证，更具有针对性、准确性，取得了良好的临床疗效。

（二）引经药物运用

特应性皮炎可发生于身体的任何部位，但最易累及肘窝、腘窝、面颈部、四肢等。米雄飞教授根据不同发病部位，选用不同引经药物。如发于头面部位者，阳明主面，多以清热利湿祛风之法，常加用防风、荆芥、菊花之类；若发于手部，常以养血活血、润燥祛风为法，加用当归、赤芍等补血活血之品；发于腘窝、肘窝者，脾主四肢，当从脾胃论治，常以清热利湿之法，加用黄柏、苍术等利湿之品。病有病所，药有药位，在辨证基础上加入引经药能够引诸药直达病所，提高临床疗效。

（三）治痒不独于祛风

特应性皮炎患者尤以瘙痒最难忍受，很多医家认为是风邪所致，故治疗上多以祛风为主要治法。米雄飞教授认为仅以此立论，临床效果欠佳。特应性皮炎其病机除风之外，尚有血虚、血瘀或血热、湿热等。就"痒"而言，中医认为"热微则痒"，邪气客于皮肤肌表，引起皮肉气血不和，湿可蕴热，发为湿热之证，郁而生微热；或热伤阴血，阴血亏损，血虚风燥，肌肤失于濡养，内生郁热；或复感风邪，郁于皮肤腠理，邪正交争，邪盛正衰，则出现皮肤瘙痒不适。禀赋不足、情志不畅、饮食失节也是特应性皮炎发生或加重的诱因，临床医师在诊治时，应仔细审因求证，临证之中，不可拘泥于一病一法和一方一药。

四、日常调护

1. 合理忌口。记录一日三餐饮食日志，分析饮食与疾病复发或加重的关系，必要时可做过敏原检测，对于过敏的食物尽可能规避。

2. 正确沐浴。温水沐浴，水温控制在 32～37 ℃为宜，每日或隔日 1 次，每次时间控制在 5～10 分钟，避免使用碱性肥皂与沐浴露，避免过度搓洗皮肤，沐浴后用纯棉毛巾轻轻拍干，在皮肤比较湿润时涂抹保湿润肤剂。

3. 坚持护肤。外用保湿润肤剂是特应性皮炎的基础治疗。霜剂保湿效果更好，建议足量多次，每日 2～6 次，儿童每周用量至少 100 g，成年人每周用量 250 g；也可不限次数，在感到干燥或瘙痒时随时使用。

4. 适度锻炼。选择强度小、出汗少的运动，避免剧烈运动，大汗淋漓。

5. 清洁环境。家庭居住环境保持通风、透气，避免接触甲醛、尘螨等。

6. 舒适穿衣。穿宽松纯棉衣物，避免穿毛织物、化纤物、紧身衣物。

五、病案举例

病例 1：王某，男，28 岁。2021 年 5 月 10 日初诊。

主诉：面部、躯干、四肢红斑丘疹脱屑伴瘙痒 6 余月。

现病史：6 余月前患者面部、四肢屈侧出现红斑、丘疹，粟粒大小，色鲜红，瘙痒剧烈，于当地医院就诊，诊断为"湿疹"，给予"外用炉甘石洗剂"等治疗后（具体不详），症状缓解不明显。

刻下症：面部、四肢屈侧泛发红斑、丘疹，部分可见少许渗液及蜜黄色结痂，全身皮肤干燥、脱屑，可见抓痕、血痂，瘙痒剧烈，食欲下降，胸闷口干，乏力消瘦，腹胀，偶有纳呆、腹泻，舌质红，苔黄腻，脉细数。自幼有过敏性鼻炎病史。

血常规提示嗜酸性粒细胞的绝对值为 $0.85 \times 10^9/L$。

诊断：特应性皮炎。

辨证：脾虚湿蕴，阴虚血燥。

治法：健脾除湿，润燥泻肺。

方剂：四君子汤合三皮止痒汤加减。

药物组成：党参 15 g，炒白术 15 g，当归 15 g，佩兰 20 g，地骨皮 10 g，地肤子 15 g，白鲜皮 15 g，苍术 15 g，牡丹皮 15 g，茯苓 12 g，炒蒺藜 12 g，桑白皮 15 g，生地黄 15 g。7 剂，每日 1 剂，水煎服。

二诊（2021 年 5 月 17 日）：患者红斑颜色变淡，渗液减少，瘙痒有所缓解，仍可见脱屑。舌质红，苔薄白，脉细数。上方去地肤子，加紫荆皮 15 g，川芎 10 g。继续予 7 剂口服，每 2 日 1 剂。

特应性皮炎

三诊（2021年6月2日）：患者诉大部分皮疹消退，未见明显瘙痒渗液，脱屑减少，嘱其继服上方2周，后复诊皮损基本消退，无渗液，遗留色素沉着，瘙痒减轻。

按语：特应性皮炎属中医"四弯风"范畴。患者久病消瘦乏力，食欲下降，腹胀，辨体应为气虚型体质，皮损兼见红斑、丘疹、渗液及干燥脱屑，结合舌脉提示患者存在湿、热、风三种病因。皮疹发于面部、四肢，结合脏腑经络辨证应从脾、肺着手。脾为后天之本，若后天脾胃虚弱，则运化功能失常，易湿邪内生。肺在体合皮，其华在毛，肺为娇脏，风邪入肺，邪气搏于肌肤而发疹，肺、脾关系密切，五行中肺属金，脾属土，脾虚则肺弱，故治疗上应注重调理脾胃，意在培土生金。选方以四君子汤为基础，健脾燥湿，联合钟以泽教授常用止痒方三皮止痒汤，桑白皮、地骨皮取自泻白散，能清泻肺火，除肺中伏火，肺主皮毛，亦可泄皮毛之热；牡丹皮可加强清解肺中伏火。另加入苍术燥湿健脾，兼作引经药，炒蒺藜、地肤子疏风燥湿止痒，当归、生地黄滋阴养血润燥。二诊患者皮肤仍干燥脱屑，遂加用紫荆皮入脾经，既可清热利湿，又能祛风止痒。由此可见，综合体质、病因、脏腑、经络进行辨证论治，能够对症下药，标本兼治，达到理想的治疗效果。

病案2：杨某，女，20岁。2020年7月16日初诊。

主诉：全身红斑丘疹伴瘙痒10余年，加重伴糜烂渗液10余天。

现病史：10余年前患者全身出现红斑、丘疹，皮肤干燥、脱屑，有过敏性哮喘病史，于某医院就诊，诊断为特应性皮炎，给予"口服复方甘草酸苷片、盐酸西替利嗪滴剂，外用地奈德乳膏"等治疗后（具体不详），症状好转，但10余年间病情反复发作，自行使用上述药物，时发时缓。

刻下症：躯干皮肤潮红肿胀，上覆大量黄色痂壳，渗液较多，大腿根部散在红斑、丘疹，全身皮肤干燥，可见抓痕、血痂，瘙痒剧烈，不思饮食，严重影响睡眠，平素性情急躁易怒，每因情志变化而加重，舌质红，苔薄黄，脉弦滑。

血常规提示嗜酸性粒细胞 1.13×10^9/L，总免疫球蛋白 E 389 IU/mL。

诊断：特应性皮炎。

辨证：肝经湿热，脾虚血燥。

治法：清利肝经湿热，益气健脾养血。

方剂：龙胆泻肝汤加减。

药物组成：龙胆草 10 g，栀子 15 g，黄芩 15 g，生地黄 15 g，当归 10 g，柴胡 10 g，白鲜皮 15 g，白芍 20 g，地肤子 15 g，苍术 15 g，炒白术 30 g，酸枣仁 20 g，茯苓 15 g，炙甘草 15 g，牡丹皮 15 g。7 剂，每日 1 剂，水煎服。

二诊（2020 年 7 月 25 日）：患者诉渗液稍减少，红斑颜色变淡，瘙痒有所缓解，睡眠较前稍有好转，初诊见效，现患者情绪乐观积极，食欲好转，舌质红，苔薄白，脉细数。上方去柴胡、龙胆草，加首乌藤 15 g，赤芍 15 g，五味子 15 g。继续予 10 剂，口服，每 2 日 1 剂。

三诊（2020 年 8 月 16 日）：皮疹基本消退，瘙痒明显减轻，脱屑减少，夜晚能安然入睡，嘱其继服上方 2 周。

按语：患者病程漫长，久病肝郁气滞化火，急躁易怒，阳盛型体质，肝病伤及脾胃，脾失健运，气血津液化生不足，内生湿热，泛溢肌肤，此外，久病血虚伤阴，化燥生风，风燥、湿热郁结，肌肤失养。内因为情志不畅，且风、湿、热作祟，皮损病位在大腿及躯干，脏腑及经络辨证为肝、脾，选用龙胆泻肝汤为基础方，清利肝经湿热，患者平素性情急躁易怒，每因情志变化而加重病情，可给予逍遥散以疏肝健脾，"见肝之病，知肝传脾，当先实脾"，辅以四君子汤益气健脾，牡丹皮清热凉血，合地肤子、苍术祛湿止痒，酸枣仁除烦安神。综合肝脾在特应性皮炎发病及病情演变中的重要作用，治疗以健脾气、祛脾顽湿、养肝血、滋肝阴、疏肝气为治疗大法，以肝脾同治，标本兼治，拔除沉疾。

张毅 "健脾除湿、滋阴凉血、祛风止痒" 治疗特应性皮炎

张毅，主任中医师，博士研究生导师，第三届四川省十大名中医，四川省学术和技术带头人，国家奖励评审专家，国家第五、第六、第七批中医师带徒指导老师，享受国务院政府特殊津贴。擅于治疗病毒性疾病、过敏性疾病、艾滋病，反对按图索骥的教学、临床。

一、治疗要点

1. 功效缓急：小儿特应性皮炎急性期清热燥湿宜快，尽快缓解症状，

以见医师功效；慢性期健脾益阴、养血润肤宜缓，有形之血不可速生，考验医师的辨证能力和家属的依从性。止痒对症宜快，提高生活质量；除渗（渗湿、利湿、燥湿、除湿、化湿）宜缓，湿邪缠绵，难以快除，欲速则不达。

2. 内治原则：小儿特异性皮炎的治疗和急性、亚急性和慢性湿疹治疗原则相似，必须内用药与外用药相结合。婴幼儿特应性皮炎除用药外，特别应注意勿过快、过多接触过敏性食物，日常生活中注意发现加剧病情的环境因素并尽力避免，防止继发感染等。《证治汇补》提醒"治湿不宜热，不宜寒；风胜湿、燥胜湿、淡渗湿，三者尽之"，所以，内治燥湿不宜过，清热不宜盛，避免燥湿伤阴、清热伤阳，导致疾病缠绵。

3. 汗出不良：大面积的儿童特应性皮炎，常常合并汗出不良或者皮肤无汗，为脾虚升华无力，卫气不宜；热邪伤阴，湿邪伤气，气阴两伤，气机不宜，汗液化源耗竭。机制为炎症导致真皮层汗腺破坏（萎缩或变性），不出汗或出汗很少；剧烈的瘙痒，彻夜难眠，阴液亏虚导致汗无来源；反复炎症造成皮肤角质层增生、肥厚，影响出汗。治疗用宣表、发汗、益阴、渗湿：羌活渗湿汤加减。或普通治疗处方中加用麻黄、羌活、荆芥（力量弱，但是可以止痒）。临床上，汗腺被破坏，不能发汗，可以增加滋润、养阴、生血的药物，如麦冬、天冬、明沙参、石斛、女贞、白芍等。滋化源，益阴液，助汗腺分泌。否则，患儿体内产热不能散发，皮肤里层发热，难受至极。

4. 苔藓样变：慢性期皮肤苔藓样变，病机为血瘀阻络或痰湿阻络。临床见皮肤肥厚如革，皮疹紫暗，舌紫或瘀点、瘀斑，脉沉涩者，应加活血药：红花、桃仁、丹参、郁金、莪术、姜黄，但是要注意对女孩的月经影响。化痰、软坚、散结药：法半夏、浙贝母、夏枯草、玄参、瓜蒌、半枝莲、山慈菇。苔藓样变外用封包疗法很重要，要教会患儿家长应用。

5. 家长认同：家长认同，是保障患儿依从性的根本。由于目前认为本病尚不能治愈，多数需要长期治疗。在首次接诊特应性皮炎患儿时，就要建立家长的信心：该病可以临床缓解甚至长期缓解，仅仅局部复发，但是疗程长。比如，严重的特应性皮炎患儿，常常体无完肤，家长心里都很焦急。要告诉家长，由于患儿正在成长期，虽然汗腺、表皮、真皮破坏，但是在青春期开始后，慢慢可以全部恢复，皮肤屏障功能都可以恢复如正常人，要给家长做好思想工作，建立医患良好关系，增强依从性，保证治疗时间。

6. 关于忌口：中医认为辛辣厚味易生湿燥热，故宜忌食，特别是急性期。关于忌口：特应性皮炎从幼儿即开始发病，所以调护很重要。传统中医认为鸡蛋、鱼、牛羊肉、五辛发物、牛奶等均属忌口，不是最佳办法。比如川渝的火锅、烧烤、油煎及油炸食物等，确实应该忌口。但是，小儿生长发育所必需的脂肪、蛋白质、维生素、碳水化合物等，越严格忌口小儿营养越不良，加上睡眠不足，造成气阴两伤。禀赋不足加后天营养不良，影响小儿健康成长。所以，除非有明显的食物过敏病因，不必把蛋白类都忌口。如有明显的食物过敏史，但该食物又为身体必需者，可以把握"单品种，小剂量，长间隔"，即开始给患儿一点儿食用，每半月后再添加一点儿，反复多次，让患儿自身产生适应能力（借助西医脱敏疗法的机制），这是最重要的方法。

二、皮肤瘙痒的处理

瘙痒，是特应性皮炎诊断的主要指标，几乎每一个患者都或多或少有瘙痒的症状，只是瘙痒的轻重、持续时间、面积、合并症状不同，瘙痒在临床上不仅能使患者苦恼不堪，而且还从多方面提示了疾病轻重，必须重视特应性皮炎的止痒。

1. 理论认识：中医认为，瘙痒是"心神不宁"在皮肤的一种表现。心主（产生、调控）神志，心藏神。所以，《素问·灵兰秘典论》说"心者，君主之官，神明出焉"。《灵枢·终始》云："病痛者阴也。痛而以手按之不得者，阴也，深刺之。病在上者，阳也；病在下者，阴也。痒者阳也，浅刺之。"《素问·至真要大论》指出"诸痛痒疮，皆属于心"，其指导意义是疼痛、痒、疮的病机，应该从中医的"心"（脑、心）来考虑，心气妄动，心神不宁。西医也认为，精神状态对瘙痒有一定的影响。心态平和（或）转移注意力可使痒感减轻；肝气不舒所致的焦虑、烦恼或对瘙痒过分注意，可使痒感加重。

2. 病机认识：疼痛、痒、疮类疾病或症状的病因应该从心考虑，心主神志，痛痒是神志症状，所以其产生是因为心的功能发生障碍；心在五行属火，疮是火热盛的原因，所以疮应该从心火思考；痒、痛病机相通，都应该从心分析论治。心主血脉，血液是濡养心神的物质基础。心主神明，神明宜静，瘙痒性皮肤疾病、带状疱疹患者疼痛日久，情志多不调，或烦躁或抑郁，甚者夜不能眠，暗耗阴精，又加重疼痛。故治疗须用安神药。

3. 治疗方法：痛、痒、疮应该从心论治，从治心立法。临床有养心安神、重镇安神诸不同；其用法当看病机；其用药有异。如皮疹虽退，但火毒仍盛，火热扰心，痛痒剧烈，烦躁难眠者，在清泄火毒时应适当配伍重镇安神药。如心肝失养者，则当补养心神。解郁安神更适合于久痛痒不消，出现郁郁寡欢、精神障碍者。

4. 辨证用药：应该从治心之药物中选择。张教授受到经文启发，提出"安神治心止痒（痛）七法"，临床应用于小儿特应性皮炎引起的瘙痒以及其他皮肤病瘙痒，多有效。使用时应该根据患者病情，在不影响中医辨证治疗的情况下，辨证和对症结合，对缓解症状有帮助。在药物的使用上，选择既体现辨证施治原理，又具有对"心"有治疗作用的中药，常常作为对症药物加入复方中，由此引申出 7 种止痒之法，根据医院饮片有无，选择配伍：①重镇（潜阳）安神止痒：用于其他方法治疗无效的严重瘙痒，龙骨、龙齿、磁石、珍珠母、琥珀、朱砂，或者直接使用"海派"中医的"四重汤"（灵磁石 30 g，代赭石 30 g，石决明 30 g，生牡蛎 30 g。功用：重镇，止痒止痛。适用于皮肤病痒、痛症），但是需注意加炒稻芽护胃。②养（宁）心安神止痒：酸枣仁、柏子仁、五味子、琥珀。此类药物常常可以增加止痒方剂的疗效。③解郁安神止痒：合欢花、合欢皮、郁金，或者直接配伍逍遥散、越鞠丸。④养血安神止痒：鸡血藤、白芍、炒酸枣仁、熟地黄，或合用阿胶鸡子黄汤。⑤豁痰安神止痒：远志、菖蒲、茯苓、半夏。⑥清心安神止痒：百合、麦冬心、栀子豉汤。⑦健脾安神止痒：茯神、莲子、莲子心。

除 7 种治心止痒法之外，另有潜（肝）阳安神止痒法：用于特应性皮炎凌晨 1 至 6 点瘙痒加重的患者，药用钩藤（重用，后下）、天麻、石决明（重用，先煎）、青葙子。

以上止痒八法，其他皮肤瘙痒的皮肤病也可以配伍使用。原则是不影响辨证施治的前提下，配伍止痒药物，常常收到意想不到的效果。

三、外用药物

（一）急性期

滋水浸淫、瘙痒剧烈，患儿难以自控地搔抓患处，造成皮肤破损染毒，或热毒过炽，出现全身发热、局部红肿热痛、脓疱、脓液、淋巴结特别是腹股沟淋巴结肿大，舌红苔黄，脉弦数。

辨证为湿热毒盛，治宜清热解毒除湿，可使用五味消毒饮（《医宗金鉴》）或黄连解毒汤（《肘后备急方》）煎煮为 10% 浓度，浸泡外洗。

关于外用药物，教材、多数书籍均推荐 10% 黄柏液湿敷，此剂渗湿和消炎的力量均不够，推荐处方：马齿苋、生甘草、生黄柏、荆芥、薄荷、生地榆等分，煎煮为 10%～15% 浓度，根据皮损面积决定剂量。如果分泌物多，加白矾或儿茶或硼砂，剂量控制在总液体量的 5%。收湿、止痒效果明显。加青黛（包煎）5% 清热的力量更强。

外用药物中，止痒比较快捷的是冰片。但是冰片不溶于水，外用液体使用不便，可以预先将冰片用酒精融化，再加入药液中。冰片虽然不溶于水，但是在煎煮药物时加入冰片，会有少许融化进药液中，可帮助止痒。

（二）慢性期

由于慢性期主要是瘙痒和皮肤苔藓样变，中医辨证属于血虚肤燥或阴虚肤燥，治疗应养血润肤、滋阴润肤。张教授经验使用：丁香油 3%，鸡蛋黄油 40%，冰片 2%，蜂蜡、蜂蜜混合物 55%。可以加用封包疗法。用法为洗浴后，立即用纯棉毛巾擦干皮肤水分，趁湿润时，将前述油涂抹于皮肤，并轻轻搓揉，然后穿柔软棉质衣服睡觉，每天 1 次。注意蜂蜡、蜂蜜要纯，将死蜜蜂的残留物过滤干净，购买无抗生素、农药残留的蜂蜜和蜂蜡，以免反致过敏。如果用后皮肤有刺激感，说明冰片的浓度高，可添加不含冰片的丁香油、鸡蛋黄油降低冰片含量。

近年来，四川地区流行的润肤膏，由紫草 2 分，当归 1 分，丹参 1 分，蜂胶 1 分，茶籽油 6 分组成。茶籽油浸泡药物 3 夜，蒸馏 40 分钟。去掉药渣，油外用。可以按照油的重量，加蛋黄油 10%，润肤效果更好。

四、反复发作的辨证

综合医家意见，特应性皮炎临床常见证型以心脾积热、脾虚湿蕴、湿热蕴结、血虚肤燥、阴虚血燥几类较多，根据四川、重庆地区饮食习惯和地域气候特点，在慢性期，张教授认为存在阴虚脾弱、血热湿恋证候，分析如下。

1. 理论认识：儿童特应性皮炎反复发作是体质问题，中医习惯上叫禀赋不耐，是内因。禀者，凡上（父母）所赋，下（小儿）所受，皆曰禀（见《说文解字段注》），是一种儿童获得的特殊致病因素。但是，外因也有重要作用。内因是发病根本，外因是诱发条件。临床所见外因可分 3 类：一

特应性皮炎

指接触（皮肤接触，黏膜嗅气味）致敏即发病，某些人对此特别敏感，如"漆有毒，人有禀性畏漆，但见漆便中其毒……亦有性自耐者，终日烧煮，竟不为害也"。二指因进食某些蔬菜，如灰灰菜、韭菜、海鲜、泥螺发病或者食用后经日晒而发病。三指因口服、注射、吸入、滴入、灌入等药物而发病，西药较之中药要多。

张教授认为，人的体质可以改变，或者慢慢适应环境。所以可以通过治疗的手段让患儿适应。这就是慢性期的调理身体。

特应性皮炎多在婴儿期发病（阴常不足、稚阴稚阳之体），长期夜间瘙痒，睡眠不足，皮肤干燥、粗糙、脱屑，均是造成伤阴的因素，辨证要点是舌质整体红（并不是舌尖红），舌体瘦小，舌尖芒刺，这是典型的阴伤表现。

在疾病过程中，患儿反复出现分泌物（脾不行津），饮食不香（脾气不运），挑食（运化不足），容易困倦，疲劳后疾病复发或加重，白天困倦、精神不好（气虚不振），这是脾弱（脾虚气弱）表现。

患儿特应性皮炎慢性期也有局部分泌物或遇刺激后激发，引起急性发作，突然分泌物多（湿邪内甚），疾病很难完全治愈（湿性黏滞缠绵），舌苔白腻或白厚腻（湿邪内阻），这是湿邪留恋的表现。

厚味、辛辣、煎炒的饮食习惯，使皮损基底红赤，症状遇热加重，夜间瘙痒加重，睡眠不好，舌体红，这是血分有热的表现。

2. 辨证结果：阴虚血热，脾弱湿恋。

3. 治疗方法：健脾除湿、滋阴凉血、祛风止痒。方选四君子汤、凉血地黄汤、凉血消风散、当归饮子组合。

4. 辨证选药

（1）健脾：生晒参/红参/太子参/西洋参，炒/生白术，山药，茯苓，炒扁豆。临床证明，生晒参的疗效明显，要大胆使用。10岁左右小儿每天2~3 g（入煎剂）即可，量大会影响儿童睡眠。

（2）凉血：水牛角，紫草，生地榆，槐花，生地黄，牡丹皮，赤芍。在法规许可的前提下，羚羊角凉血平肝息风作用最好，并且用量不大。银柴胡配地骨皮也是清血分虚热良好组合。

（3）养阴（血）：山茱萸，制首乌，女贞子，墨旱莲，熟地黄，当归，炒酸枣仁，鸡血藤，白芍。

（4）祛风：白蒺藜配蝉蜕，荆芥配钩藤，防风配白芷。

（5）气急而喘：麻黄配白果或加桑白皮、黄芩、鱼腥草。

（6）清热/除湿：苦参，白鲜皮，黄芩，黄柏，黄连，木通，灯心草，薏苡仁，茯苓等。

五、病案举例

夏某，男，8岁10个月。2018年1月6日就诊。

主诉：躯干、下肢反复红斑、丘疹、脱屑伴瘙痒3年余。

现病史：患儿3年多前出现躯干红斑、淡红色小丘疹，伴瘙痒。3年来反复发作，皮损以躯干、下肢为主，冬季明显。夜间瘙痒明显，影响睡眠。

既往史：既往体健。近2年反复发作荨麻疹。无过敏性鼻炎、过敏性结膜炎、哮喘病史。否认药物食物过敏史。

家族史：父亲有过敏性鼻炎病史。

查体：四肢伸侧、躯干散在淡红斑、淡红色、肤色小丘疹、抓痕，皮肤干燥、轻微脱屑。患儿面色萎黄，口唇红，纳可，二便调，舌尖红，苔薄白，脉细。

诊断：湿疮（湿疹）。

辨证：脾虚证。

治法：健脾清心，安神止痒。

方剂：四君子汤加减。

药物组成：生晒参5 g，白术10 g，茯苓15 g，炙甘草5 g，防风20 g，煅龙骨15 g，珍珠母15 g，连翘30 g，乌梢蛇10 g，乌梅10 g，银柴胡10 g，赤芍10 g。4剂，2日1剂，一日3次。

处方反复服用，仅仅做少许加减，6周后皮肤正常，饮食正常。

按语：患儿为湿疮病，自5岁发病，现已3年余，与其父亲有过敏性鼻炎病史有关，此乃禀赋不耐。患儿面色黄，为脾虚。俗话说，"天黄有雨，人黄有病"，正常人的面色应该是微黄，略带红润，稍有光泽。颜面皮肤黄色鲜明属于湿热；黄色晦暗多属于寒湿；面色萎黄，多为心脾虚弱、营血不足；面黄浮肿为脾虚有湿。此患儿面色萎黄，脾虚则运化无力，水谷精微得不到很好地吸收，则肌肤失养，干燥脱屑，继而生风，瘙痒难耐。

方予四君子汤治病求本，从脾虚入手。因患儿瘙痒明显，以防风、煅龙骨、珍珠母、乌梢蛇祛风止痒。乌梅酸甘化阴，滋阴生津。夜间瘙痒明显是阴虚血热为患，故以银柴胡、赤芍清虚热。患儿口唇红，舌尖红，是有心热，再以连翘清心热。

特应性皮炎

小儿心常有余，脾常不足，在临床治疗小儿疾病时要注意这个生理特点。清心热的药物常用的有连翘、灯心草、竹叶心和栀子。张教授学习广东省中医院皮肤科的经验，连翘量宜大，该患儿用 30 g。健脾是治疗小儿湿疹的治本之法，清心是治标之术。健脾最常用、最好记的当然是四君子汤，生晒参比太子参好；清心成方为导赤散。心热诊断：舌尖红，小便少或黄，寸脉浮，夜间心烦。心在上焦，舌尖反应上焦变化，在没有上感的情况下，当考虑心热。

慢性疾病有方有守，考验医师的胆识、敢不敢坚持治疗方案用药。特应性皮炎病程长，要先给家属讲清楚，增加依从性。

刘复兴教授从"湿热、血分、内外并重"治疗特应性皮炎

已故名老中医刘复兴教授，从事中医临床工作 43 年，第三批全国老中医药专家学术经验继承工作指导老师，云南省首批省级中医药继承工作指导老师，是云南省中医皮肤科的奠基人。刘老精于外科，辨治皮肤病强调"外病实从内发"，提出"气血、脏腑"是皮肤疾病的主因，"湿、热、痰、瘀"是皮肤疾病的根本，临床用药在精不在多，经验方众多，且无毒副作用，并因"简、便、廉、效"享誉省内外。

特应性皮炎是一种慢性、复发性变态反应性皮肤病，多发于小儿，临床以皮肤瘙痒、面部、四肢伸侧部位的湿疹样皮炎为特征，亦可发于成年人，临床表现为屈侧的湿疹和皮炎。

刘老认为本病多由于先天禀赋不足，致素体热盛；加之后天调摄不当，而致脾虚湿滞，复感风、湿、热邪，合而发病。患儿先天禀赋不足，脾虚失运，湿从内生，水湿内停，复外感风、湿、热等邪，郁于皮肤腠理发病。此病病程漫长且病情易反复，病程日久，则津血易耗，化风生燥，同时脾虚日久，生化乏源，肌肤失于濡养，故常表现为皮肤肥厚干燥。同时，由于情志或外界环境等因素，导致小儿心火亢盛，燔灼于外，也可导致肌肤瘙痒难忍。

一、辨病程发展

刘老认为特应性皮炎各阶段的临床表现不同，其病机亦有改变，治疗亦

应随之变化。初起和急性发作期多以风、湿、热三邪蕴结于内，客于肌肤为主；疾病后期，风热伤阴化燥，瘀阻经络，导致血虚风燥，肌肤失养或脾虚血燥。特应性皮炎初起或急性发作时，起病急，病情重，变化快，皮疹多以红斑、丘疹、丘疱疹、渗出为主，治宜清热解毒凉血，常用荆芩汤、龙胆汤、三仁汤等加减化裁。随着病程发展，皮损渗出减少，脱屑明显，痒无定时，遍身抓痕，应辨为风湿为患，常以消风散、三豆饮加减。若病程迁延不愈，见皮疹色暗、肥厚粗糙、干燥脱屑、色素沉着，或夜间痒甚、抓破则痒止等症，刘老认为均是气血失调之征，若在治疗中一味攻伐，必致气血更伤，病必难愈，故治宜调畅气血，方选当归饮子加减（生黄芪、当归、生地黄、川芎、赤芍、白芍、制何首乌、刺蒺藜、荆芥、防风、白鲜皮、地肤子、乌梢蛇）。同时，因本病病情缠绵难愈、反复发作，符合湿邪"重浊黏滞"的致病特点，故可适当加入祛风利湿的药对，如白鲜皮配地肤子、千里光配徐长卿、苍术配白术、乌梢蛇配蜈蚣等，以达"微风祛湿湿渐去"之效，切记不可过用苦寒燥湿之品，以防"疾风搜湿湿反胜"。

二、清热利湿，首要之法

刘老认为，湿、热二邪在特应性皮炎的发生、发展过程中占有重要地位，特应性皮炎之湿为阴邪，其性黏腻，常与风、寒、热邪合而为病，加之湿邪重浊黏滞不易速去，故在治疗棘手的特应性皮炎时，应紧扣"湿热"病机，首当清利湿热。著名中医皮肤病学家赵炳南先生提出"虽无明征亦去湿"。充分说明了"祛湿法"在治疗皮肤疾病中的重要性。临床诊疗过程中，刘老主张根据湿、热二邪之孰轻孰重，正气之盛衰，随证立法，依法定方。

刘老认为，湿热合邪，热寓湿中，湿处热外，若徒清其热，则外湿不化；若徒祛其湿，则里热愈盛，故需清热化湿，两者兼顾。选用《医方集解》中的"龙胆泻肝汤"加减化裁而成龙胆汤（方药组成：龙胆草、车前子、炒黄芩、通草、苦参、土茯苓）。因特应性皮炎的"湿"并非独为肝经之湿，因此，将原方中入肝经之使药柴胡、甘缓助湿之甘草、滋腻之生地黄、辛温之当归均去之不用，以通草、车前子利前阴，使湿热得出；恐利湿太过，故去泽泻。龙胆草大苦大寒，上泻肝胆实火，下清下焦湿热，故为君药；黄芩具有苦寒泻火之功，为方中之臣药；顾虑黄芩苦寒太过，可用炒黄芩代之，使清热泻火之力弱，而清热燥湿之功强。以苦参易栀子，用苦参清热燥湿、祛风止痒、杀虫之功，更能切中病机；并以土茯苓利湿清热，使邪从下而去。临证时，可根据病情，配伍赤芍散邪行血，并取其味苦能泻，带酸入肝专泻肝火之功；刺蒺藜疏风止痒，宣肺之滞，疏肝之瘀，全方治疗特应性皮炎效佳。

湿为阴邪，易伤阳气，湿遏热伏，阳气不宣，唯用化气利湿之法，使小便通利，则湿去而阳气自然宣通。若临床见口干欲饮，饮不解渴，小便短少不畅，舌淡苔白微腻者，刘老常用五苓散加减，如茯苓、猪苓、泽泻等，使利湿而不伤阴。同时，调理脾胃功能，助其运化，调其升降，亦可助湿邪祛，临床多用苍术、厚朴、陈皮、法半夏、茯苓、白蔻仁、薏苡仁、藿香、石菖蒲等运脾化湿，芳香醒胃，以利升降之药。

三、辨血为主，从血论治

刘老认为变态反应性疾病、过敏性皮肤病、病毒性皮肤病等，常因热毒内遏而成，正如《医宗金鉴》所言"痈疽原是火毒生，经络阻隔气血凝"，因此清热活血法可治之。刘老结合多年临床实践经验，总结出特应性皮炎等多种以瘙痒为特征的皮肤病的病理关键，一是血热，二是瘀热互结，三是病久生风、血虚风燥。针对以上的病机，自创具有凉血活血、清热解毒、祛风止痒作用的荆芩汤（药物组成：荆芥、炒黄芩、生地黄、牡丹皮、赤芍、紫草），验之临床效佳。方中紫草专入血分，长于凉血活血，解血分热毒，以治血热、热毒所致的红斑、丘疹、灼热、瘙痒；生地黄清热凉血，养阴滋液，一助紫草清血分热，二可滋阴，以复热邪所伤之阴，此二药为君药。牡丹皮泻血中伏火；赤芍清热凉血，活血行瘀；炒黄芩泻火解毒，此三药合用增强了君药的凉血之功。血燥者，加刺蒺藜、制首乌；血瘀者加桃仁、红花或三棱、莪术；兼气虚者，加生黄芪；血热甚者，加水牛角、小红参；风甚者，加蜈蚣、白鲜皮、地肤子；阴虚者加秦艽、地骨皮、银柴胡。

四、从"痒"论治，重在止痒

特应性皮炎患者无论幼儿或成年人，急性发作或病程日久者，均伴有剧烈瘙痒，故刘老在临床诊疗过程中特别重视瘙痒症状的缓解。刘老临证诊疗，常用以下治法止痒。

1. 从肝论治：刘老认为肝气郁结，气滞壅滞，郁久化火，火热内盛生风，外发肌肤，可致特应性皮炎的发生，病久经脉阻滞，气血凝结，可见失眠多梦、心烦易怒等症，治宜疏肝解郁，常用处方如丹栀逍遥散、四逆散等，可配伍柴胡、郁金、川楝子、刺蒺藜等。

2. 从脾论治：思虑过度，劳伤心脾，致心脾两虚、心血不足，亦可致皮肤瘙痒，治宜益气养血、健脾养心，刘老常以归脾汤加减，或配伍党参、白术、茯苓等健脾养心之品。

3. 从肾论治：肾阴为诸阴之本，"五脏之阴气，非此不能滋"，肾阴亏虚者，全身皮肤干燥，皮损粗糙肥厚，脱屑明显，故治疗多滋阴补肾，一补先天之本，二可使阴气化生有源，滋养全身，常用滋阴除湿汤、六味地黄汤等。

4. 祛风止痒：风兼五气，风为百病之长，风邪能鼓荡五气而伤人。偏于热者，瘙痒突发，并见红色丘疹，少量渗出，可佐以牡丹皮、牛蒡子、薄荷、连翘等；偏于寒者，瘙痒易发生在头面、手足等暴露部位，多有季节性和时间性，冬重夏轻，早重午轻，可佐以桂枝、辛夷、白芷、威灵仙等。风邪轻者宜疏风止痒，常用荆芥、防风、蝉蜕；风邪甚者，宜搜风止痒，常用走窜通络、化里搜风之品，如乌梢蛇、蜈蚣、全蝎等。

5. 治湿止痒：湿邪有内、外之因，饮食伤脾，可生内湿，禀赋不耐，可外受湿邪，因而治湿止痒，贯穿始终。除湿时应注意健脾，脾健则湿易化。此外，虽湿热致病居多，亦不可忽视寒湿之邪亦能致病，治以温阳化湿法方能见效。

6. 治燥止痒：燥痒内伤阴血，外受燥邪所袭，其止痒之法以纯阴静药，柔养肝肾为宜，如大补阴丸、六味地黄丸、清燥救肺汤等，常用药物如制首乌、天冬、麦冬、山药、枸杞子、干地黄、白芍、地骨皮、合欢皮等。

7. 重镇止痒：湿疹患者常因瘙痒剧烈，昼轻夜甚而夜不能寐，并伴有心神不宁、心气不足、心烦焦虑等症。"心者，君主之官也，神明出焉。"《素问·至真要大论》云："诸痛痒疮，皆属于心"，提示瘙痒诸症的病机均与心相关。刘老在治疗特应性皮炎所致顽固性瘙痒时常用重镇安神之品，如龙骨、牡蛎、磁石等潜镇之药。

8. 化瘀止痒：《临证指南医案》指出"大凡经主气，络主血，久病血瘀"，对特应性皮炎病情反复难愈，皮损肥厚、粗糙、色暗者，治疗时应考虑瘀血因素，常选复元活血汤、血府逐瘀汤等。

9. 消食止痒：刘老认为，食积脾胃，可致湿从内生，邪必不去，临床症见舌苔厚腻，不思饮食，嗳腐吞酸，甚至呕吐泄泻，常配伍紫苏叶、神

特应性皮炎

曲、木香、山楂、谷芽、麦芽、鸡内金、陈皮等。

五、特应性皮炎特色中药外洗方

刘老在临床诊治特应性皮炎时，除口服中药汤剂外，多辨证伍用中药外洗，因外洗中药能直达病所，常是药物起效的关键环节。

（一）消炎止痒散

药物组成：白头翁30 g，龙胆草30 g，仙鹤草30 g，苦参30 g。

主治：适用于特应性皮炎临床表现为皮疹色红、渗出多者。

加减运用：皮损颜色鲜红者，加生大黄、生地榆；痒甚者，加海桐皮、紫草、千里光；渗出多者，加重苦参用量，或加萹蓄、连翘。

用法：冷水浸药1小时，煮沸5分钟，冷后频频湿敷患处，2日1剂。

组方要义：白头翁清热，解毒，凉血；龙胆草清热燥湿，泻肝火；仙鹤草收敛止血，杀虫；苦参清热燥湿，祛风杀虫。全方共奏清热燥湿、解毒止痒之功效。临证配合内服药共用，可起到事半功倍之效。

（二）润肤止痒散

药物组成：藿香30 g，茵陈30 g，透骨草30 g，香薷30 g。

主治：适用于特应性皮炎慢性期，皮损表现为干燥、脱屑、瘙痒、苔藓样变者。

加减运用：脱屑多者，加杏仁、桃仁；干燥甚者，加石榴皮、白及；痒甚者，加千里光、地肤子、昆明山海棠。

用法：冷水浸药1小时，煮沸5分钟，冷后频频湿敷患处，2日1剂。

组方要义：方中藿香辛、微温，功能化湿、解暑、止呕，为君药。《名医别录》："微温，疗风水毒肿，去恶起……"香薷为臣药，其性辛、微温，能发汗解表，和中化湿，利水消肿，加强藿香化湿作用。茵陈苦、辛，微寒，有清湿热、退黄疸之功，人方中起反佐之意。透骨草祛风通络，为使药，诸药合用，共奏润肤止痒之功效。加入千里光、昆明山海棠以清热解毒、祛风除湿；加入杏仁、桃仁，以加强润肤之效。

六、病案举例

患者，男，17岁。2002年4月14日初诊。

主诉：全身反复起皮疹 16 年，加重伴瘙痒 1 个月。

现病史：患者于出生后 3 个月起，开始在双面颊部出现红色丘疹、丘疱疹伴瘙痒、渗出、结痂，曾在医院就诊，诊断为"婴儿湿疹"，予"地塞米松软膏、丙酸倍氯美松软膏"等药物外用治疗，病情可好转，但每次饮用牛奶、食用河虾、海鲜等食物及热水刺激后皮疹加重。16 年来，曾先后多次治疗，一直未愈，病情时轻时重。患者于 1 个月前因饮食不慎，上述皮疹再次增多，遍及全身，伴剧烈痛痒，影响工作和休息，为求中医治疗今日来诊。

查体：全身可见大片状境界不清的暗红斑、斑块，部分浸润肥厚，呈苔藓样变，表面覆有灰白色鳞屑，皮损间见大量抓痕、结痂及色素沉着，双腋窝、肘窝、腘窝少量渗出，表面见淡黄色结痂，阴囊部位渗出明显伴水肿；纳可，眠差，大便干结、小便黄赤，舌质红、苔白腻，脉微数。

西医诊断：特应性皮炎。

中医诊断：湿毒疮。

辨证：脾虚湿滞，湿热内蕴。

治法：清热除湿，健脾消导。

方剂：龙胆汤加减。

药物组成：龙胆草 10 g，车前子 30 g，川木通 12 g，土茯苓 10 g，苦参 15 g、炒黄芩 15 g，乌梢蛇 30 g，白鲜皮 30 g，九里光 30 g，乌梅 30 g，槟榔 15 g，砂仁 10 g，生黄芪 45 g，昆明山海棠 30 g。6 剂，水煎服 150 mL/次，日服 2 次，2 日 1 剂。

外洗方：以润肤止痒散加减。香薷 30 g，藿香 30 g，茵陈 30 g，透骨草 30 g，九里光 30 g，杏仁 30 g，桃仁 30 g，昆明山海棠 30 g。煎水局部冷湿敷，日 2 次，1 剂 2 天。

忌腥臭发物，避免搔抓、烫洗。

二诊（2002 年 4 月 21 日）：服药 3 剂后瘙痒明显减轻，新发皮疹明显减少，水肿渐消，已无渗出，仍有红色丘疹脱屑，大便已通。纳可，眠可。舌质红、苔薄腻，脉滑数。考虑热象仍重，治疗有效，继服上方 6 剂。

三诊（2002 年 5 月 5 日）：皮疹大部分消退，无渗出，遗留部分色素沉着，轻度脱屑。纳可、二便调。舌质淡红、苔薄白，脉滑，考虑热象已除，病程后期以脾虚为主，予自拟方三豆饮加减：红豆 15 g，绿豆 30 g，黑豆 15 g，白鲜皮 30 g，茵陈 30 g，刺蒺藜 30 g，乌梅 30 g，槟榔 15 g，砂仁

10 g，木香 10 g，蜈蚣 2 条。煎服法同上，继续外洗中药治疗，服药 6 剂，随访 3 个月未发。

按语：湿毒疮（特应性皮炎）是一种具有遗传倾向的过敏性皮肤病，多数患者家族中有过敏性疾病病史。一般临床上分为 3 个阶段：婴儿期、儿童期、青少年及成人期。刘老治疗此病时特别重视与脾胃的关系，提倡清热利湿首要之法及健脾运湿、治病求本的思路。本病例既有脾胃虚弱又有湿热为患，所以方中以龙胆草、车前子、川木通、苦参、炒黄芩除湿热；乌梅、槟榔、砂仁、生黄芪健脾消导。皮疹消退后以自拟三豆饮醒脾利气，除湿消导，使病情逐渐好转以至不复发，充分体现了中医"治病必求其本"基本治则的重要意义及中医治病的整体观念。又体现刘老"清热利湿，首要之法""辨清虚实、巧用补泻"及"内外合治，脏腑经络同调"的学术特色。

欧阳晓勇"疹治在脾"治疗特应性皮炎

欧阳晓勇，主任医师，教授，硕士研究生导师，第四批全国中医临床优秀人才，云南省科技进步奖一等奖获得者，第二届"云南省优秀青年中医"，云南省中医医院院内名医、皮肤科主任。中华中医药学会皮肤科分会、学术流派传承分会委员，云南省中医药学会皮肤病专业委员常务副主任委员。师承刘复兴、孙光荣、禤国维、艾儒棣、严继林等名医，擅长诊治瘙痒性、疼痛性、损容性皮肤病。出版《皮肤病经方医案存真》等专著 16 部，发表"基于玄府理论辨治鱼鳞病"等论文 61 篇。欧阳晓勇教授秉持"疹治在脾"治疗特应性皮炎别开生面，疗效确切，特整理介绍如下。

一、理论渊源

（一）"疹治在脾"

《素问·至真要大论》云："诸湿肿满，皆属于脾。"湿有内湿与外湿之分，脾胃受损是内湿的主要来源，脾脏对外湿具有易感性。从脾的生理功能来说，脾主运化，是饮食水谷代谢的主要场所，脾运化失司，则水饮无法正常代谢输布，聚而为湿、为痰，阻滞气血运行。从脾的生理特性来说，脾在五行属土，通于夏气，湿为夏之主气，外湿易损伤脾脏，故脾喜燥而恶湿。《疡科心得集》有云："湿毒疮……此因脾胃亏损，湿热下注，以致肌肉不仁而成；又或因暴风疾雨，寒湿暑热侵入肌肤所致。"四肢为诸阳之本，脾主四末并主肌肉，湿疹病因由脾弱生湿，湿聚生热，热盛生风，风湿相搏，发于皮肤，四肢尤甚。

（二）湿邪致病特点

湿邪致病具有趋下性，即病变部位偏于下部。这一特性是湿邪"重"的特点所决定的，《黄帝内经》曰："伤于风者，上先受之，伤于湿者，下先受之。"湿性黏滞，故湿邪为病，往往缠绵难解，病变过程较长，病难速已。湿为阴邪，易伤阳气，脾是运化水湿的主要脏器，性喜燥而恶湿，如湿邪留滞，则常先困脾，使脾阳不振，运化无权，水湿停聚。

（三）燥邪为患特点

《黄帝内经》曰："岁木不及，燥乃大行""西方生燥"，由此可知燥邪致病与时令及地域相关。燥为秋令主气，与肺相应，故燥邪最易伤肺。肺与大肠相表里，胃喜润恶燥，故燥袭肺卫，亦多内伤肠胃。饮食入胃，必赖胃阳胃阴（液）共同作用以浸渍和腐熟；若胃液被伤，则沤腐难成。胃脾相表里，如果阳明燥金之燥不能和太阴之湿相化相合，可成脾湿之患。此外，肺气清凉肃降，燥性清冷收敛，易闭阻气机，影响人体水液的正常运行。《素问玄机原病式·六气主病》曰："诸涩枯涸，干劲皲揭，皆属于燥。"故燥邪为患，易致亚急性湿疹（皮损以丘疹、结痂、鳞屑为主，仅有少量水疱及轻度糜烂，自觉剧烈瘙痒，夜间尤甚）和慢性湿疹（皮肤肥厚粗糙，触之较硬，色暗红或紫褐，呈苔藓样变。皮损表面常附有鳞屑、抓痕、血痂、色素沉着）。

（四）脾升胃降，气机之枢

气为生化万物的物质基础，"升降出入，无器不有"。气与气机的正常化生与运动是机体维持正常新陈代谢与生理活动的保证，太过或不及则病。脾主运化、升清，胃主受纳、降浊，构成脾升胃降的气机特点。脾胃升降相因，相辅相成，化生精微，"灌溉四旁"，心、肝、脾、肾均受其益。人体水谷精微之运化升降不已，生命始能生生不息。

特应性皮炎

脾升胃降还主持着心、肝、肺、肾四脏的升降。肝主升，然肝之升靠脾之升。肺主降，而肺之肃降亦需胃气之顺降。肺与大肠相表里，肺之肃降赖大肠腑气之通降，而肠腑之降必赖胃腑之降，胃气不降，大肠之气焉能降乎？心火必依脾胃枢机下降之势下温肾水，肾水须赖脾胃枢机之上升之趋上滋心火，这样方能水火既济，臻于和也。脾胃属中焦为人体气机升降之枢纽，枢纽所司，则当升者升，当降者降，以维持精微的运化与输布及其全身的气机升降运动。

二、临床经验

（一）"疹治在脾"的临床解读

脾位于中焦，在膈之下，为"仓廪之官""后天之本"。脾主运化、主四肢肌肉，为气血生化之源。脾喜燥恶湿，喜通恶滞，为气机升降之枢纽。脾胃运化不健，湿邪内聚，损伤脾胃，脾失运化，气血生化无源，则肌肤失养；水湿泛滥，蕴于肌肤，浸淫不止，导致湿疮反复；湿邪内蕴，郁久化热，湿热交织，则皮损红肿流滋、瘙痒难耐。高锦庭在《疡科心得集》中云："诸痛痒疮，皆属于心；诸湿肿满，皆属于脾。心主血，脾主肉，血热而肉湿，湿热相合，浸淫不休，溃败肌肤，而诸疮生矣"，进一步阐释了脾湿与湿疮发病的内在关系。欧阳晓勇教授指出中焦脾土升、降、燥、湿的功能正常与否，直接关系到湿疹的发病频率、症状轻重、预后等情况。"疹治在脾"即是顺脾土之性，健脾化湿，以健脾为本，运脾为要。

欧阳晓勇教授强调湿疹（特应性皮炎）顾名思义与湿邪关系密切，湿性重浊黏滞，郁滞难除，所致湿疹缠绵难愈，易反复发作，急性湿疹易转化为特应性皮炎。湿邪易合并其他邪气致病，湿邪日久可以化热，使内热蕴结，故止痒倡导"清热利湿，首要之法"以复气机升降平衡。

《医宗金鉴》总论有言："痈疽原是火毒生，经络阻隔气血凝。"皮肤病的治疗当以气血辨治为先。百病皆生于气，欧阳晓勇教授认为调理人体的气血，符合《黄帝内经》"疏其血气，令其条达，而致和平"的思路。气为百病之先，气血互根互生，因此在临床治疗过程中重在调理气血，运用"上者降之，下者升之"的方法，从气机升降入手达到一个新的平衡，治愈特应性皮炎。欧阳晓勇教授重视"一气周流，左升右降"，在特应性皮炎的治疗过程中，身体左边皮损较重则加重升散药物比例，身体右边皮损较重则重用降气、酸敛的药物。

(二) 常用方药举隅

1. 内服

皮病治内，辨证为魂，论治是魄。"必伏其所主，而先其所因"，以期达到"正气存内，邪不可干"的目的。治疗特应性皮炎时考虑"人的病"，更要注重"病的人"，因人、因地、因时、因证立法处方，力求以人为本。

（1）辨证论治

1）湿热型

【证候表现】发病迅速，皮肤灼热红肿，或出现大片红斑、丘疹、水疱，渗水多，甚至黄水淋漓，黏而味腥，结痂后如松脂。大便偏干，小便黄或赤，舌质红，苔黄或黄腻，脉滑数。

【治法】清热利湿，通络止痒。

【方剂】自拟龙胆汤加减。

【药物组成】龙胆草 10 g，炒黄芩 15 g，车前子（包煎）30 g，通草 5 g，土茯苓 30 g，苦参 10 g，千里光 30 g，昆明山海棠 15 g，白鲜皮 30 g，地肤子 30 g。

【方解】方中龙胆草、黄芩苦寒泻火；车前子、通草，以利前阴，湿以淡泄；土茯苓、苦参清热燥湿；千里光、昆明山海棠解毒止痒；白鲜皮、地肤子利湿止痒。诸药合用，共奏清热利湿、祛风止痒之功。

2）血热型

【证候表现】身起红疹，搔破出血，渗出不多，剧烈瘙痒，尤以夜间为甚。舌质红绛，苔薄黄，脉弦数有力。

【治法】清热凉血，祛风止痒。

【方剂】自拟荆芩汤加味。

【药物组成】荆芥 15 g，炒黄芩 15 g，生地黄 30 g，牡丹皮 15 g，赤芍 30 g，紫草 30 g，刺蒺藜 30 g，乌梢蛇 10 g，千里光 30 g，昆明山海棠 15 g。

【方解】方中紫草、炒黄芩、生地黄、牡丹皮、赤芍共奏清热解毒、凉血活血之功；荆芥、刺蒺藜、乌梢蛇则祛风止痒；千里光、昆明山海棠解毒止痒。诸药合用，共奏清热凉血、祛风止痒之功。

3）脾湿型

【证候表现】皮损暗淡不红，皮片水窠瘙痒、渗出，伴后期皮肤干燥脱

特应性皮炎

屑，兼见面色无华、纳差、腹胀、大便溏薄、小便不黄等，舌质淡，苔薄白或白腻水滑，脉缓或濡、无力。

【治法】健脾除湿，通络止痒。

【方剂】胃苓汤加减。

【药物组成】苍术 15 g，白术 15 g，陈皮 10 g，厚朴 15 g，茯苓 30 g，猪苓 30 g，泽泻 15 g，桂枝 15 g，白鲜皮 30 g，地肤子 30 g，九香虫 5 g。

【方解】方中苍术、白术、陈皮、厚朴燥湿运脾；茯苓、猪苓、泽泻利水渗湿；桂枝通阳化气，白鲜皮、地肤子利湿止痒；九香虫理气温中。诸药合用，共奏健脾除湿、通络止痒之功。

4）气虚血瘀型

【证候表现】病程较长，反复发作，皮肤浸润肥厚，干燥脱屑，瘙痒剧烈，舌质暗红，苔薄白，舌下脉络迂曲，脉细涩或寸脉短沉。

【治法】益气活血，化瘀通络止痒。

【方剂】补阳还五汤加减。

【药物组成】生黄芪 50 g，当归尾 10 g，赤芍 30 g，桃仁（冲）15 g，红花 10 g，川芎 15 g，地龙 10 g，刺蒺藜 60 g，千里光 30 g，昆明山海棠 15 g。

【方解】方中重用生黄芪大补脾胃之元气，气旺以促血行，祛瘀而不伤正；当归尾活血，赤芍、桃仁、红花、川芎助归尾活血祛瘀；地龙通经活络；刺蒺藜祛风止痒；千里光、昆明山海棠解毒止痒。诸药合用，共奏益气活血、化瘀通络止痒之功。

（2）活用药对

欧阳晓勇教授承续刘复兴教授经验，用药一大特点是药对的应用，即在辨证处方应用中加入应证药对，以提高疗效。常用祛湿药对：辛夷花－苍耳子温化上焦之湿；藿香－佩兰芳化中焦之湿（湿邪轻者）；苍术－白术燥化中焦之湿（湿邪重者）；炒黄柏－生薏苡仁清利下焦之湿；土茯苓－茵陈清利下焦之湿；绞股蓝－灵芝扶正利湿；丹参－土茯苓活血利湿；白薇－萹蓄养阴利湿；鹿角霜－蒲公英温阳化湿；川芎－威灵仙活血利湿；八角枫－昆明山海棠通络利湿。

（3）擅用虫类药

1）蜈蚣

蜈蚣，味辛，性温；有毒。归肝经。功效：息风止痉，解毒散结，通络止痛。性有微毒而专善解毒，凡一切疮疡之毒皆可消之。欧阳晓勇教授常取其开气血凝滞解毒之效治疗特应性皮炎。

2）乌梢蛇

乌梢蛇，味甘，性平，无毒，入肝、脾经。功效：搜风通络，攻毒定惊。能外达皮肤，内通经络，为截风要药。欧阳晓勇教授利用其截风之效止痒，使特应性皮炎向愈。

3）水蛭

水蛭，味咸苦，性平；有小毒。入肝、膀胱二经。张锡纯认为，水蛭"破瘀血而不伤新血，专入血分而不损气分"。欧阳晓勇教授取其"利水道"之功效治疗特应性皮炎。

4）九香虫

九香虫，味咸，性温。归肝、脾、肾三经。功效：补脾肾，壮元阳，疏肝郁，散滞气。《本草新编》："九香虫，虫中之至佳者，入丸散中，以扶衰弱最宜。"欧阳晓勇教授取其"芳香醒脾化湿浊"之效治疗特应性皮炎。

2. 外治

欧阳晓勇教授指出药物外治法是中医学治疗体系中一种独具特色的治疗方法。它通过在人体体表、孔窍、穴位施以相应针药，调节机体的功能来治疗五脏六腑的疾病。吴师机言"外治之理，即内治之理，外治之药，亦即内治之药，所异者法耳"。特应性皮炎病位在表，通过对患者局部外用药物可以使针药直达病所，达到调理气血、安和脏腑的目的。

（1）急性、亚急性皮炎红肿渗液多者，选用消炎止痒散：白头翁、龙胆草、仙鹤草、苦参各30 g。红肿甚者，加生大黄15 g，千里光30 g；渗出多者，加枯矾30 g；痒甚者，加海桐皮30 g，紫草30 g，生地榆30 g；脓疱多者，加生地榆30 g，虎杖30 g。

（2）慢性湿疹干燥、瘙痒、脱屑多者，选用润肤止痒散：藿香、茵陈、透骨草、香薷各30 g。干燥甚者，加石榴皮30 g，白及30 g；脱屑多者，加杏仁30 g，桃仁30 g；痒甚者加紫草30 g，食盐30 g。

（3）外用药膏：院内紫连膏（紫草、黄连、黄芩、虎杖、生地榆、当归、冰片等各等份）清热解毒、祛腐生肌，用于各型皮炎。青鹏软膏：活血化瘀，消炎止痛，用于慢性皮炎。肤痔清软膏：清热解毒，化瘀消肿，除湿止痒，用于湿热蕴结所致特应性皮炎等。白玉软膏：活血祛风，养血润肤，用于特应性皮炎伴皮肤皲裂者。

（三）病案举例

梅某，男，43 岁。2018 年 3 月 6 日就诊。

主诉：双小腿红斑、丘疹伴瘙痒 1 个月。

现病史：1 个月前，患者进食鱼虾后出现双小腿红斑、丘疹，瘙痒剧烈，自行外擦药膏（具体不详）后效果不显，今为进一步治疗来诊。

刻下症：双小腿红斑上见丘疹、丘疱疹，部分融合成片，境界不清，可见抓痕及糜烂，糜烂处少许渗出，瘙痒剧烈，精神、食欲尚可，因瘙痒致眠差，大便稀溏，小便黄。舌质红，苔黄微腻，脉滑数。

西医诊断：特应性皮炎。

中医诊断：血热风燥型湿疹。

治法：清热凉血，祛风止痒。

方剂：荆芩汤合平胃散加味。

药物组成：荆芥 15 g，黄芩 15 g，生地黄 30 g，牡丹皮 15 g，赤芍 30 g，紫草 30 g，陈皮 10 g，炒苍术 15 g，炒厚朴 15 g，通草 5 g，白蒺藜 30 g，乌梢蛇 15 g，萹蓄 15 g。日 2 次。

上方连服 3 剂，双下肢红斑、丘疹部分消退，无渗液，可见结痂。入睡困难，夜间痒甚，舌红，苔白，脉数。上方去萹蓄，加紫丹参 30 g，合欢皮 15 g，又服 3 剂后，下肢皮疹色淡，面积减少约 70%，瘙痒减轻，睡眠好转，舌质红，苔薄黄，脉数。大便成形，每日 1 行。上方去紫丹参，加鸡血藤 15 g，巩固疗效。追踪 3 月余，未见复发。

按语：本例患者病程较短，红斑基础上见丘疹、丘疱疹，具有渗出倾向，结合其舌脉象为血热风燥之征；本病由饮食诱发，大便溏稀，苔见微腻为脾虚有湿之象。诊治在脾，故以荆芩汤合平胃散加减治疗，清热凉血兼以健脾运湿。荆芩汤为刘复兴教授经验方，临床用于血热型皮肤病疗效甚著；平胃散中以通草易甘草亦为刘复兴教授之经验，因皮肤科疾病多缠绵难愈，夹湿者居多，以通草易甘草，一则增强全方淡渗利湿之功，二则防甘草之甘而滋腻留湿，临床可根据患者体质和病情酌情使用。

三、小结

欧阳晓勇教授倡导"疹治在脾"，要正确全面地认识特应性皮炎及湿疹，遵循见病知源、以人为本的原则，重视中枢气机及燥湿升降，因人、因时、因地、因证制宜，内服和外用结合，经方与时方同用，可达安全捷效的治疗目的。

❧叶建州教授从"脾虚、心火、顽湿"治疗特应性皮炎❧

叶建州教授，云南省中医医院/云南省中医皮肤病专科医院院长，国家中医药管理局中医皮肤科重点学科、重点专科的学科带头人，擅长中西医结合治疗常见皮肤病及疑难性皮肤病，如湿疹、特应性皮炎、银屑病、带状疱疹、大疱性皮肤病、色素性皮肤病等。针对特应性皮炎的中医诊治，叶教授在继承前辈学术经验的基础上，治以脾胃为中心，重视心火、脾虚、顽湿的辨治，同时因人制宜，四诊合参，将卫气营血辨证理论及"治未病"思想融入特应性皮炎的诊治中，临床疗效显著。

一、脾虚为本——健脾养血祛风汤

叶教授认为，特应性皮炎无论儿童或成年人，发病过程中脾虚证较多，贯穿该病全程，为其基本病机。脾虚则运化输布功能失职，津液不能输布，水湿停聚，导致内生湿浊，湿阻化热，袭于肌肤，生风化燥，故见红斑、丘疹、瘙痒剧烈；脾虚日久则脾虚血燥，血虚生风，肌肤失于濡养，故表现为皮损干燥、脱屑。前期临床流行病学调查研究发现，该病在儿童期表现为"虚实兼杂，本虚标实"，治以"脾虚为本，火（热）为标"。且前期有根据"特应性皮炎中医证候分布规律"的文献研究，共涉及1827例病例，主要证候可归为脾虚、心火为表现的两大类，与叶教授认为的脾虚为特应性皮炎的基本病机一致。

叶教授在特应性皮炎的临床诊疗中，急性期常以清热解毒为主，健脾利湿为辅，慢性缓解期以健脾养血为主，祛风止痒为辅，在整个疾病的治疗过程中，健脾养血药物始终贯穿始终，并根据患者皮疹特点、年龄、机体禀赋、病程长短进行辨证论治，不仅不良反应小，且复发率低。

脾胃为后天之本，气血生化之源，脾虚亦为血虚之本，脾气得健则气血得生，水湿得化，后天之本健旺，方能化生充足的气血等精微物质以营养肌肤，从而"血行风自灭"。健脾养血祛风汤是叶教授根据多年治疗特应性皮

特应性皮炎

炎的临床经验，结合本病病因、病机及病理特点，创立健脾、养血、祛风法，并依据此法，自拟健脾养血祛风汤。本方由黄芪、白术、当归、白芍、刺蒺藜、防风、蜈蚣7味药组成。其中黄芪为补气要药，具有健脾补肺、补气生津、养血行血之功；白术为补脾要药，补脾化湿，二者合为君药。叶教授认为皮肤病的发生发展离不开湿邪为患，虽湿邪不可见，但在治疗中亦不可忘却化湿，故用白术兼有健脾利湿之功。当归补血活血，调养营阴，白芍养血敛阴，柔肝缓急，共为臣药，二药可加强补血养血、滋阴润燥之功。方中巧妙地嵌合了玉屏风散和当归补血汤组合，取其益气固表、补气生血之功，正切中脾虚血燥生风的病机。刺蒺藜祛风止痒，防风祛风清热、透疹解表，共为佐药。本病常瘙痒难忍，叶教授认为与风邪的关系最为密切，一为气血虚而生内风，一为外受风邪而致外风，故刺蒺藜、防风二药合用可内外兼顾，祛风止痒之力更甚。蜈蚣息风通络，解毒散结，性走而不守，可通行十二经络，引药入经，祛除肌肤经络中之风邪，叶教授在临床诊治皮肤病之病程久难愈者，常配伍用之。蜈蚣与祛风之品刺蒺藜、防风配伍，既可息风止痒，又能平肝，助脾血得运，对于顽固蕴久深之风邪有托毒攻伐之效。全方紧扣病机，标本兼顾，使脾气健，脉络通，气血调，津液得以化生和输布，全身皮肤得以濡润滋养，则诸症消退，疾病告愈，经叶教授多年的临床运用，疗效确切。

杨雪松博士等应用健脾养血祛风法与对照组比较治疗特应性皮炎，结果表明，健脾养血祛风法组患者的经皮水分丢失、皮肤油脂、皮肤弹性均较对照组恢复更快。叶教授等研究表明，健脾养血祛风法对提高实验小鼠皮损神经酰胺含量、改善小鼠皮肤机械屏障功能有效。

二、心火为标——连术饮

儿童特应性皮炎患者，常因剧烈瘙痒而情绪烦躁、夜卧不安，兼有舌尖红、小便赤、大便干等症状，叶教授认为，儿童特应性皮炎发病中"心火"因素贯穿始终。《素问·至真要大论》曰："诸痛痒疮，皆属于心"，《医宗金鉴·外科心法要诀》曰："凡诸疮作痒，皆属心火……"指出心火与皮肤病关系密切。叶教授认为特应性皮炎的难治性，主要表现在顽固性瘙痒和极易复发上，此二者皆与小儿心火亢盛有关。从生理上看，小儿为纯阳之体，生机活跃，小儿"阳常有余，阴常不足"，从病理上看，小儿肾气未充，肾水不足、心火易亢，《小儿药证直诀》曰："小儿纯阳，无烦益火"，加之现代儿童易过度喂养，嗜食肥甘厚味，更易助热生湿，湿热阻滞中焦，气机运行不畅，下不得通，上不得泻，湿、热、郁日久化火，导致心火独亢。故"心火"在儿童特应性皮炎发病中占有极其重要的地位。

对于此类儿童患者，叶教授在辨证论治的基础上，常配伍清心除烦之药。用药上，由于小儿"脏腑娇嫩、形气未充"，不耐大寒大热之品，故不宜过用苦寒，常以自拟方连术饮加减。连术饮由连翘、白术、淡竹叶、通草、甘草、茯苓、薏苡仁、山药、生地黄、蒺藜组成。连翘性平，虽泻六经，而以心经为最，诸疮淋闭等证，属心火者皆能疗之；淡竹叶，《本草再新》谓其可"清心火，利小便，除烦止渴，疗小儿痘毒，外症恶毒"；通草甘、淡，入心经、膀胱经，味淡能渗湿利水，性寒能清热，但药力较缓，不至过寒伤脾；甘草味甘，性平，能解百毒，上三药轻可去实，淡主于渗，均为甘淡微寒之品，可清心火、利小便，相须为用，清心火、除烦热之力更强，使火热、水湿从小便而解。配伍薏苡仁、山药、茯苓，既可利水渗湿，清热排脓，又体现了叶教授脾法贯穿特应性皮炎治疗始终的学术思想。再佐以生地黄清热养阴生津，刺蒺藜疏肝祛风止痒，全方合用，有清心泄热、健脾利湿、祛风止痒之功，同时遣方用药兼顾了汤剂的口感，使儿童更容易接纳，对儿童特应性皮炎的治疗有较好疗效。

三、顽湿难治——加减全虫方

特应性皮炎是一种慢性、复发性皮肤病，剧烈的瘙痒常为主要临床症状，患者长期处于"瘙痒－搔抓－加重－更痒"的恶性循环中，叶教授认为快速缓解瘙痒症状是特应性皮炎治疗的关键。西医常规治疗多以口服抗组胺药物、激素或免疫抑制剂，外用糖皮质激素类药物为主，可暂时缓解瘙痒症状，但长期疗效往往不是很理想，中医系统治疗有着较为明显的优势。

叶教授认为，以特应性皮炎为代表的这一类顽固性瘙痒症状可归于"顽湿"范畴。特应性皮炎患者多病情缠绵难愈，病久风湿之邪由浅入深，入于皮肤肌腠，藏匿于络，黏滞胶结，难以去除；同时风湿阻滞经络，气血运行不畅，肌肤失于濡养，又会出现血虚风燥之外象。临床上剧烈的瘙痒大多因内有湿蕴，外感风邪，风湿二邪相搏，经络阻隔，气血凝滞，从而形成顽固性瘙痒。故风湿凝聚为本病的病机关键，邪实正不虚，正邪交争，疾病缠绵难愈，在治疗过程中应以搜风除湿解毒为法，临床常用加减全虫方以疏风利湿止痒。加减全虫方是叶教授在赵炳南老先生全虫方的基础上，结合其

特应性皮炎

多年临床经验化裁而出，可搜剔经络及皮肤深层胶着之顽湿，对控制瘙痒症状作用突出，用于治疗特应性皮炎临床疗效显著。全方由苦参、土茯苓、皂角刺、蒺藜、白鲜皮、全蝎、乌梢蛇7味药组成。苦参清热燥湿、祛风杀虫止痒，土茯苓解毒除湿，用量宜大，且兼有健脾之功，使全方不至于太过苦寒而损伤脾胃；皂角刺辛散温通，能破湿聚，搜风杀虫；白鲜皮、蒺藜清热燥湿，祛风止痒；配伍全蝎走而不守，其味辛能散邪祛风，性平而不会助邪伤正；乌梢蛇搜风之力强，外能达皮肤，内能通经络，叶教授常用于治疗特应性皮炎等多种瘙痒性皮肤病。

四、因人制宜，四诊合参

叶教授在特应性皮炎临床诊疗中，特别重视中医四诊合参，因人、因皮损辨证用药。强调心、脾两脏在特应性皮炎的发病过程中的重要地位，提出该病的发作与缓解是心火亢盛与脾虚相互交替起主导作用的结果。《外科证治全书》曰："红色小点，有寒粒隐行于皮肤之中而不出者是也；属心火伤血，血不散，传于皮肤"，说明心火旺盛与特应性皮炎的发生息息相关。

叶教授认为，特应性皮炎患者体质绝非一派实象，也有虚的一面，若治疗不当，极易伤及气血津液，过用清热解毒去湿，易苦寒伤气；过用辛温燥湿，易伤阴生燥；过用渗利，易伤津。若患者不断出现新发皮疹，皮损色红、渗出，舌红苔腻者，为风湿热盛，急则治其标，应先以清热除湿为法，常用龙胆泻肝汤、萆薢渗湿汤等。但在临床诊疗过程中叶教授发现，运用清心、解毒、燥湿法虽可快速缓解临床症状，控制皮损发展，但过用苦寒、攻伐之品可致患者脾虚更甚，病情反复不愈，故主张治湿不伤阴，醒脾生津，兼顾于燥。若纳呆食少，舌苔厚腻，色白而少津，乃湿邪内阻，脾虚运化无力，津液不能上承所致，应以健脾除湿为主，常用白术、山药、太子参，佐以祛风止痒之药。若皮肤干燥粗糙欠光泽，为风湿相搏，阻隔于络，肌肤不得濡养所致，不可过用祛风燥湿之品，以免过燥伤津，肌肤越干。若面色潮红，口唇色红，舌红绛，为素体内热炽盛，不可过用虫类药物，以免引动内热。若皮损干燥脱屑，脉细无力，舌淡苔白，均为气血不足之象，应以益气养血为主，兼以祛风止痒，常用当归饮子、地黄饮子。若皮肤干燥、粗糙、皲裂，舌暗红，舌下脉络迂曲，可配伍鸡血藤、桃仁、威灵仙等养血通络祛湿之品，取其"治风先治血，血行风自灭"之意。

特应性皮炎患者瘙痒剧烈，夜间睡眠欠佳，常情志抑郁或情绪波动大，多为阴阳失调，心失所养，肝气不疏所致，临床常配伍养心安神、疏肝健脾之品，如炙甘草、制远志、五味子、香附、郁金、茯苓、合欢皮等。

五、卫气营血理论辨治

人体内的卫气营血均有脏腑所属，如卫、气属肺、脾，营、血属心、肝。叶教授认为，特应性皮炎虽为先天禀赋不足所致，但大部分患者病情反复仍与外感温热之邪有关，因此治疗上可从卫气营血辨证理论入手。

卫分证常见丘疹、丘疱疹，色淡红，伴少许糜烂、渗出，瘙痒难忍，遇热加重，得凉则缓，微发热，微恶风寒，咽红，头痛，无汗或少汗，舌边尖红，苔薄，脉浮，治以清热祛风、化湿止痒，常以银翘散、消风散加减。

气分证见皮损潮红，轻度水肿，触之灼热，时有糜烂渗出，甚则局部脓疱、流脓结痂，伴壮热，不恶寒反恶热，口渴欲冷饮，小便黄赤、大便秘结，舌苔黄，脉滑数洪大。治以清气泄热、利湿解毒，常用白虎汤、龙胆泻肝汤、黄连解毒汤加减。

营分证常表现为斑疹焮红、潮红赤肿，或皮损暗红，呈紫红色斑疹、斑丘疹，或起大疱、脓疱、血疱，皮肤瘙痒、灼热、疼痛；伴见身热夜甚，口干不欲饮，心烦谵语，舌质红绛，少苔，脉细数。治以清营化斑、养阴解毒，常用清营汤合化斑解毒汤加减。

血分证斑疹呈瘀点、瘀斑、血疱或暗红色斑，压之不褪色，或伴身热、烦躁不安、谵语，或见吐衄、便血，舌质紫绛，脉沉数。治宜凉血消斑为主，佐以健脾、化瘀之品，方用犀角地黄汤、桃红四物汤、凉血消风散加减。

六、未病先防，既病防变

叶教授认为，"未病"并非指完全未病，而应理解为疾病的前期，或是疾病发展过程中的稳定期、复发前期，对于特应性皮炎这种慢性、复发性、难治性皮肤病，应更加重视患者的日常调护，预防其发病及周期性发作。

《难经·七十七难》曰："所谓治未病者，见肝之病，则知肝当传之于脾，故先实其脾气，无令得受肝之邪，故曰治未病焉。"叶教授认为，这种"先安未受邪之地"的主张对于预防特应性皮炎的复发具有一定价值，提示我们在临证时要有整体观念，不能只注重当下的病变。因肝木易克脾土，故病之标虽然在肝，而本在于脾虚，"肝脾同治"就是防病于未然，既是气血的相互补充，又是鼓邪外出的治法，脾气健运，正气存内，则可抵抗外邪。

特应性皮炎患者病程缠绵难愈，证候多端，多需长期服药控制症状，而脾为后天之本，气血生化之源，久病长期服药易耗气败胃，当调脾胃；肾为先天之本，久病及肾，肾阴不足，易损及脾阳，表现为脾肾阳虚，进一步导致病情加重，故叶教授在治疗时特别重视温补脾肾，常在病气未发之时或病情稳定时佐以健脾、益肾之品，如山药、黄精、淫羊藿、菟丝子等，体现了叶教授健脾为枢的特应性皮炎诊疗思想。

"蒙医辨证论治、内外兼治、防治结合"诊疗特应性皮炎（那木斯病）——乌云教授治疗特应性皮炎经验介绍

　　乌云教授，主任医师，硕士研究生导师，内蒙古民族大学附属医院蒙医皮肤科主任，全国优秀带教教师，国家非物质文化遗产"赞巴拉道尔吉蒙医温针、火针技术"第四代传承人，内蒙古自治区第四批老中医药（蒙医药）专家学术经验继承工作指导老师，内蒙古自治区蒙医特色专科学科带头人，科尔沁学者，兼任内蒙古自治区蒙医药学会蒙医皮肤病专业委员会主任委员，中国民族医药学会外治疗法分会副会长、中国医学装备协会皮肤病与性病专业委员会委员、中国康复医药学会皮肤病专业委员会委员、中国民族医学会皮肤科分会常务理事、中国民族医药学会教育分会理事、内蒙古自治区蒙医药学会第六届理事等。

　　乌云教授擅用蒙医、蒙西医结合诊治各种常见、多发及疑难性皮肤疾病，如银屑病（牛皮癣）、荨麻疹、湿疹、痤疮、药疹、斑秃、神经性皮炎、特应性皮炎、过敏性紫癜、头癣、体癣、疥疮、扁平疣、带状疱疹、梅毒、淋病、尖锐湿疣、非淋菌性尿道炎、硬皮病、皮肌炎、白癜风、天疱疮、类天疱疮、红斑狼疮等。其中特应性皮炎又称特应性湿疹，是一种慢性、复发性、炎症性皮肤病，以皮肤干燥、慢性湿疹样皮损和明显瘙痒为临床特征，因病情反复、迁延不愈而严重影响患者的生活质量。乌云教授在蒙西医结合诊治特应性皮炎方面有着独到的临床诊疗思维及见解。

　　蒙医学中将湿疹命名为那木斯病，乌云教授认为特应性皮炎也属蒙医学那木斯病范畴。乌云教授提出"蒙医辨证论治，内外兼治、防治结合"诊疗特应性皮炎（那木斯病）的临床思路，并有丰富的临床经验及较好的临床效果。乌云教授指出正确辨证分型是诊疗的关键，治疗以内服蒙药调理机体三根七素的平衡，外用蒙医传统外治疗法引病外除，改善局部循环，协调

整体为主，同时在诊疗过程中始终坚持以人为本、个体化施治的原则，坚持未病先防、既病防变、瘥后防复的防治结合的治疗理念。

一、"蒙医辨证论治、内外兼治、防治结合"诊疗特应性皮炎（那木斯病）

乌云教授以蒙医理论为指导，提出"蒙医辨证论治、内外兼治、防治结合"诊疗特应性皮炎（那木斯病）的临床思路。其中"蒙医辨证论治"是指以蒙医"望、问、切"三诊获取疾病相关证据，将其与患者秉性、饮食、起居、生活习惯等综合因素相结合，确立诊断依据，判断疾病的病因、病位、病性、轻重、迟缓等多方面、多方位的内容，从而辨证施治。"内外兼治"是指通过内服蒙药调理体素、调节机体三根七素平衡，改善内在环境的同时使用蒙医传统外治疗法直接作用于皮肤、黏膜、毛孔、通窍、体表、病变部位及穴位，改善气血运行，引病外出，协调整体，改变局部循环，最终达到从内而外引邪外出，调节机体内外平衡，促机体自愈能力，提高免疫力，使身体康复治愈。"防治结合"是指预防为主、防病与治病相结合，是蒙医学诊疗的特色之一，即以"四施疗法（饮食、起居、药物和外治疗法）"来防治"致病四因素（饮食、起居、气候、突发因素）"，最终达到"未病先防，治其未成，既病防变，病后调护"，防病胜于治病的目标。

（一）"蒙医辨证论治、内外兼治"诊疗特应性皮炎（那木斯病）

乌云教授认为特应性皮炎（那木斯病）的病机是因机体受"致病四因素"的影响，如食用易引起过敏及辛辣刺激性食物；起居行为中接触易诱发过敏反应的物品如动物毛发、化学物品，或吸入粉尘、花粉等，失眠、过劳、情绪紧张；气候环境改变、潮湿；其他诱因包括消化系统疾病、营养不良、遗传因素等诱因使胃三火能量演化、清运受阻，三根七素失衡，清质与浊质生华及衍生失常，恶血及协日乌素（黄水）偏盛，堵塞血脉，黏虫夹袭于肤，使血气紊乱，肌肤失养最终引起皮肤出现对称性、多形性红斑、丘疹、水疱、糜烂、渗出、结痂，皮肤干燥、粗糙、增厚，剧烈瘙痒、反复发作等为主要表现的皮肤疾病。其主要病因为协日乌素（黄水）及齐素、希拉，按病因可辨证分型为协日乌素偏盛型、齐素偏盛型、黏毒型等 3 类。

乌云教授主张从蒙医整体观分析，特应性皮炎（那木斯病）虽发于体表，但皮肤与五脏六腑以黑脉、白脉相联通，因此在以病因辨证分型的基础上结合病位、病性、轻重、迟缓等多方面进行辨证论治，发现各证型间的转化与演变规律，进而"辨证论治""内外兼治"。

1. 齐素偏盛型特应性皮炎（那木斯病）主要病因为"恶血、希拉"，蒙医学认为由"恶血、希拉"引起的疾病属"热"证，按病位好发于头面部、四肢、躯干等部位，严重时可泛发全身，多表现为皮损红肿、红斑、丘疹、水疱、血性渗液、糜烂，皮损灼热痛感，发热等症状。乌云教授以改善气血运行、分离清浊、清热、凉血、燥黄水为主要治则。以治则为指导，口服蒙药珍宝丸（额日敦 - 乌日勒）行气活血、舒筋活络、益五脏六腑；通拉嘎 - 5 味丸可分离清浊，开郁消食；清血八味散、乌兰 - 13 汤散、古日古木 - 13、巴斯布如 - 5 汤、三子汤等可清热、凉血；森登 - 4 汤、壮伦 - 5 汤、陶匹浪 - 7 汤等可燥黄水、清血热。同时结合患者体质、病情急缓、病位等给予蒙药面膜、蒙药贴敷疗法、耳尖放血疗法、蒙药药浴、刺络拔罐等外治疗法，实现"内外兼治"。

2. 协日乌素偏盛型特应性皮炎（那木斯病）病因为"协日乌素（黄水）"。蒙医认为"血"在肝脏内进行精华与糟粕分解，并分别变成了肌肉和胆汁，其中胆汁会进一步分解形成协日乌素（黄水），如此"恶血"偏盛的同时协日乌素（黄水）也会增多。乌云教授认为可将该证型视为"齐素偏盛型"未能及时诊治或诊疗不当等演变而来，即证型间相互转化、演变的结果。乌云教授指出对于疾病不仅需要辨证，更要辨析疾病的证型之间是否为存在相互演变。按病位皮疹可发于全身各处，尤以头面部、颈部、四肢、肘窝、腘窝等屈侧部位较常见。主要表现为皮损较多、面积较广，同时伴有渗出、溃疡、剧烈瘙痒等症状。其治疗原则以清血热、燥黄水、改善气血运行为主。乌云教授主要应用口服蒙药珍宝丸行气活血；嘎日迪 - 15 祛风通窍、舒筋活血、燥"协日乌素"；森登 - 4、森登 - 25、壮伦 - 5、陶匹浪 - 7 汤等燥黄水、清血热治疗。常用的外治疗法包括火针疗法、灸疗、湿敷疗法、蒙药贴敷疗法、蒙药面膜、刺络拔罐、铜罐等。

3. 黏毒型特应性皮炎（那木斯病）因黏毒侵袭使病情加重、发展迅速、反复发作、迁延不愈，皮损较多、可泛发全身、多为脓疱、剧烈瘙痒，伴皮损增厚，皮纹加深、浸润，色素沉着，皲裂，苔藓化等症状。乌云教授认为特应性皮炎（那木斯病）的各证型不仅相互转换、演变，同时会并存，如黏毒型合并齐素偏盛型时红肿疼痛加剧，出现血性水疱、渗液，皮损糜烂，高热等症状。黏毒型合并协日乌素偏盛型则出现大面积脓性、混合性水疱及渗出液，瘙痒难耐等。治疗黏毒型特应性皮炎（那木斯病）的总治疗原则为以消黏、收敛、解毒、调节寒热为主。乌云教授运用内治疗法时常选用口服蒙药巴特日－7味丸、嘎日迪－5味丸、嘎日迪－15等消黏、止痛、消肿；古日古木－13、汤钦－25汤等收敛、解毒、祛瘀生新。通常结合病情及患者体质给予蒙药面膜、蒙药贴敷疗法、耳尖放血疗法、蒙药药浴、湿敷疗法、刺络拔罐、火针疗法等外治疗法进行治疗。

（二）"防治结合"诊疗特应性皮炎（那木斯病）

特应性皮炎（那木斯病）是一种慢性、复发性、难治性皮肤病，其三个辨证分型各具特点，又相互联系，在一定条件下或病程中相互转化、演变及并存。因此，乌云教授常在临床诊疗过程中强调需理清核心病因病机，进行辨证分型，内服蒙药结合蒙医特色外治疗法，内调外治的同时更要注重预防疾病、防胜于治、防治结合的理念。

乌云教授坚持未病先防、即病防变，远离致病四因素（饮食、起居、气候及突发因素等）的诊疗思想。从蒙医学整体观分析，饮食是首要的物质基础，食物精华通过精华与糟粕分解而不断滋养其他要素，保持机体三根七素的平衡，因此饮食是防病治病的第一关键要素，即"病从口入"。患者需忌辛辣刺激性及易引起过敏的食物。其次是起居，起居是指人体生理、心理、言语活动等因素。人的起居行为、情志会影响机体内在平衡，导致疾病的发生，因此需要劳逸结合、放松心情、积极乐观的态度对疾病的预防及转归起到重要作用。蒙医学认为人与自然是相互对立、统一的整体，顺应自然的变换规律，遵循气候的变化而调整自身状态对防治疾病也很重要。当然突发情况无法预判，但是遇突发情况及时调整心态、积极处理对疾病的预防及康复起到关键作用。

二、应用蒙医传统外治疗法治疗特应性皮炎（那木斯病）

乌云教授运用蒙医传统外治法诊治特应性皮炎（那木斯病）有丰富的临床经验和独到的见解。蒙医传统外治法（蒙医传统疗术法）是蒙医学的重要组成部分，它集中体现了蒙医学的特点，具有独特的理论体系，它是以蒙医理论为基础，从体外施疗的部位或穴位给予某种刺激（蒙药、器械、手法等）从而来调节寒热、协调阴阳、平衡三根七素，起到舒筋活络、止痛祛邪、引病外出、提高免疫的作用，既能治病亦可防病。蒙医传统疗术法包括硬疗法、峻疗法、软疗法、无药疗法（非药物疗法）等，具有安全、简便、价廉、绿色、个体化施治、适用证广等优点。乌云教授擅长在辨证分型的基础上结合病位、病性、轻重、迟缓等多方面应用蒙医传统外治疗法辨证施治，一般应用蒙药贴敷疗法、蒙药药浴、拔罐疗法、刺络拔罐、火针、针灸、灸疗、耳尖放血等软疗法，以及峻疗法、非药物治疗特应性皮炎（那木斯病）。

1. 火针疗法：是将银针（针灸针）烧红后迅速刺入皮损部位或穴位，随即迅速出针，连续 3 ~ 5 次，以消毒干棉签擦拭针眼，以患者体质、皮损面积大小、部位、病程等指定个体化辨证施治。火针疗法主要通过针的刺激和热能效应，起到改善气血运行，调节体素，引病外出，协调整体，改变局部，促自愈能力及免疫力的一种蒙医特色外治疗法。

2. 拔罐：包括普通罐、走罐、闪罐等。拔罐是以罐为工具，利用燃火、抽气等方法产生负压，使之吸附于体表，局部毛细血管扩张，已达到疏通气血经络、改善赫依血运行、祛恶血、燥协日乌素（黄水）、祛瘀止痛、改善血液循环、提高抵抗力等具有强身健体作用的疗法。

3. 刺络拔罐：先在所选穴位或某一部位进行拔罐后取罐在隆起的部位常规消毒，再用三棱针或皮肤针浅刺 5 ~ 7 下，深度在 0.5 寸之内，再行拔罐数分钟，吸出恶血与黄水，以达到改善气血运行、治疗疾病的目的。具体的拔罐时间、出血量需结合患部、病程、急缓等个体化辨证施治。

4. 蒙药药浴疗法：是指用蒙药煮沸之后产生的蒸汽熏蒸或蒙药煎汤，选择适当温度洗浴全身或局部一种治疗方法。主要是利用药性、水和蒸汽等刺激作用来达到防病治病、调理体素、提高免疫力的作用。乌云教授用蒙药传统药浴治疗皮肤疾病疗效较好，无明显不良反应、复发率低。

5. 蒙药贴敷疗法（罨敷疗法）：主要利用药物或物品，敷于人体表面的某一部位或穴位，调理局部气血运行，调节寒热，引病外出，以达到治病目的的一种外治法。

三、蒙医诊疗特应性皮炎（那木斯病）需注意的要点

1. 乌云教授治疗特应性皮炎（那木斯病）注重准确判断患者体质，以人为本，因人而治，强调治疗要简单、连续、缓和、安全、经济。特应性皮炎（那木斯病）是蒙医治疗的优势病种，但因该病反复发作，病程长，且

特应性皮炎

部分患者依从性差或对蒙医治疗的接受程度不同，会出现疗效差异或病情反弹等情况。需要在就诊时做好疾病的解说及诊疗的难点等，并且需要进行长期、动态监测，观察疗效，对症辨治。

2. 乌云教授治疗特应性皮炎（那木斯病）注重药物的安全性。蒙药治疗相对绿色安全，无不良反应，无激素成分，但因个人体质问题需注意患者的药物过敏史、药物的相互作用问题。由于本病病程长，需要根据病情变化、证型转换、演变等进行再次辨证论治，调整用药。部分燥黄水、止痛、止痒的蒙药含草乌、何首乌、硫黄等成分，应用时需询问既往史，注意交代用法及计量，不可超量。

3. 乌云教授注重内外兼治。内外兼治是蒙医诊疗特色，内调外治能够更好地激发药物及外治疗法的作用。首次接触蒙医外治疗法，部分患者可能难以接受或焦虑担心。需要在对患者进行有效沟通的基础上，结合病情从不敏感的部位开始进行外治疗法，逐渐培养其耐受程度。需严格执行外治疗法的治疗准则，禁止对孕妇、年迈及身体虚弱者、经期女性，高热、谵妄、精神恍惚者，严重肝肾功能不全凝血异常、大血管及内脏附近，瘢痕体质者，传染病及皮肤有创伤者进行治疗。操作时根据患者体质、耐受性，皮损面积大小等决定针刺深度及治疗面积。饥饿或过饱时不宜做、阴天下雨不宜做。操作要熟练、准确，注意保护患者隐私。注意观察有无治疗不良反应，如局部红肿、疼痛、出血、烧伤、晕厥、休克、瘢痕、感染等。

4. 乌云教授治疗特应性皮炎注重防治结合。防治结合是蒙医诊疗的特色和重点。诊疗过程中需告知患者远离致病四因素（饮食、起居、气候及突发因素等），调节饮食，忌食辛辣刺激、腥荤食物，生活规律化，消除精神紧张，及时诊治其他慢性疾病、慢性病灶，控制搔抓及避免热水、肥皂烫洗等。排除诱因，避免接触可能引起疾病或加重疾病的物品及环境。告知患者适当运动，增强免疫。

5. 乌云教授治疗小儿特应性皮炎注重用温胃调气、调节体素之药物，如幼儿吞咽困难时可将丸剂换为汤剂、散剂；如厌恶汤剂、散剂辛苦味可调为丸剂、蜜丸等，且用量及种类不宜过多，按小儿体重及年龄调整剂型及计量。儿童皮肤较稚嫩，吸收迅速，可选择蒙药贴敷疗法、蒙药药浴等温和无刺激的外治疗法，尽量避免用刺络拔罐、火针疗法等刺激性、创伤性外治疗法。确需行相关治疗必须注意施治的部位、面积，把握好治疗深度及时间等。

四、病案举例

赛某，女，58 岁。2022 年 2 月 17 日初诊。

主诉：反复四肢红疹、丘疹伴瘙痒 10 余年，加重 2 个月。

现病史：患者平素劳累，喜进食煎炸油腻食物，自诉约 10 余年前开始四肢皮肤出现红色丘疹，有少量渗出液，伴瘙痒剧烈，曾在当地医院就诊，予口服抗过敏及外涂药（具体不详）治疗后，症状稍缓解，但仍反复，2 个月前因工作劳累，病情复发，遂到当地个人诊所就诊，未给予明确诊断，口服药物（具体不详）诊治未见明显好转，为系统诊治于 2022 年 2 月 17 日来我院就诊，门诊以"特应性皮炎（那木斯病）"收住院。该患者睡眠差，情绪焦虑，大小便正常。

查体：四肢泛发形态、大小不等的淡红色至暗红色丘疹，边界不清，部分皮损融合呈斑片，上覆着细薄脱屑，部分皮损表现为苔藓样增厚及结痂，以四肢伸侧为主，瘙痒剧烈，搔抓后伴少许渗液。舌质红，舌苔厚白，脉细、颤，尿淡黄色。

西医诊断：特应性皮炎。

蒙医诊断：协日乌素偏盛型那木斯病。

治法：调节体素、改善气血运行、清血热、燥黄水为主。

内治以口服蒙药为主，结合时辰给药。晨：珍宝丸 3 g 温水送服，壮伦 - 5 汤 5 g 开水沏（煎）服。午：古日古木 - 13 3 g 温水送服。晚：嘎日迪 - 15 2 g 温水送服，陶匹浪 - 7 汤 5 g 开水沏（冲）服。晚睡前：阿嘎日 - 35 5 g 开水沏（煎）服。

外治疗法：①刺络拔罐：患者取俯卧位或仰卧位。一般取赫依穴、希拉穴、巴达干穴、脏腑穴及阿什穴等。先在所选穴位或皮损部位进行消毒后拔罐 8 ~ 10 分钟，取罐后在原拔罐部位用三棱放血针或皮肤针浅刺几下，一般 3 ~ 5 下，再行拔罐从而吸出恶血与黄水，以达到防病治病目的。1 周进行 1 ~ 2 次治疗。②蒙药贴敷疗法：将贴敷所需蒙药磨粉按一定比例与无菌蒸馏水进行混合搅拌，贴敷于患部，每日 1 次，治疗时间为 15 ~ 30 分钟。渗出严重部位可用哈它嘎其 - 7（外用溃疡散）直接外敷治疗，每日 2 ~ 3 次。③火针疗法：医师常规手消毒，让患者选取舒适体位并且露出需要皮损部位或穴位，进行患部消毒，做好防火工作，操作顺序先上后下。火焰靠近患部，右手以握笔式持针，根据针刺深度烧红针尖长度。用烧红的针直刺刺入皮损处，疾入疾出，深度为 1~3 mm，针距为 0.1~0.2 mm，扎针次数以皮损面积而定。最后用干棉签擦拭针眼。1~2 周一次，4 次为一疗程。所有操作均需告知患者治疗前后的注意事项，操作结束后注意观察患者反应，如为有创操作嘱患者治疗部位 2~3 天不能碰水、多饮开水，忌辛辣刺激食物等。

患者住院治疗 10 天后于 2022 年 2 月 27 日出院，出院时皮损范围缩小，仍有少量渗液，皮损苔藓化及增厚、脱屑可见好转，角化明显变薄，瘙痒缓解，发作频次及持续时间较入院时减少，睡眠好转。嘱患者出院后继续口服蒙药，在门诊行蒙医传统外治疗法诊治，注意调整作息，注意饮食营养均衡，忌辛辣刺激饮食，忌搔抓患部，避免接触刺激性洗涤用品，调整心态，适当活动等。

二诊（2022 年 3 月 7 日）：患者出院后门诊诊治 1 周后复诊，皮损范围明显缩小，仍有少量渗液，皮损苔藓化及增厚、脱屑好转，角化明显变薄，瘙痒缓解，发作频次及持续时间较前减少，睡眠好转，舌诊辨证同前，脉细数，继续给予内服蒙药调理，将晚上服用的陶匹浪-7 汤改为森登-4 汤 5 g 开水沏（煎）服，用以进一步清血热、燥黄水治疗。同时结合蒙药贴敷疗法及火针治疗。

三诊（2022 年 3 月 22 日）：患者再经 2 周的蒙药内服结合蒙医外治疗法的治疗后，四肢皮损面积明显减少、颜色转为暗红，部分色素沉着，无渗液，皮肤粗糙、干燥脱屑明显改善，瘙痒情况较前明显减轻，睡眠改善，无疲倦乏力，舌质红，苔薄白，脉细数。继续内外兼治，对症治疗的同时做好随访及健康宣教。经过连续 2 个月的治疗后，特应性皮炎（那木斯病）未再复发，局部皮肤肥厚粗糙明显改善，部分色素沉着，无瘙痒感。嘱患者注意个人调护，清淡饮食，忌辛辣刺激饮食，生活规律化，适当活动。

按语：本案例中患者平素饮食辛辣刺激，加之工作劳累、情绪焦虑等致使人体三根七素失调，精华和糟粕之分解发生紊乱，导致恶血及协日乌素（黄水）偏盛，使气血运行受阻，协日乌素（黄水）发于皮肤而致病。患者皮损主要分布在四肢泛发形态、大小不等淡红色至暗红色丘疹，边界不清，部分皮损融合呈斑片，上覆着细薄脱屑，部分皮损表现为苔藓样增厚及结痂，以四肢伸侧为主，瘙痒剧烈，搔抓后伴少许渗液。舌质红，舌苔厚白，脉细、颤，尿淡黄色。综上所述可诊断为"协日乌素（黄水）偏盛型特应性皮炎（那木斯病）"，因此以调节机体三根七素平衡，调节体素，燥恶血及黄水，改善气血运行为治疗原则，该患者睡眠差，情绪焦虑，考虑赫依偏盛，机体内在体素平衡紊乱所致，需在诊疗过程中注意调理赫依运行。口服蒙药珍宝丸行气活血、益五脏六腑；壮伦－5汤燥黄水、清血热；古日古木－13清热、凉血；嘎日迪－15、陶匹浪－7汤祛风通窍、舒筋活血、燥协日乌素（黄水）；阿嘎日－35有调和赫依、热、粘相搏，安神之效。口服蒙药内调的同时结合病位、病性、患者体质等给予刺络拔罐、蒙药贴敷疗法、火针疗法等蒙医传统外法疗法引邪外出，调理体素，促机体自愈能力，增强免疫力，以"四施"抑制"致病四因素"，即做到"蒙医辨证论治、内外兼治、防治结合"诊治特应性皮炎（那木斯病）。

参考文献

［1］中国特应性皮炎诊疗指南（2020版）［J］.中华皮肤科杂志，2020（2）：81－88.

［2］董金典，葛成成，裴悦，等.国医大师禤国维治疗儿童特应性皮炎用药规律的挖掘［J］.广州中医药大学学报，2024，41（3）：752－758.

［3］张斌，熊述清，杜泽敏，等.国医大师禤国维治疗特应性皮炎临床经验探析［J］.江苏中医药，2019，51（2）：17－20.

［4］刘俊峰，莫秀梅.当代中医皮肤科临床家丛书·陈达灿［M］.北京：中国医药科技出版社，2014：74－82.

［5］赵巍，温晓文，吴卿，等.陈达灿运用动物类药治疗皮肤病经验［J］.中华中医药杂志，2016，31（8）：3114－3117.

［6］刘维，邓家侵，刘俊峰.陈达灿教授治疗皮炎湿疹类皮肤病用药特色探析［J］.中国中西医结合皮肤性病学杂志，2022，21（4）：364－367.

［7］Zhu T H，Zhu R T，Tran K A，et al. Epithelial barrier dysfunctions in atopic dermatitis：a skin-gut-lung model linking microbiome alter-ation and immune dysregulation［J］. British Journal of Dermatology，2018，179（3）：570.

［8］冯佩英.生物制剂治疗特应性皮炎和特应性共病的研究进展［J］.中山大学学报（医学科学版），2022，43（1）：1－9.

［9］陈信生.当代中医皮肤科临床家丛书·范瑞强［M］.北京：中国医药科技出版社，2014：52－59.

［10］曾宪玉.当代中医皮肤科临床家丛书·徐宜厚［M］.北京：中国医药科技出版社，2014：204－207.

［11］冯小兰，曾宪玉，徐宜厚.徐宜厚教授治疗特异性皮炎经验［J］.中国中西医结合皮肤性病学杂志，2017（3）：266－268.

［12］徐宜厚，王保方，周双印.滋阴十法在皮肤科的临床应用［J］.辽宁中医杂志，1986，（12）：21－23.

［13］徐宜厚.徐宜厚皮肤科方药心悟［M］.武汉：华中科技大学出版社，2017：265.

［14］特应性皮炎中医诊疗方案专家共识（2013版）［J］.中国中西医结合皮肤性病学杂志，2013（12）：60－61.

［15］胡欣.辨证论治新解［J］.中国中医基础医学杂志，1999，5（9）：6－8

［16］闪增郁，陈燕萍.现代"辨证论治"与张仲景"辨病脉证并治"的思辨模式

[J]. 世界中医药, 2012, 7 (6): 532 - 534

[17] Weidinger S, Beck L A, Bieber T, et al. Atopic dermatitis [J]. Nat Rev Dis Primers, 2018, 4 (1): 1.

[18] 赵作涛, 高兴华. 中重度特应性皮炎系统药物达标治疗专家指导建议 [J]. 中国皮肤性病学杂志, 2022, 36 (8): 855 - 864.

[19] 鞠延娇, 门月华, 谢志强. 度普利尤单抗治疗老年顽固性重度特应性皮炎 30 例临床观察 [J]. 中国皮肤性病学杂志, 2022, 36 (9): 1026 - 1031.

[20] 林杨杨, 廉佳, 宫泽琨, 等. 克立硼罗软膏治疗儿童轻中度特应性皮炎 65 例疗效观察 [J]. 中国实用儿科杂志, 2021, 36 (9): 693 - 696.

[21] 王丽, 陈子兰, 陈庆东, 等. 环孢素 A 治疗特应性皮炎的疗效观察 [J]. 中国现代医学杂志, 2021, 31 (15): 99 - 102.

[22] 邓思思, 王欢, 葛兰, 等. 特应性皮炎临床特征及诊断标准评估: 基于 2000 - 2020 年 165 例住院患者的回顾性分析 [J]. 中华皮肤科杂志, 2021, 54 (12): 1077 - 1081.

[23] 陈曙光, 赵栋, 陈乐乐, 等. 特应性皮炎的皮肤屏障机制及中医药防治研究进展 [J]. 中国实验方剂学杂志, 2022, 28 (12): 275 - 282.

[24] 刘亮, 皮先明, 李文霞. 特应性皮炎的发病机制与中医药调控 [J]. 时珍国医国药, 2022, 33 (6): 1418 - 1420.

[25] 李永福, 雷后兴. 中国畲族医药学 [M]. 北京: 中国中医药出版社, 2007.

[26] 李树森, 施卿卿, 刘惠颖. 长桑君脉法脉息术辨析及应用 [J]. 中华中医药杂志, 2021, 36 (10): 5724 - 5728.

[27] 周薇, 老膺荣, 蒋俊民. 顾植山教授学术思想和临床经验探析 [J]. 中国当代医药, 2021, 28 (16): 146 - 150, 155.

[28] 白彦萍. 湿疹的中医诊治 [J]. 中国中西医结合皮肤性病学杂志, 2009, 8 (4): 259 - 261.

[29] 冯令娇, 杨素清. 儿童特应性皮炎的中医治疗进展 [J]. 河北中医, 2024, 46 (1): 158 - 161, 166.

[30] 申春平, 徐子刚. 儿童特应性皮炎的诊断与非系统治疗进展 [J/OL]. 中国实用儿科杂志, 2021, 36 (9): 649 - 655.

[31] 秦岭, 陈亚峰, 吴怡峰, 等. 秦万章以麻黄连翘赤小豆汤为主治疗变态反应性皮肤病经验 [J/OL]. 上海中医药杂志, 2022, 56 (6): 23 - 25, 37.

[32] 马一青, 苏静, 厉青, 等. 麻黄的临床应用及作用机制的研究进展 [J/OL]. 中国药物滥用防治杂志, 2024, 30 (1): 75 - 79.

[33] 崔连有. 张仲景巧用麻黄疗诸疾 [J]. 光明中医, 2006 (10): 8 - 10.

[34] 王玉龙, 张焕, 王娅妮, 等. 麻黄的功效及在方剂中的配伍探析 [J]. 环球中医药, 2015, 8 (8): 957 - 960.